알면 쉬워지는

의학논문 작성법

Scientific writing

Easy when you know how

Jennifer Peat, Elizabeth Elliott
Louise Baur and Victoria Keena 지음

최인화 · 윤영희 · 유승민 · 김민희 옮김

군자출판사

알면 쉬워지는

의학논문 작성법

Scientific Writing -Easy when you know how-

첫째판 1쇄 인쇄 | 2012년 2월 28일
첫째판 1쇄 발행 | 2012년 3월 9일

지 은 이 Jennifer Peat, Elizabeth Elliott, Louise Baur and Victoria Keena
옮 긴 이 최인화, 윤영희, 유승민, 김민희
발 행 인 장주연
편집디자인 강미란
표지디자인 오선아
발 행 처 군자출판사
등 록 제 4-139호(1991. 6. 24)

본 사 (110-717) 서울특별시 종로구 인의동 112-1 동원회관 BD 6층
Tel. (02) 762-9194/5 Fax. (02) 764-0209
부 산 지 점 Tel. (051) 893-8989 Fax. (051) 893-8986

www.koonja.co.kr

* 파본은 교환하여 드립니다.
* 검인은 저자와의 합의 하에 생략합니다.

ISBN 978-89-6278-549-4

정가 30,000원

알면 쉬워지는

의학논문 작성법

Scientific writing

Easy when you know how

Jennifer Peat

Associate professor, Department of Paediatrics and Child Health, University of Sydney and Hospital Statistician, The Children's Hospital at Westmead, Sydney, Australia

Elizabeth Elliott

Associate professor, Department of Paediatrics and Child Health, University of Sydney and Consultant Paediatrician, The Children's Hospital at Westmead, Sydney, Australia

Louise Baur

Associate professor, Department of Paediatrics and Child Health, University of Sydney and Consultant Paediatrician, The Children's Hospital at Westmead, Sydney, Australia

Victoria Keena

Information Manager, Institute of Respiratory Medicine, Sydney, Australia

군자출판사

역자 소개

역자

최인화 | 경희대 한의과대학 안이비인후피부과 부교수
윤영희, 유승민, 김민희 | 강동 경희대학교병원 안이비인후피부과

대표역자 소개

최 인 화

현재 경희대학교 한의과대학 안이비인후피부과 교수로 재직중. 임상연구와 한방 치료 표준화에 관심이 많으며 아토피피부염 및 알레르기 질환 치료를 중심으로 한의학이 할 수 있는, 또는 한의학만이 할 수 있는 역할을 바르게 보여주고자 연구하고 있다.

역자 서문

2008년 가을 헬싱키에서 열렸던 GIN(Guideline International Network) 학회에 참석했다가 전시된 이 책을 발견하고 가슴 뛰을 느꼈던 것이 바로 며칠 전 같은데... 3년의 시간을 보내게 되었다. 작업을 하면서도 어쩌면 연구를 하고 이를 논문작업하고 있는 대부분의 분들이 이미 너무도 익히 알고 있는 내용을 굳이 번역하여 자원을 낭비하고 있는 것은 아닌지, 조악한 작업으로 이해를 어렵게 하는 것은 아닌지 때로 주저하는 마음이 들기도 했다.

점차 나아지고는 있지만, 계획을 세우고 연구를 진행한 후 논문을 작성하여 저널에 투고하고 출판을 하기까지의 일련의 과정들에 대한 체계적인 교육을 받을 기회가 많지 않았다. 그냥 따라서 하고는 있지만 왜 꼭 그렇게 해야 하는지 이해되지 않았던 부분들에 눈을 돌릴 만한 여유는 없었던 것 같다. 특히 영어가 모국어가 아닌 우리로서는 언어적인 한계를 해결해야 하는 문제까지 안고 있어 유수한 국제 저널에 논문이 실리는 것은 경력자이든 초보자이든 결코 쉽지 않은 일이다. 연구와 논문 작성, 출판의 과정에서 부딪히게 되는 어려움들과 좌절에 대해 극복해야만 하는 충분한 동기와 지혜를 이 책에서 조금이나마 얻을 수 있기를 기대한다.

특히 이 책에는 현실적인 예문들이 많이 제시되어 있고 실제 상황에 도움 되는 권고와 재치가 곳곳에 숨어 있어 매력적이다. 각 장의 서두에 수록한 그 장의 요지를 무겁지 않게 전달하는 명언들은 책을 읽는 또 다른 재미가 아닐 수 없다. 출간 후 달라진 자료의 내용은 최근 버전으로 수정하였다. 책 전반에 제시하고 있는 연구와 출판의 원칙과 흐름은 언어에 관계없이 논문을 쓰고 발표하는데 지침이 될 것 수 있을 것으로 기대된다. 무엇보다도 우리의 연구생활이 삶의 질에 긍정적인 영향을 가져오는데 실질적인 도움을 줄 수 있기를 진심으로 기원한다.

같이 공부하며 초벌작업을 해 주었던 양태규, 정의령, 김진명, 전선우, 주경옥 선생님에게도 깊은 감사의 마음을 전한다. 마지막까지 작업에 마음을 다해준 윤영희, 유승민, 김민희 선생님, 감사하고 이 작업을 통해 조금 더 성장할 수 있었기를 소망한다. 삶의 가을 같았던 시기를 보내면서 함께했던 이 원고가 개인적으로도 성장을 지켜 본 시간들이었기를 또한 바라는 마음이다.

최인화

Introduction

춤을 배운 사람이 가장 춤을 잘 추는 것처럼, 글을 잘 쓰는 것도 우연(偶然)이 아니라 기술에서 나온다.
True ease in writing comes from art, not chance,
As those who move easiest have learnt to dance.

*Alexander Po.pe(1688-1744)**

모든 일은 방법을 알면 하기 쉬워진다. 의학논문 작성도 예외는 아니다. 좋은 논문을 쓰기 위해서는 몇 가지 간단한 규칙을 배우기만 하면 되는데 그 과정에서 시행착오만 반복된다면 좋은 논문을 작성하는 방법을 배우기가 어려워진다. 본인은 오랜시간 공들여 작성한 논문일지라도 동료가 볼 때에는 연습용 논문의 수준 밖에 되지 않을 수 있다.

그러나 검토자가 매 문장마다 수정이 필요하다고 느끼지 않도록 하면서도 간단하게 논문을 작성할 수 있는 방법이 있다. 즉 전문가처럼 쓰고 싶다면 우선 하고 싶은 말을 적고 그 내용을 올바른 순서로 배치한 후 다른 사람들이 읽기 쉽도록 문장을 분명하게 쓰면 된다.

본문 쓰기 기술을 개발하게 되면 공동저자와 심사자(reviewer)들로부터 더 많은 조언을 듣게 되며 학회에서도 더욱 존경 받게 된다. 논문을 잘 써낸다면 논문의 심사 과정이 서투른 문법이나 문장 구조를 수정하는 우울한 기간이 되기보다는 학문적인 아이디어와 사상을 성취하는 기간이 될 수 있다. 이러한 상호검토(peer review)과정은 논문의 질을 향상시키는 데 있어서 매우 중요하다.

연구가 과학 발전에 이바지 하고 공중보건을 향상시키는 데 중요한 역할을 하게 하려면 최적의 방법으로 제시하여 유수한 학술지에 게재할 수 있어야 한다. 그렇게 되면 해당 영역의 여러 전문가들이 그 연구를 접할 수 있게 된다. 이런 과정을 통해 명성을 높이기 위해서는 글을 명료하고 정확하게 써내야 한다. 학술논문 작성에서 중요한 것은 무엇을 했는지, 무엇을 발견했는지, 그것이 왜 중요한지를 설명하기 위해 정확한 단어와 방법을 사용하는 것이다. 논문은 연구를 설명하는 보기 쉬운 설

* 이 시작 인용문은 *Collins Concise Dictionary of Quotations, 3rd edn*. London : Harper Collins, 1998: p 241로부터 허가를 받고 사용되었다.

계도가 되어야 한다.

- 서론에서는 연구의 중요성을 설명해야 한다.
- 연구방법에서는 어떻게 연구했는지 독자들이 정확히 알 수 있도록 기술하여 그 연구 방법을 똑같이 재현할 수 있도록 해야 한다.
- 연구결과에서는 독자들이 쉽게 이해할 수 있도록 기술해야 하며 고찰에서는 독자들이 연구의 진가를 알아볼 수 있도록 해야 한다.

이 책에서는 잘 구조화된 글을 쓸 수 있도록 글과 그 안의 단락들을 설계하는 방법을 설명할 것이다. 이 책에서 '논문(paper)' 은 출판 전의 논문을, '학술지 논문(journal article)' 은 출판된 논문을 의미한다. 일부 장의 끝에 유용한 웹사이트들을 적어두었고 본문에서는 괄호(www[1])로 표시해 두었다.

또한 심사와 편집 과정이 어떻게 진행되는지와 문법과 문장 구성의 기본법칙을 간단히 설명할 것이다. 존경 받는 저자가 되고 싶다면 문법에 관대한 사람일지라도 몇 가지 기본 문법은 알아야 한다. 전문가로서의 지위를 향상시키기 위해서는 높은 도덕적 기준을 가지고 문법적으로 바른 글을 써서 동료들이 당신의 논문을 존중할 수 있도록 해야 한다. 독자들과 편집자들이 뒤죽박죽인 글을 정리해가면서 장황한 본문을 읽거나 상세하지 않은 연구방법을 애써 이해하려고 하지는 않을 것이다. 또한 연구과정에서 질과 완성도를 유지하기 위해서는 학술지와 원고 정리 편집자가 나의 문법적 실수를 수정해 줄 것이라고 기대해서는 안 된다.

다행인 것은 명확하고 올바른 논문을 작성하는 법을 배우는 것이 어렵지 않다는 것이다. 이 책의 지침을 따르다 보면 연구결과를 보고하는 것이 직업적으로나 개인적으로나 간단하고도 보람찬 작업이 될 수 있을 것이다. 우리는 언어학적으로나 문법적으로 옳고 그름을 가리는 데 있어 지나치게 규칙을 따지기보다는 과학 연구결과를 가장 잘 제시해 줄 수 있는 규칙들을 설명하고자 하였다. 이 책을 통해 신진 연구자들은 연구를 처음 출판하는 데 도움을 받고 숙련된 연구자들은 글쓰기 기술을 다듬을 수 있는 팁을 얻을 수 있기를 바란다.

Acknowledgements

이 책에 예문을 사용하도록 허락해주신 존경하는 여러 연구자들께 감사의 마음을 전합니다. 우리 중 누구도 처음부터 논문을 잘 쓴 사람은 없었으며 우리의 첫 노력이 책으로 출판될 거라고 기대하지 않았습니다. 함께 일하고 가르침을 주신 많은 분들께 감사 드리며 그분들이 다른 연구자들로 하여금 더 좋은 글을 쓸 수 있도록 돕는 이 일을 통해 보람을 느끼시기를 소망합니다.

Foreword

저자가 편집자를 필요로 하는 것보다 편집자가 저자를 더 필요로 한다. 모든 저자와 편집자는 이 점을 기억해야 한다. 저자는 절망하기 쉽고 편집자는 건방져지기 쉬울지 모르지만 저자가 편집자보다 더 중요하다. 나는 어제도 나이지리아의 살라바르(Calabar)에서 '논문을 출판하는 법' 이란 강의를 하면서 모든 편집자들이 잊고 있는 이 영원한 진실을 상기시켰다. 나는 글쓰기의 어려움에 대해서 이야기하면서 매년 BMJ에 제출되는 6,000개의 논문을 분류하기 위한 체제에 대해 설명했다. 분류 작업은 가차없이 이루어진다. 강의 후 청중 중 한 명이 물었다. "제가 가장 궁금한 것은 당신이 우리를 위해 무엇을 해줄 수 있느냐는 것입니다." 환호성이 강의실에 가득 찼다.

이 책을 읽는 모든 독자들이 논문을 쓰고 또 학술지에 게재하는 과정에서 경험하게 될 편집자와의 힘겨운 싸움에서 본인의 능력을 상기하길 바란다. 편집자에게 이해할 수 없고 정당하지 않은 게재 불가 통보를 받았다면 굳이 그 학술지에 다시 투고할 필요는 없다. 현명하고 숙련된 저자는 본인이 손해를 보는 것이 아니라 투고했던 학술지가 질 높은 연구를 게재할 수 있는 기회를 잃은 것이라 여기며 논문을 다른 곳에 투고한다. 그러나 처음 투고했던 학술지에 뭔가를 호소하고 싶다면 해도 좋다. 단 화를 내는 것은 곤란하다. 편집자와 심사자의 주장에 반박하기 위하여 칼이 아닌 외과용 메스를 사용하라. 논문을 적절히 수정하면 그들도 합리적으로 응답할 것이고 결과는 아마도 게재 확정 통보일 것이다.

나는 연구자들에게 논문을 쓰라고 권한다. 논문 작성은 즐겁다. 새롭고 흥미로운 논문을 쓰는 것은 마치 소설가가 작품 속의 주인공의 삶을 묘사함으로써 출판계의 전문가를 매료시키는 것과 같다. 물론 주장을 명확히 할 필요는 있다. 분명하게 쓰지 못한다면 그건 생각이 분명하지 않았기 때문이다. 적절한 표현을 찾고자 고심하다 보면 새로운 아이디어가 떠오를 것이다. 잘 모르는 부분은 이해하고자 노력해야만 한다. 인정하기 힘들겠지만 글로 쓰기 전까지는 내가 정확하게 안다고 할 수는 없다. 말하기도 마찬가지이다. 글은 수정할 수 있지만 말은 취소할 수 없다.

이 책에서 내가 말하고자 하는 바는 '논문을 출판하는 법' 이란 강의에서 말한 내용과 같다. 연구자들이 논문을 쓰는 첫째 이유는 발표할 만한 가치가 있는 중요한 것을 알고 있기 때문이다. 아무도 이전에 답하지 못한 과학적인 혹은 임상적인 중요한 질문에 대한 확실한 답이 있다면 글을 능숙하게 쓰지 못하더라도 논문을 써야 하며 이런 경우에는 논문이 서툴게 쓰여졌다 하더라도 연구의 중요성이 드러나게 된다.

짜임새 있게 논문을 쓰는 것이 가장 중요하다. 독자 입장에서 가장 끔찍한 논문은 단어가 너무 많고 정리되어 있지 않아서 무슨 말을 하는지를 알 수 없는 논문이다. 독자는 논문 읽기를 중단하고 다른 논문을 찾아 볼 것이다. 나는 저자들에게 당신들은 할리우드 영화사, 맨체스터 유나이티드, 유명한 소설가들과 경쟁하고 있다는 점을 잊지 말라고 당부한다. 담당 지도교수를 포함한 몇몇 사람은 어쩔 수 없이 당신의 논문을 읽어야만 하겠지만 대부분은 그럴 필요가 없다. 논문은 사람들의 흥미를 끌어야만 한다.

글쓰기에 유용한 문장구조들이 많이 있다. 학교에서 아마도 도입, 전개, 종결(a beginning, a middle, and an end)에 대해 배웠을 것이다. 하지만 시인 필립 라킨이 말했듯 대부분의 글은 '도입, 혼란, 종결(a beginning, a muddle, and and end)' 이 되기 쉽다. 글을 쓸 때 소네트[**](sonnet), 라임릭[***](limerick), 하이쿠[****](haiku, BMJ의 2001 크리스마스 호에서 우리는 모든 논문을 하이쿠 버전으로 출판했다)형식을 시도할 수도 있겠지만 저자와 독자 모두 이보다 더 쉬운 형식을 원하게 된다. 시인 루디야드 키플링은 기자들이 일반적으로 사용하는 문장의 구조를 다음과 같이 설명했다 :

> 나는 여섯 명의 정직한 보좌관이 있다(나는 그들에게서 모든 것을 배웠다).
> 그들의 이름은 '누가, 언제, 어디서, 왜, 무엇을, 어떻게' 이다.

가장 잘 알려진 학술논문의 기본 구조는 IMRaD(서론Introduction, 연구방법Methods, 결과Results, 고찰Discussion)이다. 서론에서는 연구목적을, 연구방법에서는 연구한 방법을, 결과에서는 연구 결과를 설명하며, 고찰에서는 연구의 의미를 논한다.

** 소네트(10개의 음절로 구성되는 시행 14개가 일정한 운율로 이어지는 14행시)

*** 5행 희시(戲詩)

**** 일본의 전통 단시

IMRaD 구조의 장점은 이 구조가 작성자뿐 아니라 독자에게도 익숙하다는 점이다. 심지어 독자들이 무심결에 읽더라도 IMRaD 구조로 쓰여진 논문은 익숙하게 읽을 수 있다. 위대한 과학자이자 저자인 피터 메도어는 IMRaD 구조가 복잡한 과학연구를 반영하지 못한다고 비판하기도 했다. 메도어만큼 논문을 잘 쓸 수 있다면 IMRaD 구조를 무시해도 좋겠지만 그렇게 할 수 없다면 IMRaD 구조를 사용하는 것이 좋다.

모든 전문가들은 문장 구조를 가능한 단순하게 유지하라고 권한다. 짧은 단어와 짧은 단락을 사용하고 복잡한 것보다는 단순한 방법을 선택하는 것이 좋다. 또 문장의 뼈와 근육인 명사와 동사에 충실해야 한다. 조지 오웰은 "좋은 글은 유리 한 장과 같다." 고 하였고 매튜 아놀드는 "글쓰기의 핵심은 가능한 한 분명하게 말하는 것이다." 라고 하였다. 나는 헨리 제임스보다는 어린 아이를 글쓰기의 모델로 삼길 바란다. 우리 같은 과학자가 정교하고 아름다운 글을 쓰기도 힘들지만 그렇게 쓸 필요도 없다.

제임스나 헤밍웨이, 프루스트처럼 글을 쓰기는 어렵더라도 논문은 쓸 수 있어야 한다. 이 좋은 책에서 도움을 받길 바란다.

Richard Smith
BMJ 편집자

Competing interest: 리차드 스미스는 이 책을 출판한 BMJ 출판 그룹의 사장이다. 그는 고정된 봉급을 받고 있으며 이 책이 해리포터 책처럼 많이 팔려도 그에게 주어지는 재정적인 이득은 없을 것이다. 그는 심지어 이 서문에 대해서도 원고료를 받지 않았다.

Contents

1. 의학논문 쓰기

노력 없이 쓰여진 글은 재미도 없다.
What is written without effort is in general read without pleasure.

Samuel Johnson(1709-1784)

학습 목표

- 연구결과 출판의 중요성
- 논문 작성을 위한 시간 배분법
- 논문을 구성하는 요소들

논문을 출판해야 하는 이유

과학자들은 논문과 학술지를 통해 교류한다. 집담회나 다양한 형태의 구연 발표로 연구결과를 발표할 수도 있지만 학술지에 논문을 게재하면 보다 많은 독자들이 연구를 접할 수 있게 되고 게재된 논문을 통해 지속적으로 메시지를 전달할 수 있다.
Scientists communicate the fruits of their labour mostly in writing, and mostly in scientific journals. Conferences and other forms of verbal communication, including the evening news, play an important role but the written word reaches the widest audience and constitutes the archival messages.

Kenneth Rothman(www[1])

연구결과의 출판은 여러면에서 중요하다. 무엇보다도 의미 있는 연구라고 설득해서 참여자를 모집하고는 결과를 발표하지 않는 것은 비윤리적이다. 또한 연구 재단으로부터 연구비를 받아 연구를 진행한 뒤 연구 결과를 출판하지 못하는 것 역시 비윤리적이다. 출판에 실패하는 것은 과학자로서의 평판을 떨어뜨리고 향후 연구 계획과 연구비 수주에 악영향을 미친다. 반면 출판에 성공하면 승진에 도움이 되고 전문가로서의 지위를 더욱 높일 수 있게 된다.

권위 있는 학술지에 논문을 게재한다는 것은 모든 연구자들의 목표이며 연구의 성공을 의미한다. 따라서 출판이 승인될 가능성이 높으면서 스스로에게도 자랑스러울 만한 분명한 내용이 담긴 논문을 써야 한다.

잘 작성된 논문은 읽기도 쉽고 흥미로우며 제목과 내용이 일치하고 한 눈에 들어온다. 참으로 안타까운 사실은 학술지 논문을 처음부터 끝까지 읽어보는 연구자나 임상의가 거의 없다는 점이다. 대부분의 독자들은 논문을 재빨리 훑어보고 원하는 정보를 찾아내고자 한다. 따라서 논문이 가지고 있는 정보를 독자들에게 제대로 알리고 싶다면 올바른 형식으로 논문을 써야 한다.

현재 학계의 분위기 상 논문의 출판은 연구자로서의 생존과 경력을 위해 필수적이다. 많은 학회에서 논문 출판 횟수를 연구능력의 평가지표로 사용하고 있다. 이외에 공동저자의 수, 논문이 인용된 횟수, 해당 학술지의 인용 지수들이 평가에 반영된다. 상자 1.1에 연구결과를 출판해야 하는 몇 가지 이유를 제시하였다.

상자 1.1 논문을 출판해야 하는 이유

연구를 진행하고 결과를 발표하지 않는 것은 비윤리적이다.
보고할 만한 가치가 있는 정보를 가지고 있다.
과학적 사고를 진보시키고 보건을 향상시킨다.
소속된 연구팀의 신뢰도가 높아진다.
연구 성과를 더 많은 독자들에게 알릴 수 있다.
연구업적이 향상된다.
전문가로서의 명성이 높아진다.
승진 가능성이 높아진다.
연구 기금을 수주할 가능성이 높아진다.

출판의 동기는 매우 다양하다. 어떤 연구자는 과학적 지식의 진보와 환자 치료에 기여하고자 하는 내적인 동기를 가지고 있으며, 단순히 연구 업적을 다른 사람들과 공유하고 싶어하는 연구자도 있다. 어떤 연구자는 출판 아니면 죽음이라는 슬로건을 내건 단체에서 일하고 있어 논문의 출판이 생존을 위한 절대 과제일 수도 있다. 동기가 무엇이든 간에 출판할 만한 중요한 정보가 있어야만 논문을 출판할 수 있다. 어떤 희귀 질병에 관한 60번째 보고는 논문을 아무리 잘 쓰더라도 출판되기는 어렵다. 또 비대조군 임상연구, 적절하게 평가되지 않은 시술법, 질병의 기본 기전이 설명되지 않은 실험 데이터가 포함된 논문도 좋은 학술지에 출판되기는 어렵다.

논문을 출판하려면 연구 설계를 엄격하게 하여 의미 있는 결과를 도출하고 논문을 잘 작성해야만 한다. 엄격한 연구설계를 바탕으로 한 잘 작성된 논문은 권위 있는 학술지에 게재될 수 있을 것이다.

훌륭한 저자가 되어야 하는 이유

> *글의 흐름이 간결하고 요점에서 벗어나지 않게 하라. 당신이 쓰고 있는 것은 소설이 아니다. 생각이 잘 나지 않는다면 잠시 휴식을 취하라. 좋은 문구가 떠올랐을 때 잊어버리지 않도록 초안을 침대 옆에 가까이 두어라.*
>
> *Generally keep it short and to the point. It is not a novel you are writing. If you get stuck, take a break. Leave the draft by your bedside. Sometimes a phrase just comes to you and it is a shame to lose it.*
>
> Anthony David[1]

논문을 잘 쓰면 경력을 쌓는데 도움이 될 뿐만 아니라 상자 1.2에서처럼 많은 개인적인 보상도 따르게 된다. 최근에는 연구비 수주 경력, 출판된 논문의 편수, 학회 발표 횟수 등이 연구 업적 평가의 지표이자 승진의 증빙 자료가 된다. 동시에 이 지표들은 연구비 수주, 대학원 학생수 및 출판된 논문 편수와 함께 연구팀을 평가하는 척도로도 활용될 수 있다.

상자 1.2 훌륭한 저자가 되어야 하는 이유

글쓰는 시간이 더욱 생산적이고 덜 고통스러워진다.
전문가들에게 우수한 연구자로 인정받는다.
연구결과가 출판으로 이어질 가능성이 높아진다.
연구기금 신청이 받아들여질 가능성이 높아진다.
훌륭한 평론가 혹은 편집자가 되는 데 도움이 된다.

잘 쓰여진 논문은 대개 쉽게 게재되며 저자의 명성을 높여주고 많은 사람들이 읽게 되므로 학회에서 인정받는 데 도움이 된다. 일반적으로 질 낮은 연구는 출판되지 못하기에(가끔 출판되기도 하지만) 언급할 필요가 없고, 질 높은 연구 중에서도 잘 작성된 논문은 서투르게 작성된 논문보다 훨씬 더 인정받는다. 물론 아주 획기적인 발견은 어떻게 작성되었든 인정받는다. 하지만 괄목할 만한 새로운 발견을 한 논문이 잘 작성되어 있다면 더더욱 높이 인정받게 된다. 좋은 예로 이중 나선구조[2] 를 발견한 왓슨과 크릭의 유명한 구절 It has not escaped our notice that~ 을 들 수 있다. 그들은 It has not escaped our notice that the specific pairing we have postulated immediately suggests a possible copying mechanism for the genetic material. 이라고 하였다. 이는 유전 물질의 복제를 촉진시킬 수 있는 DNA 구조를 발견했음을 선언하는 가장 적절한 방법이었다. *Nature*지에 실린 이 논문은 단 한 페이지로 쓰여진 간결한 글쓰기의 모델이다. 대부분의 연구자들이 왓슨과 크릭의 중대한 과학적 발견은 모방할 수는 없어도 간결한 글쓰기 스타일은 모방할 수 있다.

훌륭한 논문작성 기술을 연마하면 논문을 완성하기까지 컴퓨터 앞에서 낭비하는 시간이 줄어들게 된다.. 글을 쓰면서 컴퓨터 앞에서 오랜 시간을 소모하는 삶은 행복하고 건강한 삶은 아닐 것이다. 훌륭한 논문작성 기술은 초안에서 최종본을 완성하는 데까지 걸리는 시간을 줄여 주어 학문적 성공과 개인적 성취감을 가져다 준다.

훌륭한 작가라는 말은 곧 훌륭한 심사자란 뜻이다. 정의에 따르면 심사자란 제출된 논문과 연구비 신청의 과학적 타당성을 평가하는 전문가를 말한다. 또한 숙련된 심사자가 되면 제출된 연구의 과학적 기여에 대해 결정하고 학회에서 포스터와 발표에 대해 심사하고 대학원생의 가설을 평가하는 책임 있는 자문 과정에 참여하게 된다. 이 모든 활동은 학회에서 연구자의 능력이 인정 받았음을 의미한다.

실현하기

아버지는 항상 "잠시 동안이라도 매일 행하라. 피아노를 치는 것처럼 하라. 스스로를 준비하며 항상 행하라. 빚을 갚듯이 하라. 그리고 완성할 수 있도록 전념하라" 라고 말씀하셨다.

"Do it every day for a while" my father kept saying. "Do it as you would do scales on the piano. Do it by pre-arrangement with

yourself. Do it as a debt of honour. And make a commitment to finishing things."

Anne Lamott[3]

논문을 삶의 우선순위에 두지 않는 한 논문을 완성하기가 쉽지 않다. 따라서 급하고 중요한 일을 먼저 하는 시간관리 기술을 개발하는 것이 중요하다[4]. 논문을 쓰기 전에 그날의 급하고 중요한 일들을 먼저 처리해야 한다. 이는 책상과 마음을 정리해야 한다는 뜻이다. 또한 불필요한 메일과 시간을 낭비하는 모임같이 급하지만 중요하지 않은 것들은 최소화 하는 것도 필요하다. 중요하지 않은 일들로 하루를 채운다면 결코 글쓰기를 위한 시간을 확보할 수 없다.

연구자가 근무시간 중에 논문을 작성하기 위해서는 시간분배 기술이 필요하다. 시간 관리에 관한 한 책에서는 중요한 과업에 집중하는 것을 II 사분면 활동에 시간을 쓰는 것이라고 하였다. 표 1.1 에 사분면 시간관리 기술을 정리해 두었다. II 사분면 활동이란 급하지는 않지만 경력을 쌓기 위해 중요한 일들이다. I 사분면의 급하고 중요한 활동들에 할당되는 시간을 줄이고 III, IV 사분면의 중요하지 않은 활동들을 포기함으로써 가장 중요한 글쓰기 시간을 확보할 수 있다. 시간이 부족한 것이 아니다. 누구나 하루 24시간이 있고 이 시간을 어떻게 활용할 것인지는 각자에게 달려 있다.

연구결과를 출판하는 데 더 비중을 둔다면, 중요하지만 급하지 않은 II 사분면 안에 있는 논문 작성을 위해 적절한 시간 계획을 짜야 한다. 한 예로 안토니 트롤롭

표 1.1 시간 관리 기술[4]

	급한 일	**급하지 않은 일**
중요한 일	I **사분면** 응급상황, 마감시간, 환자 치료, 강의, 몇몇 회의, 자료 준비	II **사분면** 연구, 글쓰기, 논문 읽기 및 독서, 전문적 기술 개발, 신체 건강, 가족
중요하지 않은 일	III **사분면** 전화 통화, 이메일, 편지, 모임, 일상생활(식사, 티타임 등)	IV **사분면** 스팸 메일, 전화 통화와 이메일, 시간 허비하기, 인터넷 검색, 컴퓨터 게임, 잡지 읽기, TV 시청 같은 휴식과 일상 생활에서의 일탈

은 매일 새벽 5시에 일어나 오전 시간을 활용해 50권 이상의 책을 썼고 19세기 영국의 유명한 소설가가 되었다. 제인 오스틴이나 토마스 하디가 흥미로운 책을 더 많이 썼다고 할 수도 있겠지만 트롤롭의 글쓰기에 대한 집념과 시간관리 기술이 더 생산적인 결과물을 낳았다는 데는 의심의 여지가 없다.

현재 연구를 진행하고 있다면 연구 설계, 자료 수집, 결과 분석, 논문 작성 등의 II 사분면 활동을 위한 스케줄을 짜는 것이 도움이 된다. 많은 연구자들이 연구를 수행할 시간은 있는데 논문을 작성할 시간은 없다고 한다. 희망적인 것은 글쓰기 기술을 잘 개발하면 더 재미있게 논문을 쓸 수 있게 될 것이며 사분면 활동도 더 효과적으로 해낼 수 있을 것이라는 점이다.

일단 논문의 목표가 결정되고 데이터를 분석하기 시작했다면 성실히 논문을 작성하기 시작해야 한다. 잘 진행된다면 연구결과를 분과 모임, 지역 연구 모임, 국내외 학회 등에서 발표할 수도 있을 것이다. 과학적 글쓰기는 연구 데이터를 세련되게 해석하도록 도와준다. 또한 학회에서 보고해야 할 주제에 대해 영감을 얻게 될 수도 있다. 이 모든 것에 훌륭한 글쓰기 기술이 곁들여진다면 논문 작성은 훨씬 쉬워진다.

창조적으로 글쓰기

> *언제나 글쓰기에 몰입해야 한다. 배경 지식을 습득하고 문헌을 리뷰 하고 날짜에 맞추어 원고를 완성하라. 이미 알고 있는 사실을 밖으로 표현하는 작업이다. 편안히 숨을 깊이 들이마셔라. 그냥 흐름에 맡겨라. 이 때 음악이 도움이 되기도 하지만 이 또한 조심스럽게 결정하라... 스웨터와 청바지 같은 편안한 옷을 입는 것도 좋다.*
>
> *You should allow yourself to get into a writing mood. Finish the background reading, the review of the literature, and the work to date. You know it inside out. Relax. Take deep breaths. Just let it flow. Many people find music a help but choose carefully ... Wear comfortable clothes; a sweater and jeans are fine.*
>
> Anthony David[1]

효과적으로 글을 쓰기 위해서는 일과 생각을 동시에 할 수 있는 장소를 찾아야 한다. 즉 자문을 받거나 직원들에게 지시사항을 전달하고, 전화를 받거나 끊임없이 이메일을 주고 받는 일반적인 사무실과는 분리된 공간이어야 한다. 대부분의 경우 조용히 생각할 수 있고 사무실과 떨어져 있어서 외부의 방해를 받지 않는 곳이 좋다.

이 공간은 편안하고 안락한 곳이자 복장에 신경 쓸 필요가 없는 곳이어야 하며, 글을 쓰는 데 도움이 된다면 음악을 들을 수도 있는 곳이어야 한다. Mufti days는 직장에서 정장을 입지 않고 편안하게 근무할 수 있도록 만들어진 날이다. 도움이 된다면 Mufti day를 하루 정하고 적당한 음악도 선택해보라. 어떤 사람들에게는 바로크 음악이나 플루트 연주가 이상적이고 또 다른 사람들에게는 마크 노플러(Mark Knopfler)* 나 레드 핫 칠리 페퍼스(Red Hot Chilli Peppers)** 가 도움이 된다. 이탈리아 오페라는 너무 드라마틱하고 블루스나 재즈는 조금 우울할지도 모른다. 편안하게 해주지만 흐트러뜨리지는 않는 음악이 필요하다. 선택은 전적으로 본인에게 달려 있다.

효과적으로 글을 쓰기 위해서는 자신이 가장 창조적일 수 있는 날과 시간에 맞추어 활동해야 한다. 어떤 이에게는 한 주의 급한 일들이 끝나는 목요일, 금요일, 또는 토요일이 가장 좋을 수 있다. 반면에 다가올 주말 계획으로 마음이 분산되는 사람에게는 월요일이 글쓰기를 시작하기 좋은 날일 수 있다. 아침형 연구자는 다른 일들은 창조성이 낮은 오후로 미루고 오전 중에 글을 쓴다. 오후형 연구자는 I 사분면 문제들을 우선적으로 처리하고 긴급한 사안들은 해결한 이후에 글쓰기에 집중하게 된다. 자신에게 맞는 최상의 시기를 고르고 적절히 계획한다면 언제 어디서 글을 쓰는가는 문제되지 않는다.

자신의 창조성 패턴이 무엇이든지 간에 가능한 한 자주 글을 쓰는 것이 중요하다. 할 수 있다면 매일 조금씩 써라. 새로운 글을 쓰는 것은 상당한 분량의 작업이지만 쓴 글을 다듬고 수정하는 것은 짧은 시간 내에 할 수 있고 어디서든 가능하다. 원고 편집에 충분한 시간을 할애한다면 문장과 문단 속의 불필요한 단어의 사용, 어처구니 없는 실수, 어색한 전환 등을 수정할 수 있다. 글쓰기는 끊임없는 수정의 과정이지만 연구에 대한 열정이 있다면 그리 어려운 일은 아니다. 자신의 글이

* 영국의 록 밴드 Dire Straits의 리더싱어 겸 기타리스트

** 미국의 록 밴드

틀이 잡히고 간단명료해지고 영향력을 갖게 되는 과정은 홍분되는 일이며 무척 가치 있는 일이다.

논문의 내용, 구성, 문체

나는 아내(혹은 남편)에게 바치는 작가들의 첫 소설을 볼 때 마다 '이 사람의 존재를 믿어주는 누군가가 있구나.' 하는 생각에 미소를 머금게 된다. 글쓰기는 외로운 작업이다. 믿어 주는 누군가가 있다는 것이 큰 차이를 만든다. 특별한 말은 필요 없다. 그냥 믿어준다는 것 하나로 충분하다.

And Whenever I see a first novel dedicated to a wife(or a husband), I smile and think "There' s someone who knows". Writing is a lonely job. Having someone who believes in you makes a lot of difference. They don' t have to make speeches. Just believing is enough.

Stephen King[5]

과학 논문 작성은 창조적 예술이라기보다는 잘 정돈된 기법이라고 할 수 있다. 효과적인 논문 작성의 세 가지 기본적 측면은 내용, 구성, 문체이다.

- **내용**은 출판할 가치가 있는 결과와 아이디어를 가지고 있느냐에 관한 문제이다. 발견한 새로운 결과들이 있어야 하며 이를 올바르게 해석해야 한다.
- **구성**은 구성요소들을 적재적소에 배치했는가에 관한 문제이다.
- **문체**는 간결하면서도 적절한 어휘를 구사했는지와 올바른 문법적 표현을 썼는지에 관한 문제이다.

논문의 내용과 구성에 대해 피드백을 요청한다는 것은 기본 내용에 대한 대략적인 평론을 부탁하는 것이다. 반면에 문체에 관한 피드백을 요청한다면, 이는 어휘, 문법 그리고 글의 순서에 대한 자세한 평론을 요구하는 것이다. 내용과 구성이 제자리를 찾을 때까지는 문체에 대한 피드백은 별 의미가 없다. 상호검토에서 최상의 결과를 얻기 위해서는 먼저 원하는 피드백의 유형을 정하고 또한 자세한 평론을 받을 수 있을 정도로 작업이 진행되었는지를 살펴야 한다.

논문의 접근성과 가독성을 향상시키는 첫째 조건은 논문을 제대로 구성하는 것이다. 아무 가치도 없는 결과를 가지고 그럴듯하게 꾸미거나 혹은 가치 있는 결과라도 서투르게 구성하였다면 두 경우 모두 출판이 쉽지 않다. 게다가 표현과 문법이 서툰 논문들은 편집자, 평론가 혹은 동료 과학자의 시선을 끌지 못하여 좋은 학술지에 게재되기 어렵다.

2장과 3장에서는 올바른 구성을 통해 논문의 내용과 학술적 아이디어를 표현하는 법을 설명하고 1장에서는 분명한 스타일로 글쓰는 방법에 대해 예를 들어 설명할 것이다. 글쓰기에 도움을 줄 만한 웹 주소가 각 장의 끝에 나열되어 있으니 참고하기 바란다.

논문 게재의 전율

인쇄된 당신의 이름을 보는 것은 매우 경이로운 일이다. 당신은 어떤 장소에 실제로 나타나지 않고도 많은 관심을 받게 된다. 이는 확실히 많은 이점이 있다. 말하자면, 잘 차려 입지 않아도 되고 없어져버리라는 청중의 야유도 들을 필요가 없다는 거다.

Seeing your name in print is such an amazing concept : you get so much attention without having to actually show up somewhere... There are many obvious advantages to this. You don' t have to dress up, for instance, and you can' t hear them boo you straight away

Anne Lamott[3]

연구 진행 중의 중요한 시점은 연구비 수주가 성공적으로 이루어졌을 때, 가설을 확증할 수 있는 데이터를 분석할 때, 논문이 게재될 때 등이다. 이 중 논문이 게재되는 것은 가장 이루기 어려운 과정이다. 논문 게재를 거절당하는 것은 분명 우울하고 고통스러운 일이다.

학술지에 논문을 투고한 뒤 검토결과를 기다리는 동안에는 누구나 초조해진다. 운이 좋다면 이 기간은 수주일에서 수개월이 걸린다. 일부 학술지는 전자 투고와 전자 심사과정을 통하여 평론과정을 빠르게 진행하고 있다. 컴퓨터를 통해서든 아니든 간에 학술지로부터 받게 되는 첫 번째 회신은 편집장이 논문을 일단 읽어보았음을 의미한다. 다음 회신은 논문의 게재 혹은 게재불가를 알려주기 때문에 훨씬 더 중요하다. 심사결과통보 메일을 열기 직전에는 두려운 떨림과 기대를, 개봉 후에는 기쁨 아니면 절망을 느끼게 된다. 논문 출판에 있어서 수락과 거절의 중간은 없다. 논문 쓰기가 어렵다면 논문이 게재되는 순간의 전율을 상상해보는 것이 도움이 될 것이다. 논문의 게재는 흥분되는 일이요, 연구의 진정한 절정의 하나이며 노력하여 추구할 만한 가치가 있는 일이다.

감사의 글

On writing : A Memoir of the Craft by Stephen King. Copyrigt © by Stephen King.에 실린 King의 인용문은 Simon & Schuster, Inc. 의 부서인 Scribner의 허가 아래 사용되었다. 존슨의 인용문은 *Collins Concise Dictionary of Quotations, 3rd edn*. London : Harper Collins, 1998(p 175)의 허가 아래 사용되었다. 모든 다른 참고 인용문들도 허가 하에 사용되었다.

웹사이트

1 Rothman K. Writing for epidemiology. *Epidemiology* 1998;9. www.epidem.com

참고문헌

1 David A. Write a classic paper. *BMJ* 1990;300 : 30-1.
2 Watson JD, Crick FHC. Molecular structure of nucleic acids. A structure for deoxyribose nucleic acid. *Nature* 1953;171 : 737-8.
3 Lamott A. *Some instructions on writing and life*. Peterborough : Anchor Books, 1994; p xi-xxxi.
4 Covey SR, Merrill AR, Merrill RR. The urgency addiction. In : *First things first*. London : Simon and schuster, 1994; p 32-43.
5 King S. *On writing : A memoir of the craft*. London : Scribner, 2000; p 74.

2. 논문 작성 시작하기

논문을 직접 쓰는 과학자에게는 다양한 출판 습관이 있다. 아이작 뉴턴은 출판할 때 작품에 본인 이름을 쓰는 것을 꺼리기로 유명했다. 1980년대의 유리 스트록츠코브(Yury Struchkov)는 다른 연구자 20명이 11.3일마다 한 편의 논문을 출판하는 데 비해 매 3.9일 마다 한편의 논문을 출판했다.

Scientist who become authors display a rich variety of publication habits. Isaac Newton was famously reluctant to publish and, when he did, to put his name to the work. More recently, and less famously, Yury Struchkov published one paper every 3.9 days for 10 years, while 20 researchers worldwide each published at least once every 11.3 days throughout the decade of the 1980s.

Drummond Rennie[1]

학습 목표

- 논문을 계획하는 방법
- 적절한 학술지 선택하기
- 올바른 형식으로 논문 준비하기
- 역할에 따른 저자 결정하기
- 기여자(contributor)와 감사드릴 대상(감사의 글) 정하기

논문은 연구자의 저술 활동 중 가장 큰 비중을 차지한다. 논문을 출판하기 위해서는 적절한 방식으로 논문을 계획하고 적합한 기준에 맞추어 발표해야 한다[2]. 만일 진행중인 연구의 내용이 중요하다면 연구 결과가 가능한 한 많은 독자에게 읽힐 수 있도록 준비를 철저히 한 후 논문 작성을 시작해야 한다. 즉 논문을 잘 구성하고 작성하여 최종적으로 저명한 학술지에 게재되도록 노력해야 한다. 이 책의 대부분은 논문을 쓰고 출판하는 것에 관하여 쓰여졌다. 논문을 구성하는 방법은 3장과 4장에서 논하고 논문을 출판하기 위한 방법은 5장과 6장에서 논하고자 한다.

계획 세우기

글을 쓸 때 자신이 가진 능력을 최대한 발휘하기 위해서는 자신만의 공구 상자를 만들고 공구를 쓰기에 충분한 근육을 만든 후에 글을 써야 한다. 그렇게 하면 글이 안 써지고 막힐 때 좌절하지 않고 적당한 공구를 사용해서 계속 글을 쓸 수 있게 된다.

I want to suggest that to write to your best abilities, it behooves you to construct your own toolbox and then build up enough muscle so you can carry it with you. Then, instead of looking at a hard job and getting discouraged, you will perhaps seize the correct tool and get immediately to work.

Stephen King[3]

계획을 세우고 시작한다면 논문 구성은 그리 어렵지 않다. 논문의 골격을 세우고 이에 따라 사고를 논리적 순서로 배열하면 논문 쓰기가 생각보다 쉬워진다. 문단과 문장을 계획하고 작성할 때는 몇 가지 간단한 규칙을 따라야 하며 논문은 무계획적으로 두서없이 만들어지는 것이 아니라는 점을 명심해야 한다. 집을 짓거나 특별한 저녁 파티를 연다면 계획에 맞추어 준비할 것이다. 하물며 경력에 중요한 역할을 하는 논문작성은 더 말할 필요가 없다. 이번 장에서는 논리적인 틀을 사용하여 글을 쓰는 것이 논문을 바르게 구성하는 데 어떻게 도움이 되는지를 설명할 것이다. 이렇게 논문을 작성한다면 논문을 읽는 독자와 평론가들이 논점을 놓치지 않게 된다.

글은 항상 잠재적인 독자들을 염두에 두고 써야 한다. 깊은 인상을 심어주어야 할 독자가 학술지의 편집장과 외부 상호검토위원(external peer reviewer)뿐이라면 이들을 확실하게 이해시킬 수 있도록 이들에게 맞추어 글을 쓰는 것이 좋다. 이들이 논문이 출판될 가치가 있다고 생각한다면 다른 독자들도 그렇게 생각할 가능성이 높다. 학위논문을 쓰고 있다면 심사자에게 깊은 인상을 심어줄 수 있도록 글을 써야 한다. 심사자는 논문을 처음부터 끝까지 읽을 유일한 사람이고 학위취득 여부를 결정하는 데 큰 영향력을 가진 사람이기 때문이다.

대부분의 작가들은 글을 빨리 쓸 수 있도록 컴퓨터 문서작성 프로그램을 사용한다. 그러나 계획 없이 글을 쓴다면 문서작성 프로그램의 편리한 기능도 필요가 없

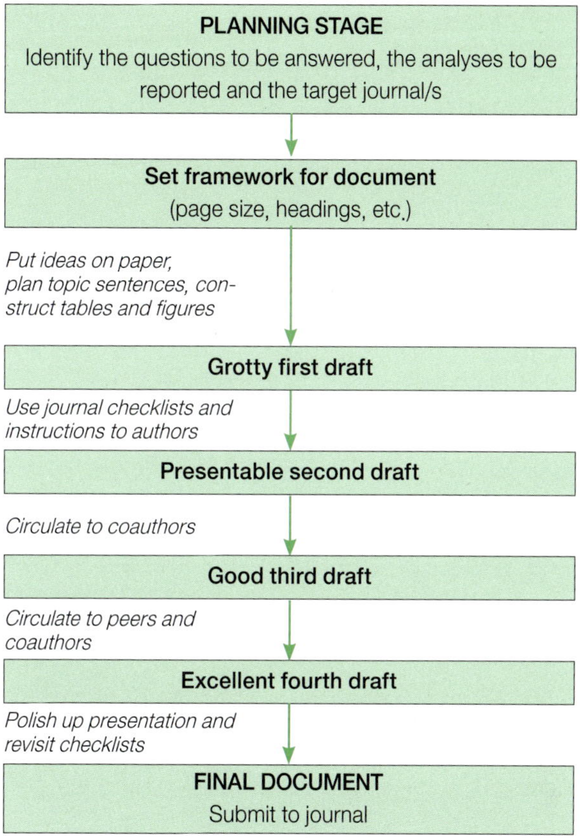

그림 2.1 논문 작성의 과정

게 된다. 따라서 글쓰기를 할 때는 처음부터 견고한 구조를 만드는 것이 중요하다. 이렇게 하면 글의 주제가 뚜렷해지고 초안을 여러 번 쓸 필요가 없게 된다. 논문을 계획하는 초기 단계에는 손으로 글을 쓰는 연구자들도 있다. 만일 손으로 쓰는 것을 좋아하는 연구자라면 문서를 계획하는 것은 더욱 중요하다.

컴퓨터를 사용해서 논문을 쓴다면 문서작성 프로그램의 모든 기능을 활용할 수 있어야 한다. 논문에 이름표를 붙이거나 쪽 번호를 붙일 때, 원고가 작성된 날짜를 표시할 때는 머리말과 꼬리말 기능을 사용한다. 표제(title), 부제(subheading), 소표제(minor heading)는 스타일 지정을 하면 한 문서 안에서 통일시킬 수 있다. 또한 편집 도구를 사용하여 학술지에 맞게끔 용지 여백을 편집할 수도 있고 맞춤법과 문법 검사 도구와 단어 개수 도구를 사용할 수도 있다. 문서작성 프로그램의 도구들을 효과적으로 사용한다면 시간을 절약할 수 있고 보다 전문적으로 논문을 쓸 수 있다.

논문을 작성하기 전에 발표하고자 하는 내용에 대해서 공동 저자들과 상의해야 한다. 또 어떤 학술지에 투고할 것인지를 미리 결정할 수 있다면 해당 학술지의 투고지침(Introduction to Authors)을 확인한 후 글쓰기를 시작하는 것이 좋다.

우선 논문 작성 전에 표제와 부제를 정해야 한다. 목적, 방법, 결과, 토의를 전체적으로 정리하여 하나의 틀을 만들고 모든 자료들을 적재적소에 배치해야 한다. 그림 2.1은 논문 작성의 시작 단계에서부터 최종 단계까지의 전개 과정이다.

원고는 부분 부분으로 나눈 뒤 한 부분씩 완성시켜 나가는 것이 가장 좋다. 허술하게 보이지만 첫 번째 원고는 이후 글들의 바탕이 되는 훌륭한 시작이 된다. 대부분의 학술지는 IMRaD(서론 Introduction, 연구방법 Methods, 결과 Results, and 고찰 Discussion) 형식을 따른다. 그러므로 페이지의 최상단에 서론을 넣고, 그 다음 페이지에는 연구방법, 그 다음 페이지에는 연구결과를 쓰는 것으로 논문 작성을 시작하라. 그런 다음 각각의 섹션을 채우기 시작하라. 연구방법과 연구결과 같은 가장 난순한 부분부터 시작하고 한 번에 한 부분씩 작성해라. 이렇게만 해도 당신은 이미 훌륭하게 논문쓰기를 시작한 것이다.

마음 속에 각 섹션의 길이와 내용을 염두에 두고 각각의 섹션을 시작하라. 두 줄 간격으로 논문을 작성했을 때 총 원고의 분량은 8~10쪽이 적당하며 2,000~2,500 단어를 넘어서는 안 된다. 일부 학술지는 표와 그림을 포함한 분량을 4~6쪽으로 제한하기도 한다. 표 2.1은 각 섹션이 평균적으로 차지하는 분량을 보여준다. 이를 초과하지 않는 것이 좋다. 학술지마다 요구사항은 다르지만 논문이 너무 짧다는 이유로 게재를 거절하는 학술지는 없다.

알고 있는 모든 것을 30~40쪽에 걸쳐 나열하는 것은 만족스럽지도 효율적이지도 않다. 이런 경우 내용을 삭제하고 재구성해야 하며 아니면 다른 검토자에게 대신 수정을 부탁해야 한다. 논문 작성의 목적은 연구 질문에 답하고 연구 목표를 충족시키기 위한 것이라는 점을 명심하라. 왜 이 연구를 했고 어떻게 이 연구를 재현할 수 있는지와 결과를 이해하기 위한 충분한 데이터와 설명을 제공하면 된다. 이

표 2.1 초안 작성 계획

section	연구 질문	목적	A4 종이에 글자 크기 10-12 줄 간격 1.5로 맞추었을 때 예상되는 길이
서론	연구를 한 이유는?	연구 내용을 요약하고 목적을 명확하게 서술하라.	1쪽
방법	어떻게 했는가?	연구가 재현될 수 있도록 세부사항을 충분히 제시하라.	2-3쪽
결과	결과는?	연구 샘플에 대해 기술하고 목적에 부합되는 결과를 제시하기 위한 데이터 분석을 사용하라.	2-3쪽
표와 그림	결과가 보여주는 것은?	결과를 명확히 하라.	3-6개의 표나 그림
고찰	그것이 의미하는 것은?	다른 연구와 비교하여 결과를 해석하고 보건의료에 미칠 잠재적 효과를 기술하라.	2-3쪽
참고문헌	해당 분야에서 중요한 업적을 이룬 다른 연구자는 누구인가?	가장 관련 있고 가장 최신인 문헌을 인용하라.	20-35개의 참고문헌
총 분량			**12-20쪽**

를 벗어나지 말라. 독자들이 저자가 아는 모든 것을 알 필요는 없다. 학술 논문의 목적이 독자의 이해도를 겨루는 것은 아니므로 연구 결과에 대해 독자들이 꼭 알아야 하는 필수 정보만을 작성하도록 해야 한다.

공동저자인 동료에게 검증을 요청하기 전에 초안 원고를 다른 사람이 검토할 만한 상태의 두 번째 원고 수준으로 수정해 두어야 한다. 이 때 논문의 각 파트에 포함되어야 하는 내용을 확인하도록 도와주는 다양한 체크리스트가 있다[4-7]. *BMJ* 또한 저자, 검토자, 통계학자를 위한 다양하고 훌륭한 체크리스트를 가지고 있는데 이는 웹사이트(www[1])를 통해 제공받을 수 있다. 원고를 함께 보면서 단어를 수정하고 문장과 문단을 재구성해야 하는데 이는 충분히 가치 있는 작업이다. 일단 함께 검토할만한 두 번째 초안을 만들고 그 다음에는 논문을 개선시키기 위해 여러 경로를 통해 상호검토를 해야 한다. 상호검토 과정을 효과적으로 진행하는 방법은 4장에서 논하겠다.

학술지 선택하기

> *독자들이 글을 마음에 들어 할 것인가? 독자들이 글을 읽을 것인가? 이 보이지 않는 연결고리의 중요성을 거듭 강조하지 않을 수 없다. 작가와 독자의 유대가 없으면 중요한 내용들이 전달되지 않는다. 반드시 독자를 위해 글을 써라. 모든 것은 작가와 독자의 유대로부터 시작된다.*
> *Will your message appeal to your reader? Will it be read? I cannot overstate the importance of this invisible bridge. Many important, even vital, messages are lost in the inappropriate translation from author to reader. Above all else, write for your intended reader; all that follow stems from this rapport.*
>
> Vincent Fulginiti[8]

일단 논문의 계획을 마쳤다면 다음엔 출판할 학술지를 선택해야 한다. 학술지 선택은 쉽지 않다. 현재 *Index Medicus*(www[2])에는 30개 언어의 4,500개 학술지가 등재되어 있고 150개 이상의 논문이 매일 출판되고 있다. 학술지 선택에 있어서 가장 먼저 고려해야 할 점은 '어떤 독자를 대상으로 글을 쓸 것인가'이다. 일반 학술지, 임상 학술지, 특정 분야 학술지 혹은 기초 과학 학술지 중 어느 학술지에 출판하기를 원하는지에 대해 일차적으로 결정해야 한다. 예를 들어, 학술지 *Diabetes Care*는 비만환자의 진단과 치료에 관한 논문을 출판하는 반면에 학술지 *Diabetes*는 실험연구 결과를 보고하는 논문을 주로 출판한다.

또한 새로 출간된 학술지에 출판할 것인지, 아니면 권위 있는 학술지에 출판할 것인지를 결정해야 하고 주간, 월간, 혹은 분기별로 출판하는 학술지 중 어디에 게재할 것인지도 결정해야 한다. 최종적으로 연구 결과의 발표 대상이 전 세계의 독자인지 아니면 한 지역의 독자인지도 결정해야 한다. 학술지 선택에 따라 연구 주제와 목적 그리고 의도하는 독자층이 달라지게 된다. 뿐만 아니라 논문을 게재하는 데까지 걸리는 시간, 논문이 불러일으킬 파장, 그리고 연구자에게 돌아올 명예가 달라진다.

발간된 지 얼마 안 된 학술지는 논문이 게재될 확률이 높지만 인용지수가 낮고(6장을 보아라) 출판 부수가 적어서 많은 사람들이 읽게 되지는 않는다. 반면에 권위 있는 학술지는 일반적으로 논문이 게재되기가 어렵고 논문 게재승인과 출판까지 걸리는 시간이 오래 소요된다. 권위 있는 학술지의 논문은 해당 분야에서 상당한 명성을 가진 전문가들이 읽어 볼 가능성이 높다. 또 논문을 권위 있는 학술지에 투고한다면 게재가 되지 않더라도 논문 리뷰과정을 통해서 논문을 개선할 수 있다.

논문 게재 비율은 매우 다양하다. 출판 횟수가 적은 권위 있는 학술지는 투고한 논문 중에 극소수만을 게재할 것이다. *BMJ*는 해마다 4,000개 이상의 논문들 중에 14~17%만을 출판하고[9] *JAMA*는 4,366개의 논문 중에 11%만을 출판한다[10,11]. 기타 학술지들은 약 1/3의 논문을 게재한다.[12] 50%의 논문들이 심사과정에서 탈락되고 심사위원에게 긍정적인 평가를 받은 논문조차도 출판되지 않을 수 있다. 대부분의 학술지는 10~50% 정도의 논문만을 출판한다. 이렇게 논문 게재가 어려운 상황에서는 논문에 중요한 내용을 담고 그 내용을 효과적으로 작성해야만 출판 될 가능성이 높아진다. 게재가 될 만한 높은 수준의 논문을 작성하는 것과 빨리 출판되게 하는 것 사이의 균형을 잘 잡아야 한다. 상자 2.1에 투고할 학술지를 선택할 때 고려할 사항들을 정리해 두었다. 투고할 학술지를 결정할 때 공동저자와 동료로부터 다양한 조언을 받아들이는 것이 바람직하다. 하지만 조언이 주관적이거나 자신의 의견과 다를 수 있다는 점을 감안해야 한다. 먼저 3~4개의 학술지를 선택한 후 논문의 권위와 게재 가능성을 순서대로 적어보는 것이 좋다. 거절 당할 가능성은 높지만 게재만 된다면 경력에 큰 도움이 될 수 있는 유명 학술지에 논문을 보낼 것인지 아니면 게재 가능성이 높은 학술지에 보내는 것이 좋을지 결정하여야 한다. 한 가지 분명한 사실은 권위 있는 학술지에 논문을 게재하기가 어렵다고 시도조차 하지 않는다면 당연히 그 학술지에 게재되는 행운은 발생하지 않는다는 점이다.

상자 2.1 투고할 학술지 선택하기

여러 사람의 경험을 활용하라.
논문을 학술지의 특성과 범주에 맞춰라.

주제를 학술지의 주요 독자에게 맞춰라.
학술지의 영향력 지수(impact factor)와 인용 지수(citation index)를 고려하라.
학술지의 명성, 게재 가능성 그리고 출판까지 소요될 시간을 고려하라.
예상되는 결과를 현실적으로 판단하라.
논문 내용과 논문설계를 학술지에 맞춰라.
게재가 거절되더라도 실망하지 말고 다른 학술지를 선택하라.

논문이 출판되려면 논문의 내용이 참신하고 중요하며 독자들이 필요로 하는 것이어야 한다. 이런 점을 고려하여 연구의 결과와 주제에 적합한 학술지를 선택해야 한다. 예를 들어 유방암에 대한 혁신적이고 효과적인 치료의 대규모 무작위 대조군 연구(Randomised controlled trial)는 *New England Journal of Medicine*지에 제출하는 것이 가장 적합하다. 새롭게 발견한 유전자를 보고하는 논문은 *Nature Genetics*지에 어울리고 유년기 질병의 역학적 연구 결과는 *Archives of Diseases in Childhood*에 가장 적합하다.

일반적으로 부정적인 연구 결과는 긍정적인 결과보다 게재되기 어려운데 이런 현상을 출판편견이라고 한다[13-15]. 부정적인 결과나 유의성이 없는 결과를 보고하는 연구의 출판은 미루어지는 경향이 있다. 무작위 대조군 연구의 부정적인 결과[16]와 간접흡연이 건강에 끼치는 악영향이 유의하지 않다는 연구[17]의 출판이 미뤄진 경우가 선형적인 예이다.

일반 학술지에 투고한다면 전문 학술지에 투고할 때와 똑같이 작성해서는 안 된다. 물론 투고하는 학술지와는 상관없이 논문은 심사자와 독자 모두가 이해하기 쉽도록 써야 한다. 연구결과가 중요한 내용이라고 생각한다면 효과적으로 작성해야만이 그 내용이 다른 연구단체와 의료단체에 알려져 활용될 수 있을 것이다. 반면에 중요한 연구 내용이나 연구 데이터가 없다면 논문 작성에 대해 다시 한 번 생각해봐야 한다.

논문을 쓰기 전에 공동저자들과 투고할 학술지를 합의해야 한다. 그래야만 논문의 형식과 전체적인 구성을 결정할 수 있고 이후 다른 학술지에 투고하게 되어도 논문의 내용과 인용문헌 수정에 걸리는 시간과 좌절감을 최소화할 수 있다. 학술지마다 다른 형식과 데이터 분석을 요구하기 때문에 투고할 학술지를 빨리 결정할수록 더 빨리 해당하는 스타일로 논문을 작성할 수 있다. 어떤 학술지는 그림보다는 표를 선호한다. 어떤 학술지는 백분율의 사용을 제한하고 분자와 분모를 표 속에 기재하기를 선호하고 또 어떤 학술지는 표나 그림, 인용문헌 수를 제한하기도 한다. 옥스퍼드 영어사전으로 맞춤법 확인을 요구하는 학술지도 있고 맥쿼리* 사전이나 웹스터** 사전을 권장하는 학술지도 있다.

연구결과를 빨리 출판하기 위해서는 현실적으로 상황을 파악하고 처음부터 알맞은 학술지를 선택해야 한다. 논문이 탈락되어 다른 학술지에 투고하게 될 때 어떤 학술지는 이전 심사자의 의견과 그에 대한 답변도 함께 보낼 것을 요구하기도 한다. 학술지의 편집자는 이미 확인된 문제점들에 대하여 어떻게 설명하고 수정했는지 알고 싶어한다. 누구라도 연구설계와 같은 기본적 문제로 다른 학술지에서 거절당한 논문에는 관심이 없을 것이다. 다른 학술지에 논문을 다시 투고할 때는 투고지침을 잘 읽고 그에 따라 논문을 수정해야 한다. 시간을 절약하기 위해서 일정 기준을 충족하지 못한 논문은 자동 반송하는 학술지가 많다는 점을 기억해야 한다.

스탠포드 대학에서 진행한 한 권위 있는 연구에 따르면, 투고 학술지 선정에 있어 해당 학술지의 독자층이 선정의 중요한 요인으로 작용한다고 한다[18]. 그 외에도 게재 가능성, 응답에 소요되는 시간, 출판부수, 이전의 투고 경험, 동료들의 권고와 같은 실용적인 요인들도 함께 고려된다. 끝으로 투고 학술지를 결정할 때에는 여러가지 사항을 고려해야 하며 특히 동료들과 공동저자들의 의견을 존중하여 결정을 내려야 한다.

통일양식

> *통일양식은 저자가 어떻게 논문을 써야 하는지에 관한 지침이지 편집자가 준수해야 할 출판 스타일을 규정한 것은 아니다.*
>
> *The Uniform Requirements are instructions to authors on how to prepare manuscripts, not to editors on publication style.*
>
> *국제 의학 학술지 편집위원회*
>
> *International Committee of Medical Journal editors(www[3])*

* 호주의 대표적인 영어사전

** 미국의 대표적인 영어사전

모든 초안 논문들은 '생의학 학술지에 제출되는 논문에 대한 통일양식' 과 일치하는 형식으로 준비해야 한다[19]. 이 통일양식은 1978년 한 학술지의 편집자들이 논문 형식에 대한 지침을 정하기 위해 밴쿠버에서 가졌던 회의에서 처음 개발되었다. 그 모임이 나중에 밴쿠버 그룹으로 불리게 되었고 통일양식도 밴쿠버 양식으로 명명되었다. 통일양식에 대한 첫 번째 규정은 1979년에 발간되었고, 최신 버전은 웹사이트(www[3])에서 확인할 수 있다.

밴쿠버 그룹은 이후 International Council of Medical Journal Editors(ICMJE)로 발전되었고 웹사이트에 투고 규정을 게시해 놓았다. ICMJE 통일양식은 처음 게시된 이래로 조금씩 수정되었고 현재 대부분의 주요 의학 학술지에서 이를 채택하고 있다. 논문을 집필하고자 한다면 논문과 참고문헌의 형식을 맞추기 위해 이 통일양식을 정확히 알아두어야 한다. 다른 참고문헌 형식을 요구하는 학술지가 있더라도 요즘에는 참고문헌 데이터베이스 소프트웨어(www[4])를 사용하여 쉽게 형식을 바꿀 수 있다.

현재 500개 이상의 학술지에서 ICMJE 통일양식을 사용하고 있다. 통일양식은 학술지에 투고하기 위해 어떻게 원고를 준비하고 어떤 스타일로 쓸 것인가에 관한 명확하고 간결한 지침이다. 통일양식의 몇 가지 내용을 상자 2.2에 제시하였다. 게재 결정 이후 교정 편집자가 논문의 스타일을 바꿀 수도 있지만 출판 스타일과는 상관없이 많은 학술지들은 여전히 저자들이 통일양식을 준수하여 투고하도록 권장하고 있다.

상자 2.2 통일양식의 일부 내용[19]

두 줄 간격으로 작성하라.
용지 여백은 25 mm 이상으로 하고 페이지 수를 기입하라.
표제지, 초록, 중심어, 본문, 감사의 글, 참고문헌, 표, 그림 설명의 순으로 기술하라.
표제지에는 제목, 단축 제목, 기권자(disclaimers)나 연구비 제공처의 정보, 저자명, 지위, 직장, 부서, 주소 등이 기재 되어야 한다.
본문은 서론, 방법, 결과, 고찰이라는 제목 하에 작성한다.
각 섹션은 새로운 페이지에서 시작하라.
각 표는 새로운 페이지에 작성하라.
그림과 따로 보내지는 사진 등의 인쇄물에는 저자의 이름, 그림번호를 뒷면에 써두어야 하며 203×254 mm 보다 크지 않아야 한다.

이전에 출판된 자료나 참여자의 정보가 노출되는 그림 및 사진을 활용하기 위해서는 승인 및 동의를 받아야 한다.
저작권 양도증서를 동봉하라.
학술지에서 요구한 개수의 논문 복사본을 제출하라.
학술지에서 요구한 전자 복사본을 동봉하라- 디스크에 저자명, 파일명, 파일형식을 명확히 표기해야 한다.
모든 항목의 복사본을 저장해 두어라.

투고지침

투고지침을 읽는 것은 기본이다. 그럴 사람은 없겠지만, 전체 분량을 600단어로 제한한 학술지에 논문을 제출하면서 서론에만 400단어를 쓰는 것은 어리석은 일이다.
A basic rule is to read the instructions to authors. Too few authors do this, but there is little point in writing a 400 word introduction when the journal has a limit for the whole article of 600 words.

Richard smith[20]

대부분의 학술지가 통일양식을 채택하고 있지만 그래도 각 학술지마다 나름의 투고 지침이 있으며 이를 웹사이트나 간행물에 공지하고 있다. 투고지침은 일 년에 한두 번만 공지되며 한 예로 *JAMA*는 투고지침을 1월과 7월에 발표한다. 각 학술지의 투고지침은 오하이오 의과대학 웹사이트(www[5])를 통해 확인할 수 있다. 논문을 투고할 학술지를 정했다면, 바로 투고지침을 찾아 꼼꼼히 읽으면서 모든 항목을 확인하고 다시 한번 더 신중히 읽어보아야 한다. 통일양식 외에도 종종 각 학술지가 요구하는 나름의 투고지침이 있을 수 있다. 예를 들면 제출해야 하는 논문 복사본의 개수부터 약어의 사용, 맞춤법 확인 시 사용할 사전, 논문의 최대분량, 참고문헌 양식 등이 있다.

투고 전 투고지침을 숙지하기 위해 많은 시간을 투자하는 것은 결코 시간낭비가 아니다. 논문이 해당 학술지의 지침에 정확히 부합된다면 편집자는 더욱 호의적으로 논문을 읽을 것이며 지체 없이 신속하게 논문이 출판될 수 있다. 지침을 따르지 않았다면 원고는 외부상호검토로 보내지기도 전에 반송될 것이고 이로 인해 진행은 더욱 지연되고 소중한 시간이 그냥 흘러가게 된다.

대부분의 경우 내용을 훼손시키지 않고도 논문 원고 분량을 줄일 수 있다. 일부 학술지는 투고 논문의 분량을 제한하며 검토에 들어가기 전에 분량을 초과한 원고를 반송한다. 분량을 초과한 논문은 아무리 내용이 훌륭하더라도 최종적으로는 거절당하게 된다. 논지를 잘 전달하면서 규정된 분량을 맞추는 일은 그리 어렵지 않다. 단어 정돈이 어렵다면 각 표에 실은 정보가 다 필요한 것인지, 본문에 이미 있는 내용을 반복한 것은 아닌지 확인해 보아야 하며 또 모든 표나 그림이 논문의 주요 결론을 전달하는 데 꼭 필요한 것인지 확인해야 한다. 또 같은 결과를 본문과 데이터 분석에 모두 언급했다면 둘 중 하나는 지워야 한다. 그리고 서론이나 고찰 섹션의 모든 내용이 꼭 필요한 것인지를 고려해 보아야 한다. 단어, 문장, 문단을 정리함으로써 주된 내용의 축약 없이 원고의 길이를 줄일 수 있다. 이 방법은 8장에서 좀 더 논의할 것이다. 본인의 원고에 지나치게 집착하여 객관적인 판단을 하기 어렵다면 다른 사람의 도움을 청하는 것도 좋다.

표준화된 보고 지침

> *글쓰기는 그 일을 하고 있는 순간 다른 해야 할 일을 잊을 수 있는 유일한 행위이다.*
>
> *Writing is the only thing that, when I do it, I don' t feel I should be doing something else.*
>
> Gloris steinem(www.bartelby.com)

연구를 보고하는 양식에 관한 표준화된 지침은 계속 개발되어 왔는데 단어의 첫 머리글자로만 조합해 보면 CONSORT, MOOSE, QUOROM, STARD로 그 내용은 다음과 같다. CONSORT(Consoilidated Standards of Reporting Trials, 시험 보고의 통합된 표준기준) 지침은 연구자나 역학자, 편집자와 통계학자 전문가 집단을 위해 개발되었다. ICMJE는 무작위 대조군 연구를 보고할 때 CONSORT를 따르길 권고한다. CONSORT 지침은 1996년 처음 공표되었고[21] 웹사이트 상에서 확인할 수 있으며 최근에 최신판으로 개정되었다[22*].

CONSORT 지침은 무작위 대조군 연구가 치료 효과를 측정하는 가장 좋은 방법이라는 인식이 확산되면서 자리 잡게 되었다. 무작위 대조군 연구는 독자들이 결과가 신뢰할 만한지를 판단할 수 있도록 높은 기준에 맞춰 보고되어야 한다[23]. 개정된 지침[22]은 이전보다 더 명확하고 친숙한 표현으로 쓰여 졌다. 또 보완된 체크리스트와 포함되어 있어 연구자가 무작위 대조군 연구의 결과를 정확하고 충실하게 출판하도록 도와준다. 표 2.2에 요약되어 있는 25가지 항목의 체크리스트는 독자들이 연구방법, 결과, 연구데이터의 분석, 무작위화나 배정의 은닉에 사용된 방법에 대한 정보를 잘 파악할 수 있도록 돕는다.

새로운 지침은 연구 중 참여자 순서도를 더 명확하게 작성할 것을 요구한다. 저자는 참여자 모집, 실험군 배정, 추적조사, 분석으로 구성되는 연구의 각 단계의 참여자 수를 순서도를 통해 설명해야 한다. 순서도에는 연구의 모집기준에 적합했던 대상자 수, 모집인원 수, 각 실험군에 무작위 배정된 수, 그리고 시험을 완료한 사람과 추적조사 기간 중 탈락한 사람의 수를 정확하게 표기해야 한다. 순서도는 무작위 대조군 연구의 각 단계의 참여자 수를 알려줌으로써 연구 보고의 질을 향상시킨다[24]. 순서도의 예시는 무작위 대조군 연구를 출판하는 주요 학술지에서 제공되며 그림 2.2는 무작위 대조군 연구의 전형적인 순서도이다.

CONSORT 지침에 따라 보고하면 연구의 주요 사항이 제공되므로 독자들은 연구결과에 영향을 줄 편견이 존재했는지를 쉽게 판단할 수 있다[26]. 무작위 연구의 질을 평가하는 데 유용한 다른 지침도 있다[27]. 단면조사연구, 증례분석, 환자-대조군 연구, 코호트 연구로 얻은 데이터의 메타 분석에 적합한 지침에는 MOOSE(Meta-analysis of Observational Studies in Epidemiology 역학 관찰연구의 메타분석)(www[7])가 있다. MOOSE의 체크리스트는 연구 배경과 전략, 연구방법, 결과, 고찰, 결론을 어떻게 보고해야 하는지 세부사항을 알려 준다[28]. 이 체크리스트를 사용하면 메타 분석의 가치를 더욱 향상시킬 수 있다.

메타분석을 하는 연구자들이 개발한 QUOROM(Quality of Reporting of Meta-analyses 메타분석 보고의 질)도 있다[29]. QUOROM은 나름의 체크리스트와 순서도가 있는데 리뷰한 논문의 데이터를 분석할 때 사용한 방법을 보고하기에 적합하

* 이 책이 쓰여질 당시 최신판은 2001년도 버전이었으며, 그 후 개정되어 현재는 2010년도 버전이 사용되고 있다.

표 2.2 무작위 대조군 연구의 보고시 참고해야 할 CONSORT 체크리스트(2010)[22]

항목	No.	서술내용
Title and abstract	1a	제목에 무작위 연구인지 명시
	1b	연구설계, 방법, 결과, 결론으로 구성될 것(CONSORY의 초록에 관한 조언 참고)
Introduction		
Background and objectives	2a	연구 배경과 이론적 근거에 대한 설명
	2b	명확한 목적이나 가설
Methods		
Trial design	3a	할당비를 포함한 연구 설계(예 : parallel, factorial)
	3b	연구개시 후의 연구방법의 중요한 변화(예 : 참여자 선정기준)와 이유
Participants	4a	참여자 선정기준
	4b	데이터를 수집한 지역과 환경
Interventions	5	각 군에 시행된 시술의 정확한 세부사항과 언제 어떻게 시술되었는지에 관한 사항
Outcomes	6a	주 결과 변수와 부 결과 변수가 언제 어떻게 조사되었는지 명확히 명시
	6b	연구개시 후의 결과의 변화와 이유
Sample size	7a	어떻게 표본의 크기를 산출 하였는지
	7b	가능하면 중간분석에 대한 설명이나 종료 기준 명시
Randomisation	8a	무작위 할당에 사용된 방법을 명시
Sequence generation	8b	무작위의 유형; 제한사항의 상세내용(예 : 구간(blocking), 층화배열(stratification))
Allocation concealment	9	무작위 할당 방법(예 : 숫자가 쓰인 상자)을 명시하고, 특정 시술에 배정되기 전까지 어떤 군에 배정되었는지 은닉되었는지에 대해 명시
Implementation	10	누가 배정 원칙을 정했는지, 누가 참여자를 선정했는지, 누가 참여자를 각 군에 배정하였는지 명시
Blinding(masking)	11a	맹검이 누구에게(예 : 참여자, 시술자, 평가자) 어떻게 이루어졌는지 명시
	11b	시술법의 유사성을 명시

Statistical methods	12a	각 군에서 도출된 주 결과 변수와 부 결과 변수를 비교하는 데 사용한 통계학적 방법
	12b	하위집단(subgroup)의 분석과 보정 분석하는 것과 같은 추가적인 분석방법
Results		
Participant flow(도표 사용을 강력히 권장)	13a	각 군에 무작위 배정된 참여자의 수, 의도된 치료를 받은 수, 연구계획대로 완료되어 주결과 변수를 산출한 수를 명시
	13b	무작위 배정 후에 탈락된 수와 이유를 명시
Recruitment	14a	모집과 추적조사에 소요된 기간을 기입
	14b	연구가 종료되거나 중단된 이유를 명시
Baseline data	15	각 군의 임상적 특징과 인구학적 기준을 표로 명시
Numbers analysed	16	각 분석에 포함되는 참여자 수(분모)를 기입하고 분석이 원래 배정된 군으로 이루어졌는지 기술
Outcomes and estimation	17a	주 결과 변수와 부 결과 변수, 각 군에 해당하는 결과의 요약, 추정되는 유효크기와 정밀도(예 : 95% 신뢰구간)
	17b	이분형 결과, 절대 유효 크기와 상대 유효 크기를 모두 표시하도록 권장
Ancillary analyses	18	하위집단(subgroup)의 분석과 보정을 통한 분석을 포함하여 다른 방식의 분석을 행했다면 결과를 보고하여 이전에 명시된 방식과 구분
Harms	19	각 군의 중요한 부작용이나 의도하지 않은 효과를 모두 보고(CONSORT의 harms 참고)
Discussion		
Limitation	20	연구의 한계, 잠재적인 편견과 오류, 분석과 결과의 다중적 해석 가능성을 설명
Generalisability	21	연구결과의 일반화 가능성(외적 타당성, 시행 가능성)
Overall evidence	22	결과와 손익. 다른 근거를 고려한 종합적인 해석
Other information		
Registration	23	등록번호와 연구 등록소의 명칭
Protocal	24	연구 프로토콜의 모든 정보를 알아볼 수 있는 곳
Funding	25	펀드나 다른 지원처(예 : 약품의 제공), 자금 제공자 역할

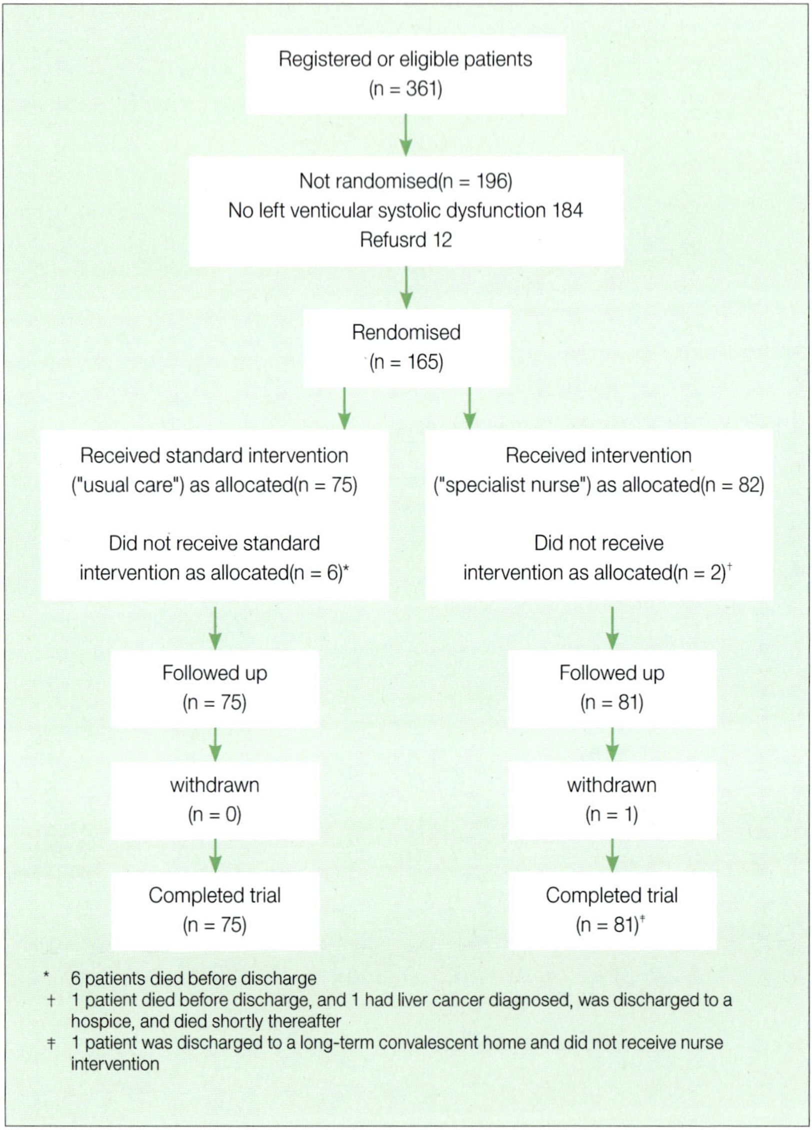

그림 2.2 Typical flow chart of a randomized controlled trial of specialist nurse intervention in heart failure. Produced with permission from L Blue, *et al*. *BMJ* 2001;323 : 715-18[25].

다. 또 QUOROM에는 초록 작성, 타당성 평가, 데이터의 추론, 연구의 특성, 데이터의 양적 통합 등에 관한 권고가 포함되어 있다*.

질적 연구를 수행하는 저자와 심사자를 위한 지침이 최근에 출판되었다[30]. 진단법을 평가하는 연구를 보고할 때 참고하기 위한 지침(STARD)** 과 환자-대조군 연구와 코호트 연구를 보고할 때 참고하기 위한 지침은 작업 중이다[31]. 자세한 것은 *JAMA*의 웹사이트(www[9])에서 확인할 수 있다.

코크란 연합(Cochrane Collaboration)은 코크란 라이브러리(Cochrane Library)(www[10])에서 체계적 문헌고찰(systematic review)을 보고할 때 참고할 수 있는 논문 작성 프로토콜을 개발해 왔다. Review Manager라 불리는 소프트웨어가 데이터의 설명과 분석을 표준화하는 데 매우 유용할 것이다(www[11]). 코크란 연합에 관심이 있는 사람이면 누구나 코크란 웹사이트에 접속하여 이용할 수 있다. 코크란 라이브러리에 있는 체계적 문헌고찰은 전문 학술지에 다시 출판될 수 있음을 기억해 두길 바란다.

저자등재 Authorship

> *공동저자라는 것은 모순이다. 그러나 일단 공동저자가 되고 나면 논문에 관하여 문제가 발생했을 때 저자로서 책임감 있는 모습을 보여 주어야 한다.*
>
> *It is a contradiction to be a co-author but then plead ignorance and assume victim status if there is controversy regarding data in the paper.*
>
> P de Sa, A Sagar[32]

* QUOROM의 확장 버전인 PRISMA(Preferred Reporting Items for Systematic Reviews and Meta - Analyses) (www[8])가 2009년도에 개발되어 현재 사용되고 있다.

** STARD(Standards for Reporting of Diagnostic Accuracy)는 2003년에 발표되었다(출처 : Bossuyt PM, Reitsma JB, Bruns DE, Gatsonis CA, Glasziou PP, Irwig LM, Lijmer JG, Moher D, Rennie D, de Vet HC; Standards for Reporting of Diagnostic Accuracy. : The STARD initiative. Radiology 2003;226(1):24-8.).

저자등재란 연구 성과에 본인의 이름을 공표하는 것을 말한다. 연구자는 연구 활동을 통해 보상을 받으며 특히 발표한 출판물로 평가를 받게 된다. 따라서 저자로 등재되는 것은 개인적인 성취감뿐만 아니라 경력에도 영향을 미친다. 출판물의 수와 게재된 학술지의 수준은 연구의 권위와 승진을 위한 성과를 평가하는 도구가 되며 또는 연구기금을 수주 받는 근거가 되기도 한다. 이런 이유들 때문에 연구자라면 누구나 공동저자가 되는 것을 마다하지 않는다.

여러 이유로 저자를 결정하는 것이 논문 작업 중 가장 민감한 부분이 되었고 이를 해결하기 위해 저자등재를 위한 표준화된 기준들이 개발되어 왔다. 물론 어떤 기준을 적용하든 저자등재는 항상 연구 기여도와 관련이 깊다. 간혹 학술지 편집자들은 연구에 기여한 바가 거의 없어 연구에 대해 책임을 질 수 없는 사람은 포함되고 기여를 많이 한 사람은 누락시킨 저자 명단을 보고 난감해하기도 한다[33].

저자명단과 저자순위는 논문 작성을 시작하기 전에 정하는 것이 좋고 실질적인 연구가 진행되기 전에 정하면 더욱 좋다. 저자등재에 따른 보상이 커질수록 잠재적인 갈등도 심해지고 공동연구자 간에도 서열상 더 높은 위치를 차지하기 위한 충돌이 심화되므로 저자등재에 대한 원칙은 빨리 결정할수록 좋다. 하버드 의대의 행정민원사무실에 접수된 저자등재 관련 분쟁은 1991~92년 당시 2.3%에서 1996~97년에는 10.7%로 증가하였다[34]. 이런 문제 발생을 막기 위해서도 저자등재 원칙에 대한 빠른 결정은 효과적인 예방책이 될 수 있다. 빨리 결정하면 절대 실리지 않을 사람들이 막연하게 저자에 등재될 것이라 기대하여 생기는 실망도 방지할 수 있다. 저자등재 과정에서 생기는 악감정들이 추후에 자연스레 조율될 것이라는 생각으로 저자등재 결정을 미루는 것은 바람직하지 않다.

저자등재는 인간관계에 따라 결정하는 것보다는 표준화된 지침에 근거하는 것이 가장 좋은데 많은 연구단체가 상자 2.3에 나타난 밴쿠버 지침을 사용한다. 이 지침은 몇몇의 학술지 편집자들이 권위에 따른 저자등재와 무책임한 저자등재를 피하기 위한 목적으로 오랜 경험을 바탕으로 작성한 것이다. 많은 학술지와 코크란 연합은 저자들이 이 지침을 따를 것을 권고한다.

상자 2.3 저자 등재에 관한 벤쿠버 지침[19]

✓ 저자등재는 다음의 사항에 근거하여야 한다.
a. 연구의 개념과 개요, 또는 데이터 분석과 해석에 실질적인 기여를 한 경우

b. 초안을 작성하거나 중요한 지적 사항에 대하여 비판적인 교정을 한 경우
c. 출판될 최종본에 동의 승인을 한 경우
조건 a,b,c를 모두 만족해야 한다.
대규모 다기관 연구의 경우에는 직접적인 책임을 질 사람을 연구그룹 내에서 정해야 한다. 이들은 상기 기재된 저자 등재 지침을 모두 만족시키는 사람이어야 하며 편집자들은 이들에게 저자명단과 연구자의 이해 관계에 관한 양식을 제출하도록 요구할 것이다. 교신저자가 그룹에서 작성한 원고를 제출할 때에는 사용한 인용 스타일에 대해 밝히고 연구그룹의 모든 저자명단을 기재해야 한다. 대부분의 학술지는 등재된 저자 이외의 그룹원들의 이름은 Acknowledgement에 싣는다. NLM index(미국국립의학도서관이 서지)에는 그룹명과 논문에 직접적인 책임을 지는 그룹원의 이름이 기재되며 Acknowledgement에 실린 공동연구자가 있다면 그 이름도 함께 기재된다.

✓ 연구비 취득, 데이터 수집, 연구 그룹의 총지휘만을 한 경우에는 저자로 등재될 수 없다.
✓ 저자라고 명시된 모든 사람들은 저자 등재가 될 만한 자격이 있어야 하며 자격이 있는 자만이 기재되어 질 수 있다.
✓ 모든 저자들은 논문의 내용에 책임을 질 수 있을 정도로 충분히 연구에 기여하여야 한다.

이 지침의 사용을 권장하고 있음에도 많은 연구단체들은 너무 까다롭다는 이유로 사용을 꺼린다[35]. 이런 외부적인 규제를 따르는 것보다 연구팀 내에서 연구자들이 지침을 개발하는 것이 낫다는 일부 의견도 있다[36]. 밴쿠버 지침은 저자가 조건 중 한두 개를 충족시키는 것이 아니라 세 가지 조건 모두를 충족시키길 요구하기 때문에 연구자가 자신과 동료의 기여도를 과장하게 만드는 경향이 있다[37]. 연구기금 마련에만 참여하였거나 데이터 수집 혹은 연구팀의 일반적인 감수만 한 경우는 저자에 포함되지 않는다. 그러나 밴쿠버 지침은 누가 어떻게 연구에 기여하였는가 보다는 어떤 사람이 저자에 포함되지 않아야 하는가에 더 초점을 맞추고 있다는 단점이 있다[38].

다수의 연구자가 각각 일정부분의 기여를 한 연구의 경우에는 저자 등재의 범위를 결정하기가 어렵기 마련인데 대규모 연구팀의 경우 밴쿠버 지침 중 한두 가지를 만족시키는 것만으로도 충분하다고 결론짓기도 한다. 좀 더 너그러운 이 방식은 팀 내의 신진 연구자가 저자 명단에서 배제되지 않도록 해준다. 또 한 연구를 통하여 여러 개의 논문이 출판되는 경우에는 신진 연구자나 학생도 기여한 한두 편의 논문에 저자로 포함될 수 있다. 이 방법은 연구자들에게 소중한 경험을 제공하며 전체 구성원이 저자등재의 혜택을 나눌 수 있는 방법이기도 하다. 규모가 큰 연구팀

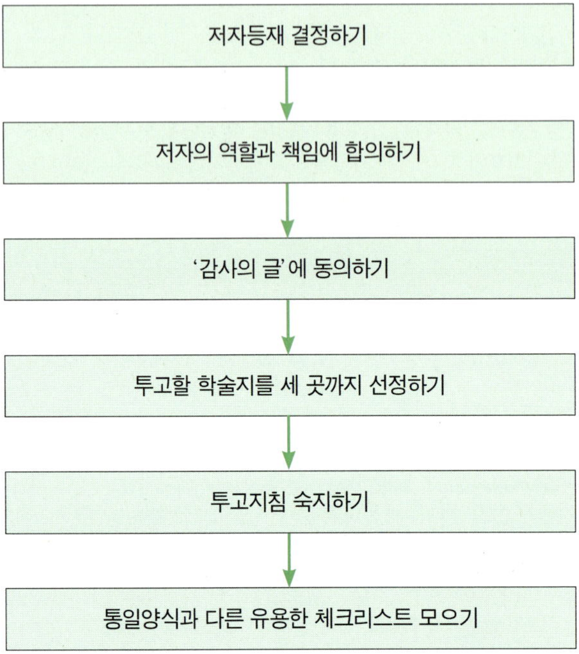

그림 2.3 논문작성 시작 전에 선행되어야 할 일들

이 연구의 혜택을 공유할 수 있는 몇 가지 다른 방법에 대해서는 6장에서 논의하도록 하겠다.

그림 2.3에는 저자등재, 감사의 글, 학술지 선택 시 고려해야 할 민감한 문제들의 해결 과정을 정리해두었다.

논문을 종합하는 책임은 항상 제1저자에게 있다. 즉 제1저자는 공동저자들과의 의견교환을 통해 논문의 주요 목적을 정해야 한다. 이 단계가 완료되기 전까지 논문쓰기를 시작해서는 안 된다. 또한 제1저자는 데이터 분석을 감수하고 수행하며 결과가 바르게 해석되도록 책임져야 한다. 이를 보조하는 공동저자들의 책임은 상자 2.4에 있다. 사실상 모든 저자들은 연구 단체나 대중을 대상으로 연구의 결과를 직접 발표하고 연구를 변론하고 그 한계점에 대해 논의할 수 있어야 한다. 이런 방어막이 결과적으로는 공동저자를 보호하면서 선물용 저자등재가 이뤄지는 것을 막아 줄 것이다. 잘 알지도 못하는 연구에 본인의 이름을 올리는 연구자는 없어야 한다.

상자 2.4 제1저자와 공동저자의 책임

제1저자

논문 출판과 관련된 모든 과정에 주된 책임을 진다.
데이터 분석을 수행, 감수하고 결과를 해석한다.
공동저자들과의 상의 하에 논문을 작성한다.
논문의 소유권을 갖는다.
학술지에 논문을 투고하고 교신한다.
모든 데이터와 파일을 문서화하고 보관할 책임을 갖는다.

공동저자

논문의 목적에 대해 신속하게 결정한다.
주 연구 질문에 답을 하는 관점에서 논문을 진행한다.
데이터 분석에 지적인 기여를 한다.
결과 해석에 기여한다.
수정된 원고마다 검토한다.
논문의 내용과 결과에 대해 공적인 책임을 진다.

공동저자 명단에는 통계학자, 데이터베이스 관리자, 도서관 사서, 연구 진행자와 학생 감독자와 같은 연구팀 구성원이 포함될 수 있다. 상자 2.5는 연구 팀원이 행하는 여러 형태의 기여사항의 예시이다. 저자순위가 낮다고 할지라도 공동저자는 논문의 내용에 대해 윤리적 책임과 전문가로서의 책임을 갖는다. 그러므로 연구과정에 충분히 참여하여 내용에 대한 공적인 책임을 질 수 있는 사람만이 포함되어야 한다. 일단 저자 명단이 결정되면 공동저자들은 각자의 역할과 업무에 관해 합의하기 위해 힘써야 한다. 이와 관련된 일반적인 지침이 없기 때문에 제1저자는 공동저자들의 기대치를 잘 맞추어 조율해야 할 것이다.

상자 2.5 논문에 기여하는 여러 형태의 행위

연구의 개념과 계획
데이터의 수집과 내포하는 의미 파악
문헌검색과 적절한 문헌 모으기
데이터베이스 관리
데이터의 분석과 해석
논문 쓰기와 비판적인 평론
학생이 쓴 논문 감수하기

표 2.3 권장되는 최대 저자 수

출판형태	권장되는 최대 저자 수
원저	8-9
서신	4-5
리뷰논문	3-4

저자등재는 진정으로 학문적 기여를 한 동료들로 제한하는 것이 좋다. 최근 학술지 논문의 저자 수가 증가하는 경향을 보이고 있긴 하지만 일반적으로는 네 다섯 명 정도가 적당하다. 특히 학생 논문의 경우 경력을 인정 받으려면 가장 실질적인 기여를 하고 책임을 감수한 학생만으로 저자를 제한해야 한다. 저자가 너무 많아 논문에 대한 저자들 각자의 책임이 희석되는 현상은 피해야 한다. 실질적으로 저자가 네 명 이상이 되려면 합당한 이유가 있어야 하고 일부 학술지는 아예 저자의 수를 제한하고 있다. 예를 들어 *Thrombosis and Haemostasis*는 8명으로, *Chest*는 7명으로 제한을 두고 있다. *New England Journal of Medicine*은 12명으로 제한을 두고 나머지는 각주에 싣도록 하고 있다. 출판 형태에 따른 저자 수의 최대 권장 인원은 표 2.3에 명기하였다.

저자등재에 관한 한 연구에서 1975년 평균 2.2명이었던 저자 수가 1995년에는 평균 4.5명으로 증가한 것으로 나타났으며 이는 교수와 부서의 과장급 인물들이 무리하게 저자에 포함되어 있어 나타난 결과였다[39]. 또 이는 연구 기금을 수주한 연구자나 부서의 과장급 연구자들에게 헌정의 의미로 저자로 등재시켜 주는 관례가 만연함을 보여 준다.

*JAMA*와 *New England Journal of Medicine*같은 일부 학술지는 논문이 제출될 때 밴쿠버 지침을 따르도록 요구하며 그 외 많은 학술지들도 이러한 지침을 투고지침에 포함시키고 있다. *BMJ*와 *Lancet*같은 학술지도 각 저자들이 논문에 대해 정확히 어떠한 기여를 하였는지 기술하도록 요구하고 있다. 저자등재에 관한 분쟁을 방지하기 위해 연구팀원은 정기적으로 모여 토의하고 회의를 통해 저자등재 기준에 대한 방침을 정해야 한다. 출판물의 감사의 글과 공동저자 명단에 관한 나름의 윤리적 규칙을 정하고 있는 학회들도 많다. 학회에서 개발되고 연구부서의 과장이 비

준한 표준화된 지침은 때로는 감정적이 될 수 있는 저자등재를 둘러싼 분쟁을 해결할 수 있는 기준이 될 수 있을 것이다. 저자등재가 이토록 심각한 사안이다 보니 많은 학술지는 모든 저자가 서명을 하지 않을 경우 논문을 출판 하지 않는다. 또 대부분의 학술지가 저자와 공동저자들이 논문과 관련된 이익에 관해서도 미리 합의해 둘 것을 권한다. *Lancet*은 투고지침에서 저자들이 아래 문구와 같은 서언을 사용하도록 한다.

> *I declare that I participated in the(here list contributions made to the study such as design, execution or analysis of the paper) by … and colleagues entitled … and that I have seen and approved the final version.*

I also declare that I have no conflict of interest in connection with this paper other than any noted in the covering letter to the editor. 라는 문장을 덧붙이는 것도 좋은 방법이다. 이 문장을 별도의 장에 기록하고 날짜를 표시하지 않았다면 논문이 탈락되어 다른 학술지에 투고할 때 다시 사용할 수도 있다.

저자들은 다른 외부 압력으로부터 독립적이면서 연구를 책임질 수 있어야 한다. 제약회사가 자사의 제품이 효과가 없거나 효과가 떨어지는 것으로 나타난 연구결과는 출판하지 않도록 연구자들에게 압력을 가하는 경우가 있다. 특히 후원을 받은 연구의 경우 결과 분석 시 제약회사들이 알력을 행사하는 경우가 점점 증가하고 있다. 이런 문제 때문에 학술지의 편집자들은 저자들이 각 저자의 역할과 후원자의 역할을 공개하도록 요구하고 있다. 몇몇 주요 의학 학술지에서는 후원자가 단독으로 데이터를 관리하거나 출판을 보류하고 있는 경우 아예 논문을 검토조차 하지 않거나 출판하지 않기로 하고 있다[40]. 저자들이 자신의 역할과 후원자의 역할을 상세히 공개하는 것은 이제 ICMJE 멤버인 학술지들의 통상적인 요구사항이 되었다[41]. 저자들은 본인들이 연구 수행과 데이터에 대한 접근, 출판에 대한 결정까지의 전 과정을 완전히 책임진다는 선언에 서명해야 한다. 이런 점이 분명치 않다면 논문이 출판되기 어렵다. 이러한 노력을 통해 연구결과를 이용해 특정 집단이 이익을 얻을 가능성이 있는 논문의 출판을 막고 있다.

표 2.4 통계학자의 연구 기여도를 평가하는 채점체계[42]

기여 분야	해당 점수
연구 계획	
총괄적인 연구의 계획과 프로토콜 개발에 실질적인 참여를 함	4
연구 승인 신청 시 한 부분 또는 그 이상을 작성(데이터 분석, 데이터관리 측면)	2
승인 신청 시 제출하기에 앞서 총체적인 검토만 함	1
연구 수행	
다른 연구자들과 함께 연구모임에 정기적으로 참여함	4
모니터링, 데이터 수집, 직원 관리 등을 포함하여 데이터의 수집과 관리 활동을 수행함	2
주요 연구원들이 요청이 있을 경우 특정 주제에 관한 조언을 함 (특정 질문에만 대답함)	1
분석	
자료 분석을 계획하고 감수함(분석 계획은 계획에 따라 진행하지만 정확한 분석방법 선택, 결론의 해석 등을 한 경우)	4
다른 연구원들에게 분석결과를 요약하는 자료를 준비하고(혹은 하거나) 정식보고서를 준비함	2
데이터 분석을 함	1

통계학자의 역할

통계학자란 5%의 확률로 틀렸음을 증명하길 좋아하는 사람들이다.
A statistician is a person who likes to prove you wrong, 5% of the time.

한 인터넷 게시판에서

통계학자는 연구의 설계와 보고 과정에서 연구에 기여하게 되는데 저자 순위 상 특수한 위치에 있다. 특수한 전문 지식을 가진 한 사람이 연구 내 주요 인물이 될 수도 있고 그저 부수적인 역할만 할 수도 있는 대표적인 예이다. 통계학자는 연구를 준비하는 단계에서 연구 설계와 연구 프로토콜 작성을 돕는 것에서부터 연구 수행, 데이터의 분석방법을 정하고 분석을 실행하며 결과를 해석하는 과정까지 모두 참여하거나 일부분 참여할 수 있어 그 역할의 비중이 다양하다. 표 2.4는 통계학자가 연구에 참여하는 형태에 따른 채점체계인데 통계학자를 저자로 등재할 경우 판단 근거로 사용된다[42]. 이 채점체계를 따르면 5점 이하는 저자로서 자격이 없고 6~7점이면 저자등재가 가능하며 8점 이상은 확실히 저자로 등재할 수 있다. 일반적으로 통계학자가 논문 전체 중 한두 분야에만 자문을 해 주는 정도로 참여했을 경우는 저자로 등재될 수 없다. 최소한 밴쿠버 지침 상 일부를 충족하는 근본적이고 지적인 기여를 하고 적극적으로 참여한 경우에만 저자로서 인정 받을 수 있다.

저자순위

> *오늘날 과학분야의 국가 간 경쟁은 마치 전쟁처럼 치열하다.*
> *There is intense international competition in science these days which is a kind of substitute for war.*
>
> Gordon Lil and Arthur Maxwell(*Science*, 1959)

저자등재 시 발생하는 또 하나의 문제는 공동저자들의 순위이다. 제1저자는 항상 논문을 직접 쓰고 공동저자들의 의견을 조율한 사람이 되어야 한다. 마지막 저자는 보통 가장 선임 연구자이며, 흔히 연구에 대한 첫 아이디어를 제시하거나 연구기금을 수주한 사람이다. 제1저자와 마지막 저자 사이의 저자들은 논문에 기여한 정도에 따라 순위를 결정하는 것이 일반적이다[43]. 그러나 저자순위를 결정하는 분명한 원칙은 없다. 어떤 논문에서는 가장 지적 기여도가 적은 사람이 마지막 저자가 되기도 한다. 코크란 연합은 저자의 기여도를 반영하여 순위를 정하고 마지막 저자는 가장 기여도가 적은 사람으로 하도록 하고 있다.

공동연구의 경우 정당한 저자들만 나열해도 명단이 상당히 길어질 때가 있는데 국제 간 공동연구와 다기관 연구가 그러한 예이다. 최근에는 상자 2.6에서와 같이 기여자 개개인 대신 팀 단위로 감사를 표하는 방법과 기여자를 함께 묶는(grouping) 방법이 개발되었다. 반면 문헌 데이터베이스들은 다기관 연구의 경우 저자를 등재하는 방법을 다양화하고 있다. MEDLINE®는 종종 '저자명단 없음' 이라는 표시와 함께 제목에 저자집단을 포함한다. EMBASE®는 19명까지는 저자란에 적고 *et al*(그 외 다수)이라고 적는다. 때로는 이름의 머리글자와 성만으로 표기하기도 한다[44]. 밴쿠버 식 cite six법은 여섯번째 저자까지는 싣고 나머지는 '*et al*' 로 표기할 것을 추천하므로 저자명단 중 먼저 나열된 저자들이 유리하다.

상자 2.6 저자명단에 연구팀명으로 감사를 표명하는 방법

for the CAPS team[45]
for the ORACLE Collaborative Group[46]
for the European Community Respiratory Health Survey[47]
for the Evidence-Based Working Group[48]
for the Southampton NLU Evaluation Team[49]
and Contributors to the Australian Paediatric Surveillance Unit[50]

저자등재에 대한 경쟁을 조율하기 위해 출판 동등성(publication equivalents)을 계산하여 연구자의 업적을 보다 공정하게 평가하기 위한 다양한 방법들이 제시되고 있다. 예로 저자순위를 저자들의 순위의 합으로 나누거나[51] 각 논문의 실적을 저자 수로 나누기도 하며[52] 혹은 저자가 기여한 만큼만 인정하는 방법들[53,54]이 있다. 이런 방법은 저자 수가 증가하면 돌아오는 실적이 줄어들기 때문에 공동저자를 최소화할수록 유리해진다. 그러나 아이러니하게도 이렇게 저자의 수를 줄이려는 노력은 대학, 병원, 연구단체 간의 공동연구를 권장하는 최근 분위기와는 상충된다.

어떤 연구단체는 저자등재를 결정하는 고유의 방침을 가지고 있다. 시드니의 한 임상연구 단체에서 개발된 'The money, fame and happiness document' 라는 이름의 한 방침은 밴쿠버 지침을 일부 따르면서도 연구과정 중 특정 기여부문에 따른 점수 할당법을 추가하였다(상자 2.7). 이 단체는 밴쿠버 지침을 논문에 반드시 적용할 필요는 없으며 저자 결정이 어려울 경우에만 참고로 삼으면 된다고 말한다. 또 이 방침에는 저자등재 시 발생하는 문제들을 해결하는 방법에 대한 조언도 실려 있으며 공공 기금으로 진행한 연구의 경우 때에 따라 기관이 저자명단 없이 출판할 수 있도록 해야 한다는 조항도 있다. 이 방침이 모든 연구단체에 적용되지는 않겠지만 공동으로 만들어졌다는 점, 정기적으로 검토되면서 필요 시에는 개정될 수 있다는 점, 모든 저자들이 참고할 수 있다는 점은 의미있다 하겠다.

상자 2.7 저자순위 결정을 위한 채점체계(www[12])

연구 업적 산정법		점수
시작단계		
아이디어+문헌검토+가설+승인		3
예비연구단계		
도구 및 장비 등의 개발+예비연구+신뢰도 평가		2
실행단계		
관리자와 주요 연구자		1
분석단계		
분석과정 계획+논문 계획+초안작성+최종안 작성+수정작업		4
논문상 저자명에 따른 점수		
단독 저자		10
두 명의 저자 중	제 1 저자	6
	제 2 저자	4
세 명의 저자 중	제 1 저자	5
	제 2 저자	3
	제 3 저자	2

저자순위에 관한 국제적으로 통용되는 표준화된 기준이 없는 한 어떤 체계나 방침도 완벽하게 공정하지는 않다. 정신적 또는 지적 조언을 하고 논문의 신뢰도를 높이는 역할을 한 것만으로 선임 연구자가 제2저자나 마지막 저자로 등재되는 것은 비난받아 마땅하다. 저자순위에 대한 공통된 합의가 마련될 때까지는 신진 연구자의 논문작성과 출판과정에 조언을 해준 것만으로 선임 연구자가 저자로 등재되려 한다면 신진 연구자들에게 불이익이 가기 마련이다. 이 문제의 해결을 위해 승진을 준비중인 연구자들은 이력서에 본인이 참여한 논문에서 어떤 기여를 하였는지를 일일이 명시하기도 한다.

선물용 저자, 유령저자, 객원저자

대필이란 말주변이 없어 할말을 제대로 못하는 축구선수를 위해 대신

> *말해 주는 것과 같다.*
> *Ghost writing is what you do for a football player when it is painfully obvious from his every utterance on and off the field that he has little to say but still needs help to say it.*
>
> David Sharp[55]

선물용 저자란 논문에 어떠한 기여도 하지 않은 사람을 저자로 등재하는 관행을 말한다. 이런 방식의 저자등재는 실제 저자와 선물용 저자의 관계상 둘 모두에게 이익이 되기 때문에 자주 발생한다. 선물용 저자는 논문 출판을 통해 명성을 얻을 수 있고 실제 저자는 선물용 저자가 된 선임연구자에 의해 논문의 권위를 더할 수 있어[38] 상위 연구기관의 승인이 쉬워지게 된다. 이것이 논문의 출판을 용이하게 하고 경력을 부각시킬 수 있다는 생각으로 많은 연구자들이 선임 연구자를 저자로 등재시키고 있다[56]. 그러나 이 경우 논문의 결과가 입증되지 못하면 추문에 휩싸일 수 있다[57]. 그렇기 때문에 연구에 기여를 하지 않았으며 또 논문의 내용에 대해서 책임질 수 없는 부서의 장 또는 선임 연구자는 저자에 포함시키지 않는 것이 옳다. 모두들 그렇게 하니까라는 이유로 선물용 저자의 관행이 계속되어서는 안 된다[38].

한편 유령 저자란 반대로 논문에 주요한 기여를 한 저자를 누락시키는 관행을 말한다. 학술지 세 곳(*Annals of Internal Medicine*, *JAMA*, the *New England Journal of Medicine*)에서 1996년도에 출판된 학술지의 논문들을 조사한 결과 11%의 논문에 유령저자가 있었고 19%는 명예저자가 있는 것으로 나타났다[58]. 전문적인 유령저자 또는 대필자(대부분 이렇게 부른다)는 임상 연구자(혹 객원저자)가 수행한 연구의 논문을 작성하지만 데이터의 분석 또는 원고의 준비단계에는 참여하지 않는다[59]. 이 관행은 대부분 자신의 상품을 좀 더 세련되고 긍정적인 문구로 표현해주길 바라는 제약회사의 요구에 의해 행해지게 되며[60] 임상 약물연구결과를 빨리 출판하고자 하는 의도에서 발생하기도 한다. 어쨌든 이러한 관행은 연구팀의 독립성을 저해하며 밴쿠버 지침에도 위배된다.

객원 저자는 원고를 최종적으로 검토해야 하지만 그들의 업무 우선순위에 밀려 원고를 면밀하게 검토하지 않는 저자를 가리킨다. 과학이란 진실과 신뢰에 기초한다. 그러므로 이러한 저자 등재의 잘못된 관행들은 반드시 사라져야 한다.

기여자 Contributions

만일 아무 것도 하지 않았다면 논문에 이름을 싣지 마라. 논문에 이름을 실었다면 끝까지 책임져라.
If you haven' t done the work, don' t put your name on it.
If you put your name on the paper, then you are stuck with it.

CF Wooley[61]

논문에 저자 이외의 기여자의 이름과 역할을 실어야 하는 지와 어떤 형식으로 실어야 할지는 지속적으로 논의되고 있다. 이 논쟁은 특히 대규모 다기관 연구의 경우 문제가 되며 그 결과 저자를 다수 싣는 대신 책임자와 기여자를 실으려는 움직임이 있어왔고[62] 몇몇 학술지는 현재 다기관 연구의 경우 저자명을 싣지 않고 임상의들의 명단과 연구 단체의 기여자 명단을 싣고 있다.

책임감과 신뢰도 모두를 향상시키기 위해 저자명 대신 '기여자' 를 싣는 방향이 권장되었고[62] 일부 대규모 다기관 연구는 이 방식을 채택하였다. *Lancet*과 *BMJ* 같은 학술지는 현재 저자의 수가 일정 기준을 초과하는 경우에는 논문에 연구자의 기여도를 명시하도록 하고 있다. 그러나 *JAMA*와 다른 학술지들은 저자 수가 40명이 넘는 경우 알파벳순으로 표기하여 출판하고 있다. 학술지 편집자와 독자들 중에는 기여자 명단을 길게 나열함으로써 연구자들을 격려할 수 있다고 보는 사람도 있고 단순히 공간 낭비라고 생각하는 사람도 있다.

상자 2.8에는 코크란 리뷰에서 정의한 기여자에 준하는 업무가 명쾌하게 정리되어 있다. 종설논문을 제출할 때 기여자는 자신의 역할을 스스로 설명하고 이 내용을 독자들이 볼 수 있도록 논문에 함께 싣는다. 코크란 연합이 기여자의 역할을 정의함으로써 저자등재에 관련된 문제가 해결되고 기여자가 정당한 권리를 인정받게 되었다.

상자 2.8 코크란 리뷰에서 정의한 기여에 해당하는 예(www[13])

종설논문 착안

종설논문 계획
종설논문 종합
종설논문용 데이터 수집
  검색 전략 개발
  검색 수행
  검색결과 선별
  검색한 학술지 논문들을 구성
  검색한 학술지 논문들을 기준에 의거하여 선별
  학술지 논문들로부터 정보를 요약
  학술지 논문의 저자들에게 추가 정보를 요청
  학술지 논문에 추가 정보를 덧붙임
미출판된 데이터를 구하거나 선별
  종설논문용 데이터 관리
  RevMan에 데이터 입력
  데이터 분석
  데이터 해석
방법론적인 견해를 제공함
임상적인 견해를 제공함
정책적인 견해를 제공
소비자 입장의 견해를 제공

감사의 글

비서, 배우자 그리고 부모님의 은혜는 반드시 기억해야 하지만 논문에서는 언급하지 말도록 해라.

By all means recognise secretaries, wives or husbands, lovers and parents - but not in the manuscript.

Alastair Spence[63]

공식적인 감사의 글에 올릴 사람을 정하는 일은 - 비록 기준에 대한 갈등은 덜하지만 - 저자나 공동저자 명단을 고려하는 일만큼 고민되는 일이다. 상자 2.9에 일반적으로 감사의 글의 대상이 될 수 있는 역할을 한 경우를 명시하였다. 기본적으로는 저자나 공동저자의 조건을 만족시키지는 못하나 연구에 직접적인 도움을 준 연구자라면 공식적으로 감사의 글의 대상이 될 자격이 있다. 몇몇 학술지는 이 분야에 해당하는 사람들이 가급적이면 서면으로 감사를 받도록 승인하고 있고 그 공로를 서술하도록 하고 있다. 팀원 내에서 연구 기금에 도움을 준 사람이 있다면 공식적으로 감사의 글을 올리는 것이 옳다.

상자 2.9 감사의 글에 포함될 수 있는 기여사항

부서장이나 학회로부터의 전반적인 도움
기술적 도움, 실험실 업무, 데이터 수집
학생, 실습생, 연구 보조원의 지원
통계학적 사항, 그래프, 또는 도서 검색 등의 도움
환자의 세부적인 임상소견 제공
초안에 대한 비판적인 평론
승인된 단체, 제약 회사 등으로부터의 경제적 도움
분쟁을 가져올 가능성이 있는 정도의 재정상의 지원 제공

공동연구자들을 저자, 기여자, 감사대상 중 어디에 포함시켜야 할 지의 여부를 결정할 때 ICMJE의 웹사이트 www[3]나 출판된 Vancouver Group' s criteria를 참조할 수 있다[19]. 또는 해당 기관의 방침을 따르거나 투고 예정인 학술지의 지침을 따를 수 있는데 해당 학술지에 실린 논문에서 예를 찾아볼 수 있다.

감사의 글의 분량을 제한하기 위해 *New England Journal of Medicine*은 목록이 한 단락 안에 맞춰지도록 권장하고 있으나 *Lancet*의 감사의 글은 한 페이지를 넘는 경우도 있다.

감사의 글

King의 인용문은 Simon & Schuster, Inc.의 부서인 Scribner의 허가에 의해서 *On writing : A Memoir of the Craft* by Stephen King. Copyrigt © by Stephen King.으로부터 재출판되었다. Lil과 Maxwell의 인용문은 Horviz, LA ed. *The Quo table Scientist*. New York : McGraw-Hill Companies, 2000(p 5)으로부터 허가 하에 사용되었다. 인용문들은 모두 허가 하에 사용되었다.

웹사이트

1 *BMJ(British Medical Journal*)
http://www.BMJ.com/authors
Advice to authors and contributors on many issues on how to prepare papers for submission including checklists, copyright, defining ethnicity, writing advice, etc.

2 *Index Medicus*, United States National Library of Medicine
http : //www.nlm.nih.gov/tsd/serials/lji.html
Biblographic information including standard abbreviations for serials indexed and cited in MEDLINE

3 International Committee of Medical Journal Editors(ICMJE)
http : //www.icmje.org
Uniform requirements that provide instructions to authors on how to prepare manuscripts to submit to biomedical journals including links to sites about sponsorship, authorship, and accountability

4 Institute for Scientific Information
http : //science.thomsonreuters.com/
Comparison of the features of the three most widely used bibliographic software programs EndNote®, Reference Manager®, and ProCite®

5 Medical College of Ohio, Raymond H. Mulford Library
http : //mulford.meduohio.edu/instr/
Links to websites that provide instructions to authors for over 2000 journals in the health sciences

6 Consolidated Standards of Reporting Trials
http : //www.consort-statement.org/consort-statement/overview0/
Guidelines for reporting randomised controlled trials(CONSORT)

7 Consolidated Standards of Reporting Trials
http : //www.consort-statement.org/index.aspx?o=1347
Guidelines for reporting Meta-analysis of Observational Studies in Epidemiology(MOOSE)

8 Consolidated Standards of Reporting Trials
http : //www.prisma-statement.org/
Guidelines for Preferred Reporting Items for Systematic Reviews and Meta-Analyses (PRISMA)

9 *JAMA(Journal of the American Medical Association)*
http : //*JAMA*.ama-assn.org/site/misc/ifora.xhtml
Guidelines for writing papers reporting the results of diagnostic tests, cohort studies or case-control studies

10 Cochrane Collaboration
http : //www.cochrane.org
Guidelines for authors and contributors for preparing systematic reviews of the effects of healthcare interventions

11 Cochrane Collaboration
http : //ims.cochrane.org/revman
Access to the Cochrane Collaboration's program RevMan for preparing and maintaining Cochrane reviews

12 University of New South Wales at St Vincent's Hospital, Clinical Research Unit for Anxiety and Depression
http : //www.crufad.org
Access to "The money, fame and happiness document"

13 Cochrane Collaboration
http : //www.cochrane.org/training/cochrane-handbook
Access to the Cochrane Collaboration handbook

참고문헌

1 Rennie D, Flanagin A. Authorship! Authorship! Guests, ghosts, grafters, and the two sided coin *JAMA* 1994;271 : 469-71.
2 Hall GM. Structure of a scientific paper. In : *How to wirte a paper*. London : *BMJ* Books, 1994;pp 1-5.
3 King S. On writing. London : Scribner, 2000; pp 114.
4 Fowked FGR, Fulton PM. Critical appraisal of published research : introductory guidelines. *BMJ* 1991;302 : 1136-40.
5 Working group on recommendations for reporting clinical triials in the biomedical literature. Call for comments on a proposal to improve reporing of clinical trials in the biomedical literature. *Ann Intern Med* 1994;121 : 894-5.
6 Moyer VA. Confusing conclusions and the clinician : An approach to evaluating case-control studies. *J Pediatr* 1994;124 : 671-4.

7 Peat JK, Mellis CM, Williams K, Xuan W. Reviewing the literature. In : *Health science research. A handbook of quantitative methods.* London : Allen and Unwin, 2001; pp 1-12.
8 Fulginti VA. On writing medical articles. *Am J Dis Child* 1983;137 : 620-1.
9 Editorial. Getting published in the BMJ : advice to authors. *BMJ* 1997;314 : 66-8.
10 Fontanarosa RB, Angelis CD. To JAMA peer reviewers and authors - thank you. *JAMA* 2003;289 : 756.
11 Williams ES. The *JAMA* peer review report for 2000. *JAMA* 2001;285 : 1078.
12 Macdonald G. The journal in 1996. Aust NZ J Med 1997;27 : 1.
13 Stern JM, Simes RJ. Publication bias : evidence of delayed publication in a cohort study of clinical research projects. *BMJ* 1997;315 : 640-5.
14 Bero LA, Glantz SA, Rennie D. Publication bias and public health policy on environmental tobacco smoke. *JAMA* 1994;272 : 133-6.
15 Duval S. Tweedie R. Practical estimates of the effect of publication bias in meta-analysis. *Australasian Epidemiologist* 1999;5 : 14-17.
16 Ioannidis JPA. Effect of the statistical significance of results on the time to completion and publication of randomized efficacy trials. *JAMA* 1998;279 : 281-6.
17 Misakian AL, Bero LA. Publication bias and research on passive smoking. *JAMA* 1998;280 : 250-3.
18 Frank E. Authors' criteria for selecting journals. *JAMA* 1994;272 : 163-4.
19 2009 International committee of medical journal editors. Uniform requrirements for manuscripts submitted to biomedical journals. *Arch Ophthalmol* 2009;127:179-86.
20 Smith R. Introductions. In : *How to write a paper*. Hall GM. ed. London : BMJ books, 1994; p 8-13.
21 Begg C. Cho M, Eastwood S , *et al.*. Improving the quality of reporting of randomised controlled trials. The CONSORT statement. *JAMA* 1996;276 : 637-9.
22 Schulz KF, Altman D, Moher D, CONSORT group. CONSORT 2010 statement : updated guidelines for reforting parallel group randomized trials. *J Clin Epidemiol* 2010;63(8):834-40.
23 Altman DG. Better reporting of randomised controlled trials : the CONSORT statement. *BMJ* 1996;313 : 570-1.
24 Egger M, Juni P, Bartlett C, for the CONSORT group. Value of flow diagrams in reports of randomized controlled trials. *JAMA* 2001;285 : 1996-9.
25 Blue L, Lang E, McMurray JJV , *et al.*. Randomised controlled trial of specialist nurese intervention in heart failure. *BMJ* 2001;323 : 715-18.
26 Levin A. Reporting standards and the transparency of trials. *Ann Intern Med* 2001;134 : 169-72.
27 Juni P, Altman DG, Egger M. Assessing the quality of controlled clinical trials. *BMJ* 2001;323 : 42-6.
28 Stroup DF, Berlin JA, Morton SC , *et al.*. Meta-analysis of observational studies in epidemiology. A proposal for reporting. *JAMA* 2000;283 : 2008-12.
29 Moher D, Cook DJ, Eastwood S , *et al.*., for the QUOROM Group. Improving the quality of reports of meta-analyses of randomised controlled trials : the QUOROM statement. *Lancet* 1999;354 : 1896-900.
30 Malterud K, Qualiative research : standard, challenges, and guidelines. *Lancet* 2001;358 : 483-

8.
31 Rennie D. CONSORT revised - imporving the reporting of randomized trials. *JAMA* 2001;285 : 2006-7.
32 de Sa P, Sagar A. "Struck" by fraud? *Science* 1996;274 : 1593.
33 Smith R. Open your eyes. *Lancet* 1998;352 : 898-9.
34 Wilcox LJ. The coin of the realm, the source of complaints. *JAMA* 1998;280 : 216-18.
35 Horton R, Smith R. Time to redefine authorship. *BMJ* 1996;312 : 723.
36 Van Der Weyden MB. Authorship : is there an identity crisis? *Med J Aust* 1997;166 : 623.
37 Bhopal R, Rnakin J, McColl E , *et al.*. The vexed question of authorship : view of researchers in a British medical faculty. *BMJ* 1997;314 : 1009-10.
38 Smith J. Gift authorship : a poisoned chalice? *BMJ* 1994;309 : 1456-7.
39 Drenth JPH. Multiple authorship. The contribution of senior authors. *JAMA* 1998;280 : 219-21.
40 Davidoff F, DeAngelis CD, Drazen JM , *et al.*. Sponsorship, authorship and accountability. *JAMA* 2001;286 : 1232-3.
41 Smith R. Maintaining the integrity of the scientific record. *BMJ* 2001;323 : 588.
42 Parker RA, Berman NG. Criteria for authorship for statisticians in medical papers. *Stat Med* 1998;17 : 2289-99.
43 Savitz DA. What can we infer from author order in epidemiology? *Am J Epidemiol* 1999;149 : 401-3.
44 Chalmers I. The public interest. *Lancet* 1998;352 : 893-4.
45 Mihrshahi S, Peat JK, Webb K , *et al.*., for the CAPS team. The Childhood Asthma Prevention Study(CAPS) : Design and research protocol of a large randomised trial of the primary prvention of asthma. *Control Clin Trials* 2001;22 : 333-54.
46 Kenyon SL, Taylor DJ, Tarnow-Mordi W, for the ORACLE Collaborative Group. Broad-spectrum antibiotics for preterm, prelabour rupture of fetal membranes : the ORACLE I randomised trial. *Lancet* 2001;357 : 979-88.
47 Jarvis D, Chinn S, Lucsynska C, Burney P, for the European Community Respiratory Health Survey. The association between repiratory symptoms and lung function with the use of gas for cooking. *Eur Respir J* 1998;11 : 651-8.
48 Naylor CD, Guyatt GH, for the Evidence-Based Medicine Working Group. Users' guides to the medical literature. *JAMA* 1996;275 : 554-8.
49 Steiner A, Walsh B, Pickering RM, Wiles R Ward J, Brooking JI, for the Southampton NLU Evaluation Team. Therapeutic nursing or unblocking beds? A randomised controlled trial of post acute intermediate care unit. *BMJ* 2001;322 : 453-60.
50 Elliott EJ, Robins-Browne RM, O'Loughlin EV , *et al.*. and contributors to the Australian Paediatric Surveillance Unit. Nationwide study of haemolytic uraemic syndrome : clinical, microbial and epidemiological features. *Arch Dis Child* 2001;85 : 125-31.
51 Rothman KJ. A proposal to calculate publication equivalents. *Epidemiology* 1999;10 : 664-5.
52 Marusic A, Marusic M. Authorship criteria and academic reward. *Lancet* 1999;353 : 1713-14.
53 Kapoor VK. Polyauthoritis giftosa. *Lancet* 1994;346 : 1039.
54 Digiusto E. Equity in authorship : a strategy for assigning credit when publishing. *Soc Sci Med* 1995;38 : 55-8.

55 Sharp D. A ghostly crew. *Lancet* 1998;351 : 1076.

56 Eastwood D, Derish P, Leash E, Ordway S. Ethical issues in biomedical research : perceptions and practices of postdoctoral fellows responding to a survey. *Sci Eng Ethics* 1996;2 : 89-114.

57 Court C. Obsterician suspended after research inquiry. *BMJ* 1994;309 : 1459.

58 Flanagin A, Carey LA, Fontanarosa PB, Phillips SG, Lundberg GD, Rennie D, Prevalence of articles with honorary authors and ghost authors in peer-reviewed medical journals. *JAMA* 1998;280 : 222-4.

59 Bodenheimer T. Uneasy allaince. Clinical investigators and the pharmaceutical industry. *N Engl J Med* 2000;342 : 1539-44.

60 Larkin M. Whose article is it anyway? *Lancet* 1999;354 : 136.

61 Wooley CF. "Struck" by fraud? *Science* 1996;274 : 1593.

62 Rennie D, Yank V, Emanuel L When authorship fails. A proposal to make contributors accountable. *JAMA* 1997;278 : 579-85.

63 Spence AA. Discussions. In : *How to write a paper.* Hall GM, ed. London : BMJ Books, 1994; pp 30-32.

64 Topol EJ. Drafter and draftees. *Lancet* 1998;352 : 897-8.

3. 논문 작성법

사실 연구과제에 대한 아이디어보다 더 중요한 것은 일차초안에 대한 아이디어이다. 아무리 훌륭한 작가라도 초안을 작성한다. 이것이 그들이 탁월한 이차 원고와 그보다 더 멋진 삼차 원고를 쓰는 비법이다. 사람들은 흔히 성공한 작가들은 매일 아침 상쾌한 기분으로 책상 앞에서 자신이 얼마나 위대한 작가인지, 얼마나 대단한 재능을 가졌는지 뿌듯해 하며 몇 번의 심호흡을 하고는 소매를 걷어 붙이고 목을 이리저리 풀어주고는 바로 몰두해서 속기사처럼 빠른 속도로 완벽한 글을 써나갈 것이라고 생각한다. 그러나 이것은 있을 수 없는 일이다. 나는 글을 잘 쓰고 대중으로부터 많은 사랑을 받고 있는 위대한 작가 몇 명을 알고 있다. 그들 중 누구도 열정과 확신에 가득차서 일상적인 일처럼 책상에 앉는 사람은 없다. 그 작가들 중 누구도 완벽한 초안을 쓰는 사람은 없다.

Now, practically even better news than that of short assignments is the idea of shitty first drafts. All good writers write them. This is how they end up with good second drafts and terrific third drafts. People tend to look at successful writers ... and think that they sit down at their desks every morning feeling like a million dollars, feeling great about who they are and how much talent they have ... and that they take in a few deep breaths, push back their sleeves, roll their necks a few times to get all the cricks out, and dive in, typing fully formed pages as fast as a court reporter. But this is just the fantasy of the uninitiated. I know some very great writers, writers you love who write beautifully ... and not one of them sits down routinely feeling wildly enthusiastic and confident. None of them writes elegant first drafts.

Anne Lamott[1]

학습 목표

- 연구 보고 순서를 구성하는 법
- 초록을 명료하게 구성하는 법
- 서론을 효과적으로 작성하는 법
- 연구방법을 다른 연구자들이 재현할 수 있도록 작성하는 법
- 연구결과를 정확하게 보고하는 법
- 고찰을 적절하고 흥미롭게 만들어내는 법

논문을 쓸 때는 연구방법 작성 후 연구결과를 작성하는 것으로 시작하는 것이 합리적이다. 서론과 고찰은 논문을 진행하면서 조각을 맞추듯 써 나갈 수 있고 마지막으로 초록을 쓰면서 내용을 정리하면 된다. 이 장에서는 논문의 각 부분을 어떻게 작성할 것인지에 대해 설명할 것이다. 논문에 나열되는 순서대로 각 섹션을 설명했지만 반드시 이 순서를 따를 필요는 없다.

초록

여러 가지 일을 하는 가장 빠른 방법은 한 번에 한 가지씩 해 나가는 것이다.

The shortest way to do many things is to only do one thing at once.

Samuel Smiles(1812-1904)

초록은 본문에서 사용한 단어들을 그대로 사용하여 연구 내용을 집약적으로 제시하는 필수적인 부분으로 특히 주의를 기울여 작성해야 한다. 리더스 다이제스트의 요약본처럼 논문의 초록은 논문에서 가장 흥미롭고 중요한 부분만을 간략하게 전달해야 한다. 논문이 독자의 흥미를 끈다면 논문의 초록은 MEDLINE이나 PubMed 같은 대중적인 데이터베이스에서 전문보다 더 널리 배포될 것이다. 독자들은 주제에 대해 특별한 관심이 없으면 논문 전문을 읽지는 않는다. 대다수의 독자들은 논문 전문을 읽을지를 결정하기 위해 초록을 먼저 읽는다.

초록을 작성할 때는 우선 연구의 목적을 쓰고 그 뒤를 이어 기본적인 연구 계획과 연구 방법을 쓴다. 그 다음에는 특정 데이터와 통계방법을 포함한 주요 결과를 제시하고 마지막으로 결론과 해석을 기술하며 마무리한다.

대부분의 학술지들은 초록에 필요한 정보를 모두 담을 수 있도록 일정한 형식으로 초록을 쓰도록 하고있다. *BMJ*는 Objective, Design, Setting, Participants, Main outcome measures, Results, Conclusions의 순서로 초록을 작성하도록 하고 있으며, 임상 연구와 실험 연구를 출판하는 학술지들은 Aims, Methods, Results, Conclusions의 순서로 초록을 작성하도록 하고 있다. 학술지가 초록의 형식을 지정하지 않더라도 일정한 형식으로 초록을 작성하는 것이 좋다.

상자 3.1. 잘 구성된 초록의 예

Randomised controlled trial of specialist nurse intervention in heart failure[2]

Objective To determine whether specialist nurse intervention improves outcome in patients with chronic heart failure.
Design Randomised Controlled Trials
Setting Acute medical admissions unit in a teaching hospital
Participants 165 patients admitted with heart failure due to left ventricular systolic dysfunction. The intervention started before discharge and continued thereafter with home visits for up to 1 year
Main outcome mesures Time to first event analysis of death from all causes or readmission to hospital with worsening heart failure
Results 31 patients(37%) in the intervention group died or were readmitted with heart failure compared with 45(53%) in the usual care group(hazard ratio - 0.61, 95% confidence interval 0.33 to 0.96). Compared with usual care, patients in the intervention group had fewer readmissions for any reason(86 versus 114, p = 0.018), fewer admissions for heart failure(19 v 45, p 〈 0.001) and spent fewer days in hospital for heart failure(mean 3.43 v 7.46 days, p = 0.0051).
Conclusions Specially trained nurses can improve the outcome of patients admitted to hospital with heart failure.

상자 3.1은 간략하게 잘 구성된 초록의 예이다. 이 초록에는 불필요한 단어나 쓸데없이 첨가된 구절이 전혀 없다. 연구결과는 데이터와 p값으로 제시되었으며 결론에서는 연구결과를 명확하게 해석했다.

초록을 작성할 때는 가장 간결하고 중요한 문장만을 한 페이지 안에 정리하여 작성하고 단어 수를 계산해 보아야 한다. 초록에서는 단어 수를 엄격히 제한하기 때문이다. 대부분의 학술지는 보통 250 단어 이하로 제한하며 *Science*와 *Nature*와 같이 권위 있는 학술지들은 100 단어 이하의 매우 짧은 초록을 요구한다. 더 많은 분량이 허용되는 경우에도 250 단어 이하로 작성하는 것이 좋다. MEDLINE은 250 단어까지만 포함하고 나머지 내용은 삭제하는데, 이 경우 마지막 부분의 결론과 연구 의의를 다루는 가장 중요한 문장들이 삭제된다. 흥미로운 것은 저자들이 생략해도 좋은 단어들을 과다하게 사용하고 있다는 점이다. 스스로 줄일 수 없다면 동료들에게 부탁하는 것도 좋다. 다른 사람들은 보다 과감하게 불필요한 부분을 삭제할 수 있을 것이다.

서론

> *글쓰기는 대부분 시작이 어렵다. 일단 종이에 무언가(어떤 것이든)를 쓰면서 시작하라. 초안은 일단 적어 내려가고 원고는 점차 수정하면 된다고 말하는 친구도 있다.*
>
> *Almost all good writing begins with terrible first efforts. You need to start somewhere. Start by getting something - anything - down on paper. A friend of mine says that the first draft is the down draft - you just get it down. The second draft is the up draft - you fix it up.*
>
> Anne Lamott[1]

서론은 짧고 한눈에 시선을 사로잡아야 하며 왜 이 연구를 수행했는지를 기술해야 한다[3]. 가장 적당한 서론의 길이는 한 장이다. 한 마디로 서론은 장황하기보다는 간략해야 하고 그림 3.1에서 제시한 바와 같이 폭넓은 관점에서 시작하여 특정 주제로 집약되는 깔때기 모양의 구성을 취해야 한다[4].

첫 단락에서는 연구 분야에 대한 현재의 학설을 짧게 요약한 후 곧바로 두 번째 단락으로 이어져야 한다. 두 번째 단락에서는 이 분야의 다른 사람들의 업적을 간단히 요약하고 현재까지 어떤 한계점들이 있었으며 어떤 문제들이 아직 해결되지 못한 채로 남아 있는지를 요약한다. 그리고 마지막 단락으로 이어지는데 여기서 무엇을, 왜 하려고 했는지를 분명하게 언급해야 한다. 이러한 전개는 논리적이면서도 자연스럽게 말하고자 하는 바를 전달할 수 있는 좋은 방법이다.

서론은 논문 작성에서 가장 어려운 부분 중 하나이지만 위의 방법을 사용하면 무엇을 말하고자 하는지에 초점을 맞출 수 있다. 대부분의 독자는 신속하게 내용을 파악할 수 있는 서론을 기대한다. 특히 서론의 첫 문장이 되는 주제문이 중요한데 이에 대해서는 8장에서 보다 상세히 논의하도록 하겠다. *BMJ*의 편집자 리차드 스미스는 첫 문장으로 독자들을 사로잡는 일은 힘들지만, 힘든 만큼 중요한 일이라고 강조하였다[3]. 서론에서는 정확하게 연구를 왜 하게 됐는지를 설명해야 하며 저자의 연구분야에 대한 설명을 두 쪽 이상으로 장황하게 늘어 놓아서는 안 된다.

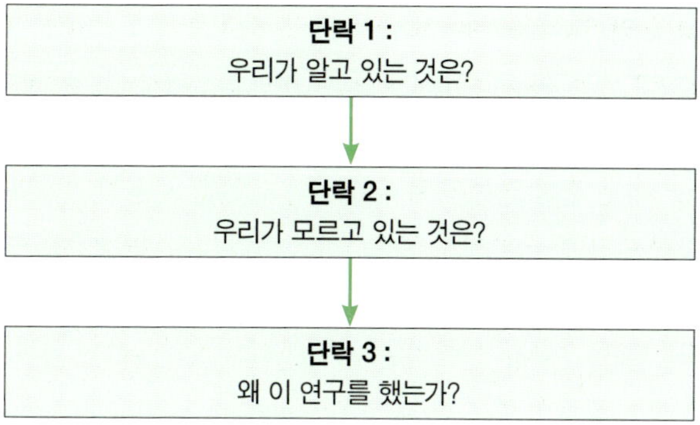

그림 3.1. 서론의 구성법

논문을 쓰는 과정에서는 모든 자료들을 찾아보고 검토해야 하지만 그렇다고 서론에서 찾은 문헌을 모두 인용할 필요는 없다. 문헌 검색을 통해 과학적인 근거가 부족한 문헌은 과감히 버리고 가장 기준이 엄격하고 상관성이 분명하며 타당한 문헌만을 근거로 활용해야 한다. 연구를 시작하기 전에 철저히 문헌 조사를 하고 연구 중에도 틈틈이 업데이트를 하는 것이 좋다. 이렇게 함으로써 적절하고 타당한 서론을 작성할 수 있게 된다.

고찰에서 다루어지면 더 나을 내용을 서론에 기술하는 것도 피해야 한다. 서론에 독자들이 이미 알고 있는 교과서적 지식을 집어 넣어서는 안 된다. 한 예로 Asthma is the common chronic disease of childhood. 라는 문장을 들 수 있다. 독자들은 천식을 연구하는 모든 과학자들과 대부분의 사람들이 이미 알고 있는 이 문장을 한 번 더 읽고 싶어 하지는 않을 것이다. Asthma is a condition in which the airways narrow in response to commonly occurring environmental stimuli. 란 문장처럼 정의를 내리는 문장 또한 기도 축소의 기전을 연구하는 논문이 아니라면 적합하지 않다. 항상 출판을 염두에 두고 논문을 작성하는 것이 도움이 된다. 예를 들면 The mould Alternaria occurs ubiquitously in dry regions and is thought to be important in exacerbating symptoms of asthma. 라는 문장은 이 연구의 특정 배경을 설명한다. 즉 천식이라는 질병 자체보다는 Alternaria라는 질병의 악화요인에 초점을 맞추어 설명하고 있다.

서론을 인용한 문헌의 세부 사항이 아닌 그 연구의 결과를 설명하면서 시작하라. 예를 들면 Previous studies have reviewed injury rates in Australian Army and RAAF recruits undergoing basic training. A study by Johnson, *et al*. reviewed the medical records of Navy recruits who were unable to complete basic training. 라는 문장은 연구 주제 분야와 관련된 이전 연구가 있음을 암시한다. 그러나 정작 이전 연구의 실제 결과는 설명되어 있지 않아 이번 연구가 이러한 연구들의 흐름에서 어떤 위치를 차지하는지를 알 수가 없다. 따라서 주저자의 이름이나 목적과 방법의 세부사항보다는 연구의 결과를 인용하는 것이 보다 바람직하다. 다음과 같이 바꾸어 쓸 수 있다. Injury rates in Australian Army and RAAF recruits undergoing basic training were 12% per year in 1997 but were much higher at 47% in Navy recruits who were unable to complete basic training. 이 문장은 특정 시점의 부상률을 설명하면서 그 연구의 저자가 아니라 연구 내용을 설명하고 있다.

논문을 쓰고자 하는 사람은 반드시 참신하면서 동시에 연구할 가치가 있는 연구 질문과 연구 목적을 가지고 있어야 한다. 서론에서 가장 중요한 부분은 연구의 목적이나 연구 가설을 설명하는 마지막 단락이다. 이 부분에 논문의 주요 내용을 제시하는 문장을 포함시켜 논문의 나머지 부분에 대한 기대감을 일으키고 연구가설을 검증하기 위해 사용된 연구 디자인을 몇 마디로 요약하여 전달하는 것이 좋다.

끝으로 섣부른 연구 결과의 요약으로 서론을 마무리해서는 안 된다. We have undertaken a study to define the characteristics of children who become overweight. The results show that lack of exercise is a key factor and provide evidence that there has been a significant increase in overweight boys and girls in the last 12 years. 와 같은 문장을 그 예로 들 수 있는데 주요 연구 결과를 서론의 끝에 요약하는 방식이다. 기초 연구에서는 가능하지만 임상 연구에서는 이 방식을 사용해서는 안된다. 이런 방식은 논문의 흐름을 방해하고 논문이 두서 없어 보이게 만들며 연구 결과의 타당성과 적용 가능성에 대해 판단을 내릴 만한 정보를 아직 충분히 다 읽지 못한 독자들에게 혼란만 줄 뿐이다.

상자 3.2는 짧으면서 요점을 집약적으로 표현한 서론의 한 예이다. 중요한 메시지를 분명하게 드러내기 위해 단어를 160개 이하로 사용하였다. 이와 같이 서론에서는 요점을 간결히 제시해야 하며 불필요한 삽입구를 써서는 안 된다.

상자 3.2 핵심 정보만을 담은 잘 작성된 서론의 예

People who are overweight or obese are at increased risk of developing many illnesses including hypertension, cardiovascular disease, and non-insulin dependent diabetes. However, many adults continue to be overweight. In 1995, results from the National Nutrition Survey in Australia suggested that 63% of men and 47% of women were either overweight or obese.

Despite the impact of excess body weight on health, self-perception of body mass in the general population has not been properly investigated. The only information comes from small, unrepresentative samples of women, particularly younger women, or from national studies in which self-reported weights may be unreliable, Until reliable information of self-perceptions of body mass is collected, it is difficult to design effective weight loss intervention strategies.

In 1998, we conducted a large cross-sectional survey of adults in which we accurately measured height and weight. In this paper, we report information about adults' perceptions of their own body mass.

연구 방법

로켓은 실험이고 별은 관찰 대상이다.
A rocket is an experiment; a star is an observation.

Jose Bergamin(1895-1983, www.bartelby.com)

논문에서 연구방법 섹션의 목적은 연구 결과를 어떤 방식으로 얻었는지 설명하는 것이다. 따라서 연구 계획과 사용한 방법의 세부적인 내용을 정확하게 제공하여야 하며 데이터를 분석한 방식 및 연구가 진행된 지역에 대한 기술이 있어야 한다. 역학이나 환경 문제와 관련된 논문에서는 데이터가 수집된 주된 지역에 관한 정보가 제공되어야 하지만 여행 안내책자를 쓰는 것은 아니므로 목적에 맞게 지역 정보를 소개해야 한다.

연구방법에서는 연구결과에서 보고할 모든 결과를 얻기 위해 사용한 방법을 설명해야 한다. 그렇다고 연구의 모든 사항을 모두 설명하라는 뜻은 아니며 연구 방법에 대한 핵심적인 내용을 기술하는 데 꼭 필요한 만큼의 지면을 할애하라는 뜻이다. 이를 통해 다른 연구자들이 엄격히 이 연구를 평가할 수 있도록 해야 하며 또 사용한 방법을 똑같이 재현할 수 있도록 해야 한다. 실험 참여자, 연구 디자인, 특별한 방법(specific methods), 데이터 분석 등의 각각의 소제목 하에 해당 되는 부분의 내용만을 기술한다.

윤리적 승인

윤리학자들은 건설적이고 객관적인 문지기가 되어야 한다.
Ethicists must exercise a constructive and objective gate-keeping function.

J Benson[5]

논문에는 연구를 승인한 임상연구 윤리 위원회의 검토와 승인에 대한 세부 내용을 명시해야 한다. 독자들은 연구 참여자들의 복지와 권리가 연구자의 복지와 권리보다 중시되었는지를 확인하고 싶어한다. 연구 참여자들의 복지와 권리가 보호되었는지, 연구의 잠재적인 위험에서 참여자들이 보호되었는지, 또 참여자들의 사전 동의가 확보되었는지를 확인하기 위해 윤리 위원회가 소집된다. 현재 많은 학술지가 윤리적 승인을 연구의 기본으로 여기며 윤리적 승인 여부를 언급하지 않은 연구의 게재를 거절하고 있다.

출판된 논문들에 대한 한 종설 논문에 따르면 연구에 포함된 다섯 개의 학술지에 수록된 논문의 저자들에게 윤리적 승인에 관한 자료를 요구하지만, 이들 중 40%는 윤리적 승인 여부를 보고하지 않았다. 저자는 추후 비윤리적 논문의 출판을 금지하도록 권고하면서 모든 연구에는 인간 피실험자에 대한 사전 동의 여부가 포함되어야 하고 윤리적인 승인에 관한 정보를 제시해야 한다고 주장했다. 연구자들이 본인의 연구에 대해 윤리 위원회의 검토가 필요 없는 연구라고 생각할 수 있지만 이러한 면제 특권의 유무는 저자 본인이 아닌 다른 기관이나 연구에 직접적인 관련이 없는 사람들이 판단해야 한다. 연구자들은 항상 윤리 위원회의 승인을 취득해야 하고 이를 문서화해야 한다. 그리고 모든 연구 참여자들의 사전 동의가 있었는지 여부를 논문에 명시해야 한다. 연구 참여자들의 보호가 임상 연구에서는 가장 중요한 사항 중 하나이기 때문에 모든 논문은 참여자의 보호에 관한 진술문을 포함해야 한다[6].

연구 디자인

> *꿈 연구는 매우 쉽다. 연구를 위해 해야 할 일은 자는 일 뿐이다.*
> *Dream research is a wonderful field. All you do is sleep for a living.*
>
> Ann Fadiman(www.bartelby.com)

연구 디자인은 연구가 시작되기 전에 분명하게 확립해야 하며 이를 연구방법에서 간결하고 쉽게 설명해야 한다. 표 3.1에서 보건 연구에서 일반적으로 사용하는 연구 계획의 유형들을 제시하였다[7]. 중요한 것은 연구 계획의 맨 앞부분에 연구 디자인을 기술하는 것이다. 이는 각각의 연구 유형은 편견(bias)이나 교란요인(confounding)의 통제라는 측면에서 나름의 장점과 한계를 가지고 있기 때문이다. 연구 디자인은 또한 데이터 분석과 연구 결과 설명에 적합한 통계 방법에도 영향을 미친다. 관찰 위주의 연구인지 실험 위주의 연구인지를 설명하는 것도 중요하다.

참여자

> *연구는 정형화된 호기심이다. 연구는 이성을 가지고 여기 저기 쑤셔보고 엿보는 작업이다.*
> *Research is a formalised curiosity. It is poking and prying with a reason.*
>
> Zora Neal Hurston(흑인 소설가, 1891-1960, www.bartelby.com)

독자들은 참여자들을 어떻게 모집했는지 궁금해 한다. 그러므로 표본 추출 방법을 명확하게 기술하고 선정과 배제의 기준을 자세히 설명해야 한다. 참여자들을 설

표 3.1. 임상 및 정량적 역학 연구의 특징

연구유형	특징	방법
체계적 문헌고찰·코크란 리뷰	● 치료법, 중재 혹은 노출에 관한 특정 문제에 답하기 위한 문헌 검토 ● 출판된 모든 연구물을 규명하기 위해 체계적이고 명시적인 검색 기준이 요구됨 ● 메타 분석을 이용하여 몇몇 연구의 결과가 통계적으로 결합됨	문헌 검토 전향적
무작위대조군 연구	● 기존의 치료 또는 위약 치료와 새로운 치료법의 효과를 비교하는 데 사용됨 ● 연구 참여자들은 무작위 배정을 통하여 연구 그룹에 배정됨 ● 무작위 배정 방식은 결과에 대한 편견(bias)이나 혼란 변수(confounding) 작용의 가능성을 최소화 함	실험적 후향적
유사 무작위 임상 시험이나 비무작위 임상 시험	● 무작위 대조군 연구(RCT)와 유사하지만 유사(quasi) 혹은 비무작위 방법이 참여자 그룹 배정에 사용됨 ● 유사 무작위 배정 방법에는 출생일, 의료기록 번호 등이 사용됨 ● 사전 통제되지 않은 편견과 혼란 변수가 결과에 영향을 미칠 수 있음	실험적 후향적
코호트 연구	● 장기간에 걸쳐 정기적으로 참여자들로부터 데이터를 수집 ● 서로 다른 환경에 노출된 참여자들의 발병 상황을 비교함 ● 결과 이전에 행해진 노출을 측정함로써 예후와 인과관계가 추론될 수 있음 ● 대부분의 코호트 연구는 후향적임. 따라서 나중에 모집되고 그 경과가 관찰됨	관찰적 후향적이거나 전향적
환자-대조군 연구	● 관심 있는 질병을 가진 환자들과 그 질병이 없는 비교 대상을 참가시킴 ● 환자군과 대조군 간의 노출 또는 치료의 차이점을 비교함 ● 위험 요인 측정을 위한 신속하고 저렴한 방법 제공함 ● 편견과 교란요인을 통제하기 어렵고 인과관계 추론이 불가능한 단점이 있음	관찰적

교차-단면 연구	● 규정된 모집단에서 대규모, 무작위 선택에 의해 등록됨 ● 참여자들의 건강 상태, 특정 환경에의 노출 등이 단일 시점에서 측정됨 ● 위험 요인 측정에 사용될 수 있으나 인과관계 추정은 불가능함 ● 모집단 연구 또는 유병률 연구라고도 불림	관찰적
방법론적 연구	● 실험이 정확한지 혹은 다른 실험과 상호 교차 사용 가능한지 여부 측정에 사용됨 ● 연구 방법의 타당성 평가에 중요함	관찰적
생태학적 연구	● 사람들 간의 유병률 등의 요약적 데이터 비교에 사용됨 ● 편견과 교란요인은 통제될 수 없음 ● 가설 생성만 가능함	관찰적
증례보고	● 흥미 있는 의학적 사례의 기록을 요약하거나 기술하는 데 사용됨 ● 임상의에게 새로운 정보를 제공하고 새로운 가설을 세우는 아이디어를 제공함	관찰적

명할 때는 항상 이들의 사생활을 보호해야 한다. 본문이나 표 혹은 사진에 개인적인 정보를 나타내는 어떤 내용도 포함해서는 안 된다. 사진상의 눈을 가리는 것만으로는 부족하다. 또 사진을 사용할 때는 환자 본인 또는 그 부모나 보호자에게서 서면 동의서를 받아야 한다.

연구참여자와 비참여자를 기술하면서 인종과 민족에 대한 정확하고도 자세한 표현을 사용해야 하고 어떤 논리로 그룹을 분류했는지 정확히 기술해야 한다[8]. 일반적으로 참여자들의 인구학적 특성을 나타내는 항목들은 성별, 참여자 본인이 속했다고 생각하는(self-assigned) 민족명, 평가자가 생각한(observer-assigned) 민족명, 출생국가, 부모의 출생 국가, 거주 국가에서 생활한 기간과 종교 등이다. 논문의 일반화 가능성을 생각한다면 인구 통계조사와 직접적인 비교가 가능하도록 동일한 전문용어를 사용하는 것이 좋다. 이를 통해 소규모 그룹이 전체 인구의 특성을 대변할 수 있게 된다[9]. 하지만 다양한 전문용어를 사용한다고 해서 한 사회의 모든 사람들의 특징을 대변할 수는 없다. 서론에 샘플 크기와 샘플의 특징을 포함시키기는 경우도 있으나 그보다는 연구결과의 시작 부분에 기술하는 것이 더 바람직하다.

샘플크기

> *가장 중요한 것은 멋진 가설을 세우는 것이다. 결과가 이를 뒷받침하지 못한다고 해서 너무 우울해하지 말고 미처 발견하지 못했던 어떤 오류가 존재하지는 않은지 잠시 시간을 갖고 기다려보라.*
> *It is most important to have a beautiful theory. And if the observations don' t support it, don' t be too distressed, but wait a bit and see if some error in the observations doesn' t show up.*
>
> Paul Dirac(이론 물리학자, 1980)

연구의 크기는 가설 검증이나 연구 목적의 달성에 매우 중요하다. 어떤 연구든 참여자의 수는 연구결과를 정확하게 측정하고 연구 질문에 신뢰성 있는 답변을 제공할 수 있을 정도의 충분한 크기여야 한다. 논문을 빨리 출판해야 하는 압력을 받을 수도 있지만 적정 수의 참여자가 모집되고 연구가 완료되기 전에는 논문을 작성해서는 안 된다. 샘플 크기의 계산법에 따라 참여자가 적어도 된다고 판단된 경우라도 대개는 한 그룹의 참여자가 30명 이하면 연구 결과를 분석하기가 어렵다. 이렇게 샘플크기가 작으면 연구결과는 신뢰성과 정확성을 잃게 되고 표준통계방식을 사용할 수 없게 되어 연구 결과를 일반화하기 힘들어진다. 연구 질문에 대한 신뢰성 있는 답을 제공한다는 것은 보다 많은 수의 참여자를 모집함을 의미하며 과학적 진정성이라는 측면에서 반드시 그렇게 해야 한다.

논문에 샘플크기의 계산에 관한 세부적인 내용을 설명하는 것은 중요하다. 독자에게 결과의 차이를 알아보기 위해 어떤 변수를 사용하였는지, 연구 시작 전 어느 정도의 차이를 예상하였는지, 어느 정도의 검정력 수준에서 작업하였는지, 그리고 왜 특정 샘플 크기를 선택했는지에 관한 정보를 제공해야 한다. 실제로 부정적인 결과가 나온 많은 연구들은 임상적으로 중요한 차이들이 통계적으로 유의하다는 것을 입증할 수 있을 만한 충분한 샘플크기를 확보하지 못한 경우가 많다. 이러한 경우 독자들은 연구 결과를 적절히 분석하기 위해 샘플크기를 알고 싶어할 것이다[10]. 통계 분석 결과가 연구에서 당신이 보여주고 싶었던 가설을 기각하고 귀무가설을 받아들이는 것으로 나왔다면 독자들은 임상적으로 유의하다고 생각한 효과크기(effect size)* 에 대한 정보를 제공받고 싶어할 것이다. 연구 결과가 상자 3.3에서 설명된 제1종 오류와 제2종 오류에 해당될 가능성이 있다면 이를 명확하게 설명할 필요가 있다.

상자 3.3 샘플 크기의 계산에 사용되는 통계 용어들

Type I errors 제1종 오류

그룹 간의 차이가 작고 임상적으로 중요하지 않지만 통계적 유의성을 가질 때에 발생하는 오류를 말한다. 이는 흔히 연구가 샘플크기에 비해서 검정력이 과도하게 강하고 귀무가설이 참임에도 불구하고 이를 기각하는 결과를 가져온다.

Type II errors 제2종 오류

그룹 간의 임상적으로 중요한 차이가 있으나 통계적 유의성에는 도달하지 못하는 경우에

* 대조군의 평균 대비 실험군의 평균을 표준화한 값. 효과크기가 0이라는 것은 실험군의 평균과 대조군의 평균이 같다는 뜻이며 효과크기가 크다는 것은 실험의 효과가 높다는 것을 의미한다.

발생하는 오류를 말한다. 이는 대개의 경우 연구가 샘플크기에 비하여 검정력이 약하고 귀무가설이 거짓임에도 불구하고 이를 받아들이는 결과를 가져온다.

Power 검정력

귀무가설을 기각할 가능성 혹은 통계적으로 유의한 차이를 발견할 가능성을 말한다. 80%의 검정력을 가진 연구는 Type II error 발생 가능성이 20%이다.

Probability 확률

그룹들 간의 차이가 통계적으로 유의한 수준을 말한다. 예를 들면 P<0.05.

설문지 Questionnaires

> *측정할 수 있는가? 수치로 표현할 수 있는가? 모델을 만들 수 있는가? 그렇지 않다면 이 이론은 지식보다는 상상에 기초를 두고 있을 가능성이 높다.*
>
> *Can you measure it? Can you express it in figures? Can you make a model of it? If not, your theory is apt to be based more upon imagination than upon knowledge.*
>
> William Thompson(물리학자, 1927)

많은 연구에서 설문지를 사용하여 참여자들의 특징, 위험한 환경 요인의 노출 정도, 현재와 과거의 병력 등에 대한 정보를 수집한다. 서론에서 사용한 설문지의 세부 내용을 정확하게 제시해야 하고 그 설문지가 어떻게 개발되었는지, 타당성과 재현성이 입증되었는지에 대해 상세히 설명해야 한다. 설문조사의 관리 방식 또한 정확하게 기술해야 한다. 이는 설문지가 무기명 자기 기입식 설문지인지, 전화 통화를 통한 설문조사인지 혹은 면담 방식의 설문조사인지에 따라서 다른 유형의 편견이 발생할 수 있기 때문이다. 좋은 내용, 구조, 기준의 타당성을 확보한 계획된 설문지 연구는 측정상의 편견, 누락된 정보, 사용 불가능한 정보의 양을 최소화할 수 있다. 사용하고자 하는 설문지의 타당성을 확보했다면 논문에 그 내용을 상세히 언급해야 한다.

중재

과학은 사실들의 종합이다. 집이 석조와 같은 자재들로 만들어지는 것과 같이 과학은 사실들로 구성되어 있다. 돌과 같은 자재를 그저 쌓아 놓기만 한다고 집이 되지 않듯이 사실을 모아두었다고 해서 그것이 과학이 되는 것은 아니다.
Science is facts. Just as houses are made of stones, so is science made of facts. But a pile of stones is not a house and a collection of facts is not necessarily science.

Jules Poincare(프랑스 과학자, 1854-1912, www.bartelby.com)

실험 연구에서는 중재(intervention)의 내용과 실행 방법에 관한 세부 내용들을 완벽하게 설명해야 한다. 연구의 주제에 대한 중재 내용, 비교를 위해 사용한 중재, sham, 플라시보에 대한 정확한 내용을 논문에 포함해야 한다. 또한 무작위 배정 방식, 배정 은닉과 연구원과 연구 참여자들의 맹검 방법에 대해서도 기술해야 한다. 또한 순응도를 극대화하거나 측정하는 데 사용한 방법들 역시 모두 기술해야 한다. 약물 실험이었다면 상품명, 제약회사, 사용된 복용량 및 기타 정보들도 포함시켜야 한다.

임상적 평가

연구는 결코 완벽할 수 없다. 어디선가는 설문조사가 진행되고 있을 것이고 참고해야 할 책과 문서 등이 여전히 남아 있을 것이다.
Research is never completed ... Around the corner lurks another possibility of interview, another book to read, ... a document to verify.

Catherine Bowen(미국 전기작가, 1897-1973, www.bartelby.com)

임상적 평가(Clinical assessment)에서는 참여자들로부터 임상적 정보를 수집하는 데 사용한 방법들을 상세히 설명해야 한다. 이는 필요한 경우 연구를 똑같이 재현할 수 있도록 하기 위함이다. 모든 장비의 간단한 브랜드 명과 공급 업체를 기술해야 한다. 희귀하거나 새롭게 고안된 장비는 보다 상세히 기술해야 한다. 실험 방법을 설명하면서 이전의 다른 논문을 언급할 때는 그 논문이 실린 학술지가 누구나 자유롭게 활용할 수 있는 것이면서 그 논문에서의 연구방법이 보편적인 것이어야 한다. 때로 일반적이지 않은 방법이나 특정한 장비를 사용했을 때에는 그 이유를 설명하고 사용된 장비나 방법이 일반적으로 사용되는 방법에 비해 어떤 장점이 있는지를 기술하는 것이 좋다.

하나 이상의 장비가 사용된 경우 그 장비들을 어떻게 조정하여 표준화 시켰는지에 대한 내용을 포함시키는 것도 중요하다. 실험 장비 간, 연구자 간, 참여자 간의 표준화는 연구의 편견을 줄이는 데 있어 매우 중요한 문제이다.

통계방법

꿈과 마찬가지로 통계는 희망을 성취해 가는 형식이다.
Like dreams, statistics are a form of wish fulfillment.

Jean Baudrillard
(프랑스 철학자이자 사회학자, b. 1929, www.bartelby.com)

통계방법(Statistical method)에서는 연구 데이터를 분석하기 위하여 사용한 통계방법과 통계 프로그램에 대해 기술해야 한다. 통계적 유의성을 결정하기 위해 사용한 P 값을 반드시 제시해야 한다. 대개 P 〈 0.05를 사용하며, 다양한 통계 방법을 사용한 경우에는 P 〈 0.01가 일반적이다. 다변량 모델에서는 P 〈 0.1를 사용한다.

결과 변수와 설명 변수가 연속형, 비모수 또는 범주형 자료 중 어느 것으로 분석되느냐에 따라 결과는 달라질 수 있다. 부정확한 통계 방법이 사용되면 심각한 편견이 발생할 수 있기 때문에 변수의 분포와 사용한 통계법에 대해 가능한 한 많은 정보를 제공하는 것이 좋다. 즉 독자들은 어떤 방식으로 연구결과를 얻었는지 그리고 왜 그러한 결론에 도달했는지 정확하게 알고싶어 한다. 단순하거나 잘 알려져 있지 않은 통계 방법을 사용했다면 어떤 방법을 사용했는지, 왜 그 방법을 사용했는지 설명하여야 한다.

연구 결과

잠시 스스로를 독자라고 생각해 보라. 당신은 어떤 논문을 읽고 싶은가? 짧고 내용이 충실하며 표현이 분명한 논문을 읽고 싶을 것이다. 그렇다면 짧고 내용이 충실하며 분명한 논문을 쓰도록 하라. 그러한 논문은 이해하기도 쉽다. 생의학에 관련 글을 읽을 때 이점을 더욱 절실히 느끼게 될 것이고 얼마나 쉽게 잘못된 지식을 얻게 될 수 있는지도 절감하게 될 것이다.

Think of yourself as a reader for a moment. What kind of papers do you like to read? Short, meaty, and clear most likely. Well, then, write short, meaty, and clear papers yourself. Short, meaty and clear papers are most likely to be understood. The truth of this proposition will come home to you as you read biomedical writing and discover how easy it is to get the wrong message.

Mimi Zeiger[4]

논문에서 결과는 가장 중요한 부분인데 서론에서 설정한 연구 목표에 대한 구체적인 답을 제시하기 때문이다. 또한 이 섹션은 연구방법 다음으로 작성하기가 쉬운 부분이기도 하다. 본문, 표, 그림 순으로 연구의 질문에 답하고 곧바로 하고자 하는 이야기를 하면 된다.

중요한 것은 이 논문이 이전 연구물의 연장선상에 있는 의미있는 논문이라는 점을 독자들의 언어로 설득하는 것이다. 일관된 증거를 제시하여 인과관계를 설명하는 것도 중요하겠지만[11] 대부분의 편집자들은 이미 일반화된 사실을 출판하려고 하지는 않는다. 학술지 편집자, 평론가와 독자들에게 이번 연구가 단순히 이미 알고 있는 것만을 확인한 것이 아니라 이전의 지식을 발전시키고 범위를 확장시켰다는 것을 알리는 것이 중요하다.

그림 3.2는 연구결과를 작성하는 데 참고할 만한 구성법이다. 연구 결과를 제시하는 최선의 방법은 연구 샘플의 특징을 서술하는 일변량 분석부터 시작하여 점차적으로 연구 변수와 결과와의 관계를 서술하는 이변량 분석으로, 그리고 마지막으로 다변량 분석으로 확대해가는 형식이다. 이 섹션에서는 직접적으로 연구결과

를 설명해야 한다. 연구결과의 분량은 하고 싶은 말을 장황하게 늘어놓는 것이 아니라 얼마나 많은 연구 결과들을 제시할 것인가에 의해 결정되어야 한다.

연구결과의 단락 1은 연구 결과의 일반화 가능성을 설명할 수 있도록 참여자의 정확한 내용을 제공해야 한다. 논문의 첫 번째 표에서는 참여자들에 대한 세부 내용을 기술하는 것이 좋다. 역학자들은 참여자들의 특징을 알고자 할 것이고 의사들은 임상 연구 참여자들이 자신의 환자들과 유사한지 알고 싶어할 것이다.

다음 단락에서는 이 논문이 무엇에 관한 것인지, 어떤 내용을 다루는지에 대해 설명해야 한다. 이 부분에서 서론의 마지막에서 요약한 연구 가설이나 연구 목표를 다루기 때문이다. 기술할 때에는 독자들에게 꼭 필요한 것만을 전달하도록 하고 본론에서 동 떨어진 여담이나 주요 목적에서 벗어난 데이터 분석은 자제해야 한다. 각 단락을 시작하는 주제문을 활용하면 도움이 될 것이다. 표 3.2는 연구결과 섹션

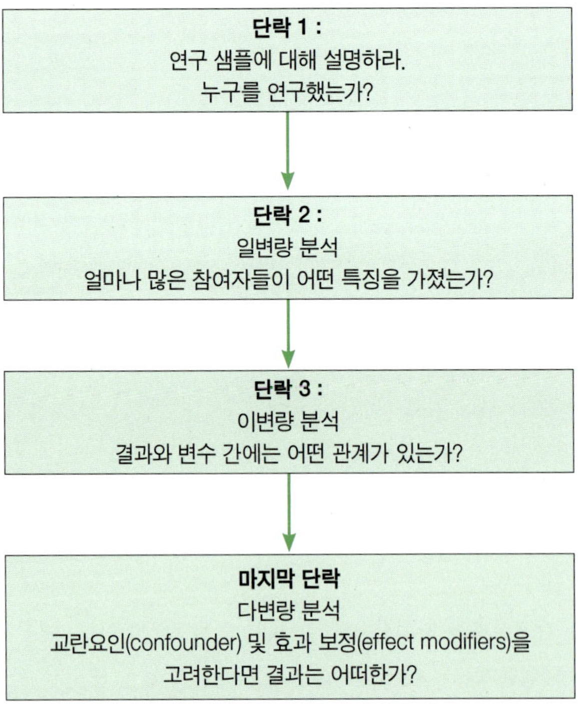

그림 3.2. 결론 섹션의 구성법

abolishes problems from the universe... Science is the very opposite. Science is always wrong. It never solves a problem without raising ten others.

George Bernard Shaw
(in an after-dinner toast to Albert Einstein, 1930)

결과는 항상 객관적이면서 공정하게 보고하도록 해야 한다. 아무리 간절히 본인의 연구 가설이 입증되기를 바라더라도 결과를 확대 해석해서는 안 된다. 발견한 것만을 정확하게 기술해야 한다. 예를 들어 There was an extremely high incidence of disease in the study population라고 써서는 안 된다. 이런 표현은 굉장히 주관적이고 감상적이다. The incidence of disease was higher than has been measured previously라고 직접적인 사실을 표현하는 것이 좋다. 연구결과를 큰 소리로 알리고 싶다면 그냥 혼자 큰소리로 외치라고 하고 싶다.

P값이 0.05보다 크다면 그룹 간에 차이가 있다고 말해서는 안 된다. P값이 0.051에서 0.1 사이라면 유의성이 있는 것 같아 보이지만 실제로는 유의성이 없는 것이다. 비슷한 예로 The active group had a larger change from baseline than the control group과 같은 표현은 자제해야 한다. 이러한 표현은 실제로 그룹 간 차이가 없는데도 마치 차이가 있는 것같은 혼돈을 줄 우려가 있다. 그룹 간 비교에서는 통계적으로 유의한 차이가 있느냐 없느냐 만이 있을 뿐이다.

연구결과는 그 연구의 참여자들에게만 해당하는 것으로 해석해야 한다. 예를 들어 어떤 치료가 젊은 남자 성인에게만 시행되어 효과가 있었다면 같은 조건의 소아나 여성, 노인들에게도 적절한 치료가 될 수 있다고 할 수는 없다. 또 자료의 범주를 넘어서 확대 해석해서도 안 된다. 키가 140cm에서 180cm사이의 성인 대상자들로부터 폐 용적을 추정하는 회귀모델을 만들었다면 그 알고리즘을 키가 더 작거나 더 큰 사람들에게 사용해서는 안 된다.

자료의 확대 해석 역시 피해야 한다. 2000년에 *BMJ*는 십대들의 흡연률 감소가 휴대폰 소유의 증가와 관련이 있다고 주장하는 서신(Letter to editor)을 게재하였다. 이 보고는 비합리적인 방법을 사용하였지만 언론의 주목을 받았다. 연구 디자인도 가장 취약한 형태인 생태학적인 분석을 사용하였으며 결과도 믿을 수 없는 부정확한 숫자들을 오용하였다. 이렇게 결과를 확대 해석한 연구는 진리추구에 헌신

해야 하는 과학계의 발전에 아무런 도움도 되지 못한다.

연구결과를 해석하는 데 중요한 P값은 그 결과가 일어날 수 있는 가능성을 의미할 뿐이다. P값이 작을수록 효과 없는 가설이 진실로 나타날 가능성이 적어지는 것은 사실이지만 P값을 해석할 때는 여전히 신중해야 하며 또한 연구의 크기를 효과의 크기로 혼동해서도 안 된다. 대규모 연구에서는 미미하고 임상적으로 중요하지 않은 그룹 간의 차이가 단순히 95% 신뢰구간을 사용하였다는 이유만으로 통계적으로 유의해질 수 있다.

연구의 크기, 측정된 결과, 결과의 임상적-공중보건상의 중요성을 고려하여 P값을 해석하는 것은 연구자의 몫이다. 부모 흡연이 자녀의 호흡기 건강에 미치는 영향을 측정할 때에는 1.2 또는 1.3 정도로 교차비가 작아도 통계적으로 유의하게 나올 수 있도록 대규모 연구를 시행하는 것이 중요하다. 가능성은 적지만 부모의 흡연률이 인구의 40% 정도로 높다면 증상을 보이는 아이들 숫자도 비례하여 커진다. 그러나 적은 수의 아이들만이 노출되었고 교차비도 작다면 이는 공공 보건의 관점에서 별로 중요하지 않을 수도 있다. 반면에 영향이 크고 임상적으로 중요하다 할지라도 표본크기가 작은 연구에서는 통계적으로 유의하지 않게 결과가 나올 수도 있다.

유의성의 경계에 있는 결과를 해석하는 것은 어려운 일이다. 항상 P값을 보수적으로 해석하고 확대 해석하지 않도록 해야 한다. 0.05 에서 0.08 사이의 P값은 'approaching significance' 라고 하는 것이 합리적이다. 예를 들어 The difference between the groups would normally be considered to be clinically important but, because of the small sample size, did not reach statistical significance. 라고 하는 것이 올바른 해석이다. 경계에 있는 P값의 해석은 그룹 간 차이의 크기와 표본의 크기에 달려있다. 그룹 간에 임상적으로 중요한 차이가 있지만 표본의 크기가 작은 경우의 경계 P값은 제2종 오류가 생길 수 있고 보다 대규모의 명확한 연구가 필요하다는 뜻이다. 그러나 표본의 크기가 크고 그룹 간의 차이가 작은 경우라면 경계 P값은 무시될 수 있을 것이다. 연구결과는 항상 보수적으로 해석해야 하며 상황에 따라 다르게 해석해야 한다.

마지막으로 표를 통해 결과를 제시한 뒤 그림이나 본문에 P값을 반복하지 않도록 해야 한다. 예를 들어 A high body mass index was associated with an increased prevalence of shortness of breath(P=0.004). 에서와 같이 P값을 중복할 필요는 없으며 다만 초록에는 P값을 포함시켜야 한다.

수치를 보고하는 골든룰

> *스스로를 속이지 말아야 하며 자신에게 가장 속기 쉬운 사람은 다름 아닌 바로 자신임을 잊지 말아야 한다.*
> *The first principle is that you must not fool yourself, and you' re the easiest person to fool.*
>
> Richard Feynman, 1992

수치를 보고하는 데 있어 참고할 만한 몇 가지 좋은 지침이 있다. 이 지침들을 표 3.4에 정리하였으며 이를 문법과도 같이 잘 지켜야 한다. 요약하면 숫자는 몇 가지 특별한 상황을 제외하고는 아라비아 숫자로 표기해야 한다는 것이다. 데이터를 요약하기 위해 원래의 자료보다 더 상세히 표현해서 독자로 하여금 데이터에 대해 잘못된 인상을 갖도록 해서는 안 된다. 연구그룹에 100명 이상의 참여자가 있다면 소수점 첫째 자리까지 백분율로 표기하면 된다. 그러나 50명 이하라면 각각의 참여자가 표본의 2% 이상만을 대표하게 되므로 이 경우는 단지 전체적인 백분율만 나타내면 된다. 표본의 크기가 20명보다 적어 한 명이 전체의 5% 이상을 대표하게 된다면 숫자를 사용하는 것이 더 정확하다. 이와 비슷하게 측정된 값 그대로 보다는 같은 소수 자리까지만 결과를 보고하도록 하거나 요약 통계에 합당한 한 자리 정도의 소수 자리까지만 나타내도록 한다. 정확하게 하는 것만이 중요한 것은 아니다.

표

> *아직 어렸기 때문에 명성을 좇지는 않았다.*
> *그저 주어진 현재의 일에 충실했을 따름이다.*
> *As yet a child, nor yet fool to fame*
> *I lisp' d in numbers, for the numbers came.*
>
> Alexander Pope(1688-1744)

표 3.4 수치를 보고하는 골든룰

Rule	예시
10보다 작은 수는 글자(word)로 쓴다.	In the study group, eight participants underwent the intervention.
10이상의 수는 숫자로 쓴다.	There were 120 participants in the stydy.
문장을 시작하게 되는 경우는 숫자가 아닌 글자(word)로 쓴다.	Twenty per cent of participants had diabetes.
숫자의 기술에 일관성을 가져라.	In the sample, 15 boys and 4 girls had diabetes.
1보다 작은 수는 0으로 시작한다.	The P value was 0.013.
숫자와 % 표시 사이에는 space를 두지 말라.	In total, 35% of participants had diabetes.
숫자와 단위 사이에 space를 두라.	The mean height of the group was 170 cm.
샘플의 크기가 100보다 크다면 백분율은 소수 첫째 자리까지만 보고하라.	In our sample of 212 children, 10.4% had diabetes.
샘플의 크기가 100보다 작다면 소수 자리를 사용하지 말라.	In our sample of 44 children, 10% had diabetes.
샘플의 크기가 20보다 작다면 백분율을 사용하지 말라.	In our sample of 18 children two had diabetes.
당신의 측정 도구보다 더 자세한 것을 함축하지 말라.	Only use one decimal place more than the basic unit of measurement when reporting statistics(means, medians, standard deviations, 95% confidence interval, interquartile ranges, etc.) The mean height was 162 cm(95% CI 156 to 168)
범위를 표시할 때 "to" 나 콤마를 사용하고 음수 표시와의 혼동을 피하기 위하여 "-" 는 사용하지 말라. summary statistics에서 원 데이터와 동일한 소수 자리를 사용하라.	The mean height was 162 cm(95% CI 156 to 168) The median value was 0.5 mm (interquartile range-0.08 to 0.7) The range of heights was 145 to 170 cm.
이 법칙은 문헌 인용에는 적용되지 않는다.	The page range was 145-70.

표는 결과를 숫자로 나타내기에 유용한 도구이지만 너무 크게 작성해서는 안 된다. 표 안에 담을 행이나 열이 너무 많다면 표를 둘로 나누는 것이 좋다. 표는 가급적 단순화하여 깔끔하게 작성해야 한다. 또 행과 열의 제목은 간략하면서도 충분한 설명이 내포되어야 하며 단위의 표준 약어는 괄호 안에 삽입하는 것이 좋다.

학술지에 게재된 논문의 표를 살펴보면 복잡한 테두리나 격자 선을 사용하지 않았음을 알 수 있다. 표를 작성하기 전에 미리 투고 예정인 학술지의 표 스타일을 복사하거나 참조하는 것이 도움이 될 것이다. 화려한 테두리나 음영, 복잡한 격자 선은 산만하기만 하다. 대부분의 학술지는 표 3.5와 같이 표를 작성할 때 몇 줄의 수평선만을 사용하고 수직선은 빼도록 하고 있다. 여백을 충분히 두어 행과 열의 내용이 구별되도록 작성한다.

행과 열에는 중요한 정보를 넣어야 한다. 대부분의 사람들은 왼쪽에서 오른쪽으로 읽기를 좋아하므로 그룹을 가로로, 결과 변수를 세로로 작성하는 것이 좋다. 표 3.3 역시 독자들이 두 그룹 간의 차이를 쉽게 비교할 수 있도록 작성되었다.

표 3.5에서는 그룹의 샘플 수를 소제목 안에 포함시켰지만 이를 표의 제일 첫 줄에 따로 작성할 수도 있다. 샘플의 크기를 포함시키면 독자들이 자료를 정확하게 해석하고, 또 관심을 갖고 있는 다른 통계를 사용할 수 있도록 도울 수 있다. 대신 표의 아래쪽에 표본이나 그룹의 크기를 쓰는 것은 바람직하지 않다. 표 3.5는 어떻게 결과를 요약하였고, 어떠한 통계를 사용하였으며, 어떤 변수가 걱정이나 우울증의 유의한 예상인자인지를 명확하게 보여줄 수 있도록 작성되었다. 이 논문의 연구방법 섹션에 'year 8' 은 중학교 2학년을 나타내고 'year 9' 는 그 12개월 후라는 점을 설명해 두었다.

표와 그림에 나온 자료를 같은 표와 그림 내에서나 본문 내에서 반복하지 않는 것이 좋다. 독자들은 동일한 정보를 두 번 읽고 싶어하지 않는다. 표에는 54.7%라고 되어 있는데 본문에서는 55%로 되어 있다면 독자들은 더욱 혼란스러울 것이다. 이해 안 되는 숫자 하나를 해석하느라 시간을 낭비하기에는 인생은 너무 짧다. 한 눈에 연구 결과를 명확하게 전달할 수 있는 형식을 사용하고 연구 결과는 단 한 번만 제시하는 것이 좋다.

각 표에는 자료를 해석하는 방법을 설명하는 제목을 달아야 한다. 그리고 중요한 정보마다 각주를 다는 것 보다는 표 제목이나 행렬 제목을 자세히 만드는 것이 좋다. 연구 결과 해석에 필요한 정보를 찾기 위해 본문, 제목, 표의 행렬의 제목을

표 3.5 표 작성의 예

Multivariate logistic regression for incident self-reported symptoms of anxiety or depression at year 9. Values are numbers(percentages) unless otherwise staed.[24]

	Incident symptoms of anxiety or depression at year 9(n=116)	Total (n = 1746)	Adjusted odds ratio(95% CI)	P value
Victimised at baseline				
Not bullied in year 8	28(24.1)	680(38.9)	1.00	
Bullied at one time in year 8	42(36.2)	575(32.9)	1.49(0.88 to 2.54)	0.130
Bullied at both times in year 8	46 939.7)	491(28.1)	2.03(1.14 to 3.64)	0.019
Availability of attachments at baseline		1501(86.0)		
Available at both times in year 8	96(82.8)	217(12.4)	1.00	
Available at one time in year 8	17(14.1)	25(1.4)	1.25(0.53 to 2.96)	0.594
No available attachments in year 8	3(2.6)		1.97(0.43 to 9.05)	0.366
Arguments with others at baseline				
None at baseline	31(26.7)	837(47.9)	1.00	
With one other at either time	67(57.8)	798(45.7)	1.86(1.05 to 3.30)	0.036
With two of more thers at either time	18(15.5)	104(6.0)	4.25(1.82 to 9.94)	0.002
Sex				
male	40(34.5)	868(49.7)	1.00	
female	76(65.5)	878(50.3)	1.86(1.02 to 3.40)	0.044
Family structure				
Intact family	86(74.1)	1422(81.4)	1.00	
Separated, divorced, other	30(25.9)	324(18.6)	1.47(0.9 to 2.4)	0.116

확인하는 것도 모자라 각주까지 찾아봐야 한다면 매우 번거로울 것이다. 표는 분리된 페이지에 첨부해야 하고 본문에 삽입해서는 안 된다. 일반적으로 표는 한 페이지에 한 개씩 작성하고 본문의 끝에 첨부한다.

그림과 도해

> *예술은 우리가 본 것을 재현하는 것이 아니다. 오히려 예술은 우리로 하여금 새로운 것을 보게 만든다.*
>
> *Art does not reproduce what we see; rather, it makes us see.*
>
> Paul Klee(1879-1940)

연구자는 그림과 도해를 사용하여 명확하게 연구 결과를 전달할 수 있다. 공간을 많이 차지하지만 않는다면 중요한 결과는 글보다 그림으로 보여주는 것이 훨씬 효과적이다. 주요 결과를 나타내는 그림은 부연 설명이 필요하지 않을 만큼 뚜렷하고 독립적이어야 한다. 좋은 그림은 한눈에 내용을 전달하고 독자들에게 깊은 인상을 남긴다. 이런 그림은 종종 다른 연구자들이 인용하여 결국 저자의 업적을 알리는 데도 도움이 된다. 그림과 도해를 사용할 때는 자세하면서도 단순함을 잃지 않는 것이 중요하다.

동료들에게 설명할 때 쓰이는 그림은 너무 간단하기 때문에 부연 설명 없이도 내용을 다 포함해야 하는 학술지 논문의 그림으로는 적합하지 않을 수 있다. 그러나 너무 자세한 그림 또한 복잡해서 이해하기 어려울 수 있다. 기호, 약어, 음영, 선, 막대 등은 선명해야 하고 그림을 산만하게 만들지 않으면서도 자세하게 표현되어야 한다. 또 본문을 읽지 않더라도 그림을 잘 이해할 수 있을 만큼 쉬워야 한다.

그림 3.4와 그림 3.5는 결과를 쉽게 설명 하면서 해당 논문의 가치를 높인 좋은 그림의 예이다. 결과와 통계를 통해 자료를 해석하여 그룹 간의 차이를 파악하는 데는 상당한 시간이 소요되지만 그림 3.4를 보면 한눈에 확인할 수 있다. 그림 3.5 역시 논문의 전문을 읽지 않고도 대략의 내용을 파악할 수 있다.

구두발표에 자주 사용되는 원 그래프(pie chart)는 논문에서는 거의 사용되지 않는다. 원 그래프는 공간을 많이 차지하고 그룹 간 결과의 차이를 정확히 비교하기

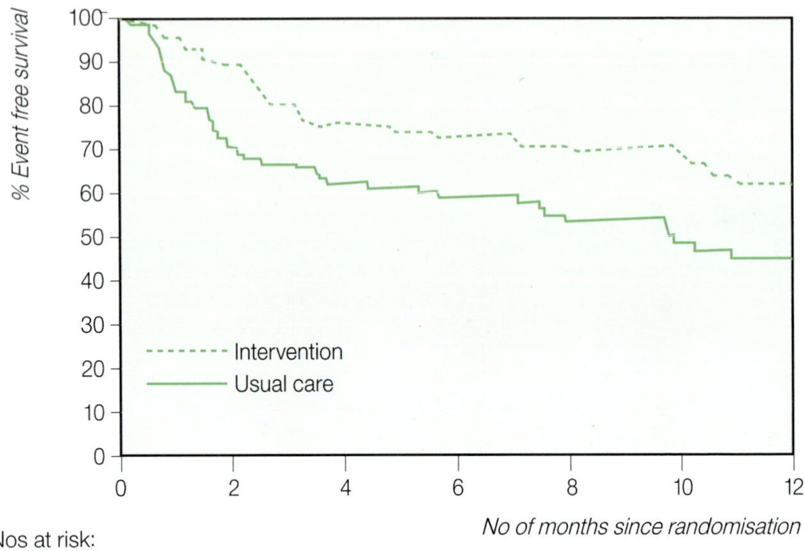

Nos at risk:

	0	2	4	6	8	10	12
Usual care	81	57	50	42	35	27	22
Intervention	84	74	60	49	44	34	28

그림 3.4. Time to first event(death from any cause or hospital admission for heart failure) in usual care and nurse intervention groups[2].

도 어렵다. 숫자를 제시해야 하는 경우 공간을 적게 차지하는 표나 막대그래프를 사용하는 것이 더 낫다.

그림을 그릴 때는 파일의 크기를 작게 하고 학술지에 그림이 선명하게 인쇄되도록 신경 써야 한다. A4 형태에서는 쉽게 읽을 수 있는 라벨도 더 작게 축소되면 선명함을 잃을 수 있기 때문이다. 제목과 축 제목이 크고 그룹마다 구분하기 쉬운 음영이나 표식을 사용한 그림이 알아보기 쉽다. 선과 음영은 출판에 적합하도록 작성해야 하는데 두껍다고 보기 좋은 것은 아니다. A4 크기나 눈으로 볼 때는 선명한 색상들이 작은 사이즈의 흑백 학술지에서는 놀라울 정도로 비슷해 보이므로 유의해야 한다.

또한 컴퓨터를 이용하여 너무 현란하게 그림을 작성하지 않도록 해야 한다. 그림은 이해하기 쉽고 복잡하지 않게 과도한 선, 단어, 단면의 사용을 자제하여 작성해야 한다. 2차원으로 가능한 도표를 3차원으로 작성하지 말아야 한다. 3차원 도표

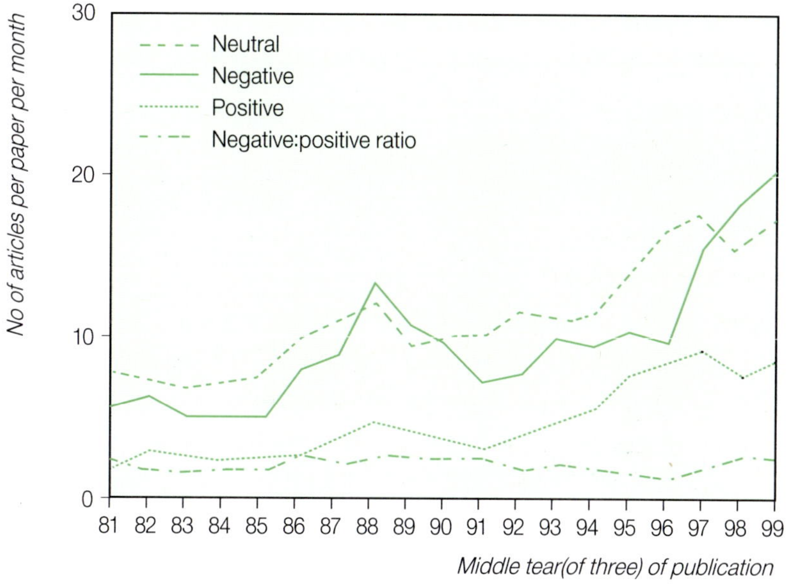

그림 3.5 Stories about doctors in newspapers(*Daily Telegraph* Guardian, and Daily Mail). Three-year rolling means of neutral, negative, and positive articles per paper per month, and the ratio of negative to positive articles[25].

는 마케팅 도구에 적합할 뿐이며 연구 결과를 보고하는 데는 적합하지 않다. 3차원 도표는 산만한 데다가 95% 신뢰구간 사이에서 겹치는 정도를 비교하여 결과를 해석하는 데 방해가 된다. 다차원 도표는 가끔 결과에 대한 두 변수의 상호 효과를 나타낼 때나 구두발표를 할 때에 유용하게 사용될 수 있다. 그러나 상호관계는 상호효과의 명확한 크기에 대한 다변량 모델의 정보와 통계적으로 유의한지의 여부를 보여줌으로써 더 명확하게 설명할 수 있다.

사진이나 현미경 사진, 환자의 기록은 종종 결과를 설명하는 데 중요하다. 그러나 사진은 항상 익명을 유지해야 하며 사진이 흑백으로 인쇄되었을 때 어떠한 미묘한 뉘앙스도 훼손되지 않도록 만들 필요가 있다. 몇몇 학술지는 사진을 컬러로 발행하지만 대부분은 저자들이 비용을 부담해야 한다. 또 대부분 대상의 크기를 확인하거나 다른 사진과의 비교를 위하여 눈금자가 첨부되어야 한다.

표와 마찬가지로 그림도 본문 밑에 첨부해야 한다. 표와 달리 그림의 제목이나 해

설은 보통 '그림의 범례(legends to figures)' 라는 제목 아래 따로 분리하여 작성한다. 편집자들은 편집상의 편의를 위하여 그림을 본문에 삽입하지 않고 따로 분리하도록 요구한다.

통계

경제 전문가들은 농장 수입이 평균적으로 오르고 있다고 믿게 만든다. 파도 치는 소리나 머리 위로 비행기 소리가 들리는 사무실에 앉아서도 소규모시공 자영업자, 복지수당이나 받는 읍에서 관리하는 광대한 포도주 농장, 또는 급성장 중인 가축사육장의 수를 파악할 수 있다는 건 정말 믿기 어려운 경이로운 일이 아닐 수 없다.

The experts assure us that farm incomes, on average, are rising. It must be marvellous to sit in an office where you can hear the surf pounding or the flight path overhead and factor in a great winery or booming feedlot with a small rural business or a community on the dole, and get such a reassuring average.

Jean Kiitson(writing on statistics used by politicians, *Sydney Morning Herald*, 2000)

연구의 편견을 최소화하기 위해서는 반드시 올바른 통계 방법을 사용해야 한다. 이를 위하여 데이터 분석 시점이 아니라 연구 계획 초기단계부터 통계학자에게 조언을 구해야 한다. 통계학자는 잘못된 방법으로 데이터를 분석하여 시간을 낭비하는 일이 생기지 않도록 방지하고 정당화할 수 없는 결론에 도달하는 것을 막아준다. 또 통계학자는 데이터를 결과 또는 독립변수로 분류해주고 연구 질문에 답할 수 있는 올바른 통계방법을 알려주며 결과 해석에도 많은 도움을 준다.

데이터가 어떤 방식으로 분포되어 있는지 설명할 때에는 중앙 경향치를 평가하는 올바른 도구를 사용해야 한다. 자료가 정규분포를 따르지 않는다면 평균이 자료의 중간값을 과대평가하거나 과소평가하게 될 수 있고 표준편차 또한 분산 정도를 매우 부정확하게 평가하는 도구가 된다[14]. 이런 경우에는 항상 중간값과 4분위수 범주를 사용하는 것이 좋다. 그림과 표에서는 분산의 척도로 표준편차(SD)를

표 3.6 중심경향, 분포, 정확도의 통계학적 정의

	정의
중심 경향 Central tendency	데이터의 중심의 측정
평균 Mean(average)	Mean =(Σx/n)
중간값 Median(centre)	측정값의 절반은 아래에 있고 절반은 위에 있는 지점. 순서에 따라 값을 순위 매겨 계산한다. Median = 순위 지어진 데이터의 중간값
분포 Spread	
표준 편차 Standard deviation(SD)	평균 이상과 이하의 2개의 표준 편차 안에 값의 95%가 놓여있는 것 SD = $\sqrt{variance}$ 분산 Variance = Σ(xi - $\bar{x}$)2/n-1
범위 Range	가장 낮은 값과 높은 값 순서대로 값을 순위 매겨 계산한다.
사분위 범위 Interquartile range	백분율상 25th에서 75th의 범위 순서대로 값을 순위 매겨 계산한다.
정확도 Precision	
Standard error(SE)	계산된 평균 값의 정확성을 평가한다. SE=SD/$\sqrt{n}$
95% 신뢰구간 95% confidence interval(CI)	"참" 평균이 놓여져 있다고 95% 확신할 수 있는 구간 95% CI = mean ±(SE × 1.96)

사용했는지 표준오차(SE)를 사용했는지, 또 정확도의 척도로는 95% 신뢰구간을 사용했는지 등을 설명해야 한다. 보통 표준편차는 임상적 특징을 설명할 때 유용하고, 신뢰구간은 정확도를 묘사하고 그룹 간의 차이를 평가하는 데 유용하다. 보통 통계를 설명할 때 SD, SE 또는 CI같은 약어는 사용하되 ±나 +/-같은 애매모호한 기호는 피해야 한다. 일반적으로 사용되는 통계용어는 표 3.6과 같다.

많은 연구자가 표준 오차를 사용하여 분포도를 측정하거나 그림 속의 에러바(error bar)를 사용한다. 그러나 표준 오차는 기술적인 통계치가 아니므로 이렇게 사용하면 안 된다. 표준 오차는 표준편차보다 더 작고 95% 신뢰구간의 절반 정도

밖에 안 되기 때문에 변화 가능성은 더 적고 실제보다 더 정확하다는 것을 의미한다. 95% 신뢰구간이 그룹 간을 비교하는 이상적인 통계치인 반면에 표준 오차는 그런 의미를 내포하지 않는다.

P값을 인용하는 학술지들의 방침은 다양하지만 잘 모른다면 항상 P값을 정확하게 기재해야 한다. 표에서는 통계적인 유의성이 부족할 때 P<0.05라고 하지 않고 P=0.043이라고 쓰고 NS(not significant) 대신 P=0.13이라고 표기하여 독자들이 연구의 규모와 그룹 간의 차이와 관련하여 P값의 크기를 스스로 평가할 수 있도록 해야 한다. P값을 NS나 P>0.05라고 하는 것은 0.07과 같이 실제 값이 경계에 있는 경우 잘못 이해하기가 쉽다. 정확한 수치를 쓰면 독자들이 제1종 오류나 제2종 오류가 발생되었는지를 스스로 판단할 수 있게 된다[26].

많은 학술지들은 P값의 사용을 최소화하려고 한다. 유의성 검증과 P값은 되도록 꼭 검증할 필요가 있는 경우에만 시행하는 것이 좋다. 연구 시작전 참가자의 임상적 특징에 대해서도 유의성 검증을 하거나 95% 신뢰구간이 전체 연구에 적용된 연구에서 그룹 간의 차이에 대해서도 유의성 검증을 하는 일은 줄어들 것이다. 연구를 진행하기 전에 생각하지 못했던 연구 가설을 검증해야 되는지는 항상 논쟁거리가 된다. 한 가지 분명한 것은 적어도 과학적으로 그럴 듯하지 않은 가설은 절대 검증하지 말아야 한다는 것이다. 그러나 연구 디자인이 제기된 질문을 검증하기에 적합하다면 기존의 자료를 이용하여 탐구해 볼 수도 있다. 특히 임상연구에서는 제1종 오류를 줄이는 것과 제2종 오류를 줄이는 것 간의 균형을 맞추는 것이 매우 중요하다.

다변량 분석

> *워드프로세서가 더 나은 글쓰기를 보장하지 않는 것처럼 다변량 분석이 더 나은 분석을 보장하지는 않는다.*
> *Just as word processing does not ensure better writing, multivariate analyses do not ensure better analyses.*
>
> Kenneth Rothman(www[2])

소프트웨어와 새로운 기술의 발달로 모든 연구자들이 다변량 분석을 할 수 있게 되었다. 그러나 다변량 분석을 잘못 이용하거나 남용해서는 안되며 단변량과 이변량 분석을 실시하고 충분히 이해한 후 시행하여야 한다. 예를 들어 두 개의 노출변수(exposure variables)와 결과변수(outcome variable) 사이의 상관관계를 평가하기 위하여 회귀분석을 시행했다면, 먼저 각 노출에서의 노출과 결과 간의 관계를 독립적으로 평가해야 하며 두 노출간의 관계에 대해서도 평가해야 한다. 분할표(contingency table)는 이런 문제를 해결하는 데 이상적이다. 만약 이 세 가지 관계에 대해 상당한 수준의 지식을 갖고 있지 않다면 다변량 모델의 결과를 해석하는 것은 매우 어렵다.

다변량 분석에서 얻어진 결과들은 이해하기 쉽고 접근성이 좋으며 이전 연구결과들과 비교할 수 있어야 한다. 또한 이러한 복합적인 분석을 통해 독자가 일정한 수준의 정확한 정보를 항상 투명하게 제공받을 수 있어야 한다. one-way 또는 two-way 분석의 결과를 제시할 때에는 회귀방정식이나 분산 통계 분석법뿐 아니라 각 그룹의 평균값과 표준 편차 또는 보정된 평균값을 함께 제시해야 한다.

항상 적절한 분석법을 사용하고 독자들에게 하위그룹의 통계를 제공해야 한다. 예를 들어 회귀분석에서 β 계수는 교차비로 해석해야 하고 보정된 평균값은 다형회귀계수로부터 계산해야 하며 NNT(number needed to treat)는 그룹 간 차이에서 쉽게 계산할 수 있어야 한다. 이러한 투명성은 독자들이 그룹 간 차이의 정도를 판단하고 다른 연구들과 비교할 수 있도록 해준다. 효과의 크기를 해석하기 어려운 복잡한 수학식으로 제시하거나 해석하기 어렵고 복잡한 분석을 사용하여 결과를 보고하는 것은 결코 도움이 되지 않는다.

고찰

> *당신이 의미하길 원하는 것이나 의미해야 한다고 생각하는 것 말고 진정 당신이 발견한 것을 솔직하게 말하라.*
>
> *Say what your findings mean, not what you would like them to mean or think they ought to mean.*
>
> JS Lilleyman[29]

고찰에서는 지식의 확장, 환자 간호에 미치는 영향, 공중보건정책, 향후 연구 방향의 관점에서 논문의 주된 결과를 강조해서 작성해야 한다. 또한 연구의 한계에 대하여 솔직하게 기술하고 기존의 이론에 연구 결과가 어떻게 부합되고 어떤 점에서 부합되지 않는지에 대해서도 설명해야 한다. 연구란 연구자가 커다란 퍼즐 중의 한 조각을 맞추고자 부단히 노력하는 과정이며 고찰은 이 조그만 조각이 어떤 부분에 위치하였는가를 설명할 수 있는 부분이다.

고찰은 논문 작성 중 가장 어려운 부분이다. 해당 연구 분야의 다양한 지식과 견해를 알고 있다면 관련된 분야에만 집중해서 글을 쓰는 것이 오히려 어려울 수 있다. 결과를 분석하거나 문헌을 읽는 중에 토론할 만한 주제가 떠오를 때마다 메모를 적어두면 고찰을 작성하는 데 도움이 된다. 또한 어떤 문헌이 결과를 지지해 주는지 또 어떤 문헌이 결과와 차이가 있는지도 기록해두면 좋다. 이런 과정을 통해 주제문을 찾을 수도 있고 각 단락을 일목요연하게 구성할 수 있게 되어 고찰이 자연스러우면서 합리적인 흐름을 갖게 된다.

그림 3.6에서 고찰을 구성하는 방법을 설명하였다. 첫번째 단락에서는 연구 결과와 그 중요성에 대해 간략히 요약해야 한다. 연구 목적은 일반적인 용어로 설명해야 하며 연구 결과는 결과 섹션에서처럼 자세하게 설명할 필요는 없다. 예를 들어 The result from this study showed that ...; Our result indicate that ...; The purpose of this study was to ... ; We found that... 등으로 시작하는 것이 좋다. 이 단락에서는 연구결과가 무엇에 관한 것인지에 대한 큰 그림에 초점을 맞춰야 한다. 결과에 대해 정직하고 정확한 설명을 하고 연구가 어떻게 기존의 지식을 확장시키고 의료환경을 바꿀 수 있는지에 대해 설명해야 한다.

두 번째 단락에서는 연구 디자인과 연구 방법의 한계점 및 장점에 대해 설명해야 한다. 여기서도 정직이 최선이다. 어떤 연구도 완벽하지 않으며 그렇다고 본인의 연구에 대해서 지나치게 부정적일 필요도 없다. 그러나 우연 및 편견과 복합적인 요소들이 연구에 어떤 영향을 미쳤는지, 어떻게 이런 가능성을 최소화 하였는지, 또는 이전의 연구들과 비교해서 이번 연구가 어떻게 더 나은지에 대하여 정직하게 설명해야 한다. 일반적으로는 두 번째 단락에서 이런 내용을 기술하지만 이 단락을 후반부에 배치할 수도 있다.

중간 단락에서는 연구 결과가 다른 연구나 관련된 이론과 일치하는지 혹은 일치하지 않는지에 대해 설명해야 한다. 여기서 크게 관련되지 않은 논문까지 논하려

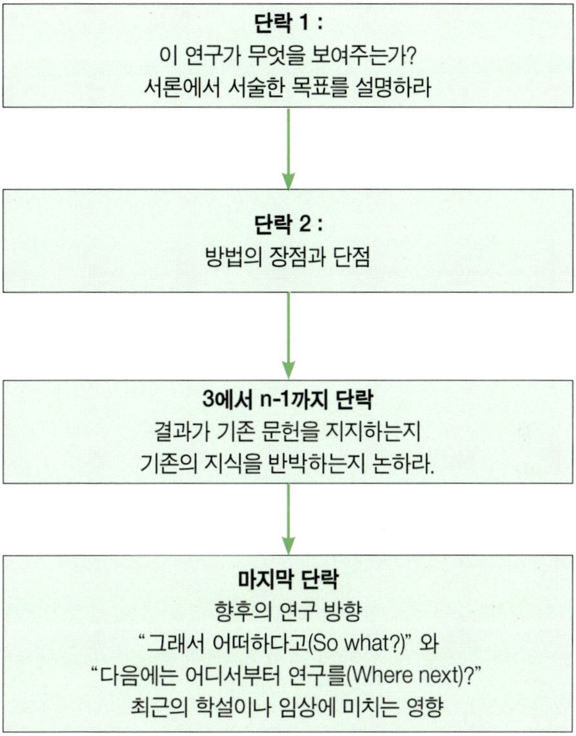

그림 3.6 고찰의 구성법

해서는 안 된다. 독자들은 현 시점에서 가장 신뢰할 수 있는 연구와 이번 연구 결과가 관련이 있는지에 대해서만 알고 싶어 할 뿐이다. 따라서 해당 연구 분야 중 연관성이 많고 평이 좋은 연구에 대해서만 논하는 것이 좋다. 만일 비슷한 연구를 했던 연구자들과 다른 결론에 도달했다면 왜 이런 결과가 나왔는지 설명해야 한다. 문헌을 인용할 때는 반드시 핵심적이며 간결하게 인용해야 한다.

마지막 단락에서는 연구결과의 의미를 흥미진진하게 요약해야 한다. 이 연구가 어떤 의미를 갖는가를 이 부분에서 명확히 밝혀야 한다. 잘 작성된 고찰은 연구의 핵심적인 특징을 강조하는 훌륭한 문장으로 끝난다. 여기가 바로 결과를 과장하지 않으면서도 주관적인 생각을 조금이나마 펼칠 수 있는 부분이다. 그러나 이 부분에서도 미사여구와 합리적인 고찰 사이의 적절한 균형이 필요하다[30,31]. 연구 결과의 의미를 요약하면서 연구 참여자의 범위를 넘어서서 연구결과를 일반화하거나 정당하지 않은 결론을 이끌어 내지 않도록 주의해야 한다. 반대로 연구도중에 노출과 결과 사이의 강한 상관성을 발견했다면 주저하지 말라. Our results suggest that vitamin consumption could be associated with a decreased risk of respiratory illness 라는 문장에서는 suggest와 could be associated처럼 주장을 주저한 부분이 보인다. suggest를 show로 바꾸거나 could be를 is로 바꾸면 주장이 더 명확해 보이겠지만 두 부분 모두를 더 강하고 긍정적인 의미의 단어로 바꾸지는 않는 것이 좋다.

고찰을 절대로 Further studies are needed ... 또는 We are now investigating whether ... 로 끝내지 말아야 한다. 이런 표현은 매우 진부할 뿐 아니라 독자들에게 연구가 어떻게 되어야 하고 다음에는 무엇을 해야 하는지에 대해 주제 넘게 자신의 생각을 말하는 것이 된다. 논문을 쓰는 목적은 발견한 것과 그것이 의미하는 것을 보여주는 것이지 당신 또는 다른 연구자들이 미래에 시행해야 할 연구들에 대한 의견을 제시하는 것이 아니다. 명확하게 "so what?" 에 대해 작성함으로써 보다 흥미롭고 독자들이 필요로 하는 정보를 담은 논문이 될 수 있다.

상자 3.4는 매우 비슷한 연구결과를 보여주는 두 연구의 고찰 마지막 단락을 보여주고 있다. 습기와 곰팡이가 있는 집에서 사는 사람들은 호흡기 증상의 빈도가 더 높다. 첫 번째 단락은 저자 자신이 시행한 연구보다 더 나은 연구를 누군가가 시행해야 한다는 진부한 의견 제시로 끝나고 있다. 두 번째 단락은 연구결과가 공중보건에 아주 중요한 의미를 내포하고 있다는 데 중점을 두면서 끝을 맺고 있는데 이전 연구에 비추어 볼 때 적절한 해석이라 할 수 있다.

상자 3.4 고찰 마지막 단락의 두 가지 예

1. Further studies are needed in which objective measurements of house dampness, exposure to biological contaminants, and health effects are used in addition to questionnaires, so that the associations found in our study and in other studies can be substantiated or refused.
2. A considerable body of evidence now exists that supports the contention that dampness and mould in th home is an important public health issue, not solely for its immediate impact but also for the long-term implications. Poor housing conditions in childhood are associated with higher rates of admission to hospital, and higher morbidity and mortality in adult life. Hopefully, planners, policy makers, and medical practitioners will now plan concerted joint action to eradicate this unacceptable and needless health risk.[32]

일부 학술지 편집자들은 고찰을 특정 공중보건 지침을 권고하는 문구로 끝내지 않도록 하라고 조언한다(www[2]). 예를 들어 설문 연구를 진행한 후 의학적으로 과체중인 사람들이 스스로는 비만하지 않다고 생각한다는 사실을 발견했을 때 public health weight reduction programmes will be ineffective if this finding is not taken into account 와 같이 결론을 내서는 안 된다. 왜냐하면 이 연구결과가 다수의 과체중인 사람들에게 적용될 수 없고 이를 지지할만한 근거가 충분하지 않기 때문이다. 그러나 Interventions to counteract personal perceptions may help to improve the effectiveness of weight loss campaigns 와 같이 연구결과를 광범위한 공중 보건 지침에 포함시킬 수는 있을 것이다. 이와 같은 마무리는 연구결과를 과장하지 않으면서도 이번 연구결과가 더 나은 보건 관리를 제공하는 데 쓰여질 수 있다는 인식을 독자들에게 확실하게 심어줄 수 있다.

지침 요약

> *고찰은 가볍게 끝내지 말아야 한다. 확실하고 명백하게 끝맺어야 한다.*
> *The discussion should not simply stop. It should come to a definite, clear end.*
>
> Mni Zeiger[4]

아래의 상자 3.5에 논문의 각각의 섹션이 담고 있어야 할 내용을 요약하였다. 표제를 정하는 방법, 적절한 참고문헌을 선택하는 방법과 논문의 형식은 다음 장에서 자세히 설명하고자 한다. 더 세부적인 설명은 *BMJ* 웹에서 확인할 수 있다(www[3]). 이 요약 기술 지침에 따라 논문을 쓰기 시작한다면 쓰는 그날부터 글이 제자리를 잡기 시작할 것이고, 동료나 공동저자들도 기꺼히 즐겁게 글을 검토하게 될 것이다.

상자 3.5 구성 가이드라인

Title

짧고 정확하며 애매하지 않게 작성하라.

당신의 논문은 분명한 개성이 있어야 한다.
연구의 대상자를 기술하는 것으로부터 시작하라.

Introduction

무엇이 알려져 있는가?
무엇이 알려져 있지 않은가?
왜 이 연구를 했는가?

Methods

참여자
평가방법
결과와 설명된 변수들
통계 방법

Results

샘플의 특징
단변량 분석
이변량 분석
다변량 분석

Table and figures

여섯 개 이하의 표나 그림
표 1에서는 환자의 임상적 특징을 설명하라(no *P* values).
그림에는 가장 중요한 발견을 넣어라.

Discussion

무엇을 발견했는지 서술하라.
연구의 의미와 제한점을 기술하라.
최근 문헌과의 관련성을 고찰하라.
명확한 “So what?”, “Where now?” 를 가지고 내포된 윤곽을 그려라.

References

모든 인용은 정확하게 해야 한다.
가장 중요하고 가장 정밀하며 가장 최근의 문헌만을 포함하라.
출간된 저널이나 책의 문구만을 인용하라.
간접적 인용은 절대 하지 말라.
20~35개의 문헌만을 인용하라.

Formatting

머리말과 꼬리말에 표제, 저자, 쪽수 등을 포함하라.
각 섹션은 새로운 페이지에 시작하라.
표제와 부제는 일관성 있게 구성하라.
투고 지침에 따라라.

감사의 글

Smiles, Novalis, Pope의 인용문은 *Collins Concise Dictionary of Quotations, 3rd edn*. London : Harper Collins, 1998(각각 p 299, 288, 239)의 허가 하에 사용하였다. Dirac, Thompson, Einsten, Feynman의 인용문은 Horviz, LA ed. *The Quotable Scientist*. New York : McGraw-Hill Companies, 2000(각각 p 24, 26, 4, 8)의 허가 하에 사용되었다. Bernard Shaw의 인용문은 버나드 쇼를 기리는 작가 협회로부터 허가를 받고 사용하였다. Klee의 인용문은 Klee estate의 허가 하에 사용하였다. 모든 참고 인용문들도 허가 하에 사용하였다.

웹사이트

1 Consolidated Standards of Reporting Trials(CONSORT)
http://www.consort-statement.org/consort-statement/
Guidelines for reporting randomised controlled trials

2 *Epidemiology*
http : //www.epidem.com
Feature article by Rothman 'Writing for epidemiology' in Epidemiology,1998 : 9.

3 *BMJ(British Medical Journal)*
http : //www.*BMJ*.com/advice/index.html
Advice to authors and contributors on how to prepare paper for submission, including checklists, copyright, defining ethnicity, writing advice, etc.

참고문헌

1 Lamott A. *Some instructions on writing and life*. Peterborough : Anchor Books, 1994; pp 21, 22, 25, 184.

2 Blue L, Lang E, McMurray JJV , *et al.*. Randomised controlled trial of specialist nurse intervention in heart failure. *BMJ* 2001;323 : 715-18.

3 Smith R. Introductions. In : *How to write a paper*. Hall GM, ed. London : *BMJ* Books, 1994.

4 Zeiger M. The introduction. In : *Essentials of writing biomedical research papers.* Maidenhead : McGraw-Hill, 1991; p2, 184.

5 Benson JR. Guardianship in research. *Lancet* 2001;358 : 1013.

6 Bauchner J, Sharfstein J. Failure to report ethical approval in child health research : review of published papers. *BMJ* 2001;323 : 318-19.

7 Peat JK, Mellis CM, Williams K, Xuan W. Study design. In : *Health science research. A handbook of quantitative methods.* London : Allen and Unwin, 2001.

8 Editorial. Style matters. Ethnicity, race and culture : guideline for research, audit, and publication. *BMJ* 1996;312 : 1094.

9 Editorial. Describing race, ethnicity, and culture in medical research. *BMJ* 1996;312 : 1054.

10 Mother D, Dulberg Cs, Wells GA. Statistical power, sample size, and their reporting in randomised controlled trials. *JAMA* 1994;272 : 122-4.

11 Bradford Hill A. The environment and disease : association or causation? *Proc R Soc Med* 1965;58 : 295-300.

12 Belousova EG, Haby MM, Xuan W, Peat JK. Factors that affect normal lung function in white Australian adults. *Chest* 1997;122 : 1539-46.

13 Faniran S, Peat JK, Woolcock AJ. Persistent cough : is it asthma? *Arch Dis Child* 1998;79 : 411-14.

14 Peat JK, Mellis CM, Williams K, Xuan W. Analysing the data. In : *Health science research. A handbook of quantitative methods.* London : Allen and Unwin, 2001; pp 181-202.

15 Norman J. The results. In : *How to write a paper*. Hall GM, ed. London : *BMJ* Books, 1997; pp 19-29

16 Altman DG, Dore CJ. Randomisation and baseline comparisons in clinical trials. *Lancet* 1990;335 : 149-53.

17 Altman DG. Better reporting of randomised controlled trials : the CONSORT statement. *BMJ* 1996;313 : 570-1.

18 Rennie D. How to report randomized controlled trials : the CONSORT statement. *JAMA* 1996;352 : 1908.

19 Deeks JJ, Altman DG. Inadequate reporting of controlled trials as short reports. *Lancet* 1998;276 : 649.

20 Charlton A, Bates C. Decline in teenage smoking with rise in mobile phone ownership. *BMJ* 2000;321 : 1155.

21 Jones T. Smoking and use of mobile phones. Data have been wrongly interpreted. *BMJ* 2001;322 : 616.

22 Altman DG. Hypothesis testing. In : *Practical statistics for medical research*. London : Chapman and Hall, 1996; pp 165 - 71.

23 Lang TA, Secic M. Rules for presenting numbers in texts. In : *How to report stastistics*. Philadelphia : American College of Physicians, 1997; pp 339.

24 Bond L, Carlin JB, Thomas L, Rubin K, Patton G. Does bullying cause emotional problems? A prospective study of young teenagers. *BMJ* 2001;323 : 480-4.

25 Ali NY, Lo TYS, Auvache VL, White PD. Bad press for doctors : 21 year survey of three national newspapers. *BMJ* 2001;323 : 782-3.

26 Berry G. Statistical significance and confidence intervals. *Med J Aust* 1986;144 : 618-9.

27 Perneger TV. What's wrong with Bonferroni adjustments. *BMJ* 1998;316 : 1236-8.

28 International conference on harmonisation of technical requirements for registration of

pharmaceuticals for human use. Statistical principles for clinical trials. *Stat Med* 1999;18 : 1905-42.

29 Lilleyman JS. How to write a scientific paper - a rough guide to getting published. *Arch Dis Child* 1995;72 : 268-70.

30 Horton R. The rhetoric of research. *BMJ* 1995;310 : 985-7.

31 Junger D. Embrace scientific rhetoric for its power. *BMJ* 1995;311 : 61.

32 Platt SD, Martin CJ, Hunt SM, Lewis CW. Damp housing, mould growth, and symptomatic health state. *BMJ* 1989;298 : 1673-8.

4. 논문 마무리하기

글을 쓰는 것은 단어를 사용하는 일이다. 단어로 할 수 있는 일은 오직 두 가지, 단어를 선택하는 것과 그것을 재배열하는 것 뿐이다.
Writing uses words. There are two things you can do with words - choose them and rearrange them.

Mimi Zeiger[1]

학습 목표

- 짧고 멋스러운 표제 쓰기
- 참고문헌을 올바르게 선택하고 인용하기
- 상호검토 과정을 통해 논문의 질을 향상시키기
- 투고 준비하기
- 학술지에 논문 투고하기
- 데이터와 문서 저장하기

표제 선택하기

자기 주장이 강한 단정적인 문구의 표제는 과학을 상품화 한다는 점에서 비판받아 마땅하다. 상품이 아닌 과정으로서의 과학에 충실할때 위험을 덜 감수하면서 궁극적으로 더 많은 것을 이룰 수 있다.
It is because assertive sentence titles declare science to be a product that they are to be deplored. By adhering to the idea of science as a process not product, we risk less and may ultimately achieve more.

JL Rosner[2]

논문의 표제는 몇 개의 단어로 구성될 뿐이지만 임상가나 연구자들이 그 논문을 읽게 만드는 데 있어서 무엇보다도 중요하다. 표제는 독자의 눈길을 끌 수 있어야 한다. 표제의 가장 기본적인 역할은 논문의 내용을 간결하게 서술하는 것이다. 또한 표제 내의 주제어(keyword)들은 같은 분야의 연구자들이 논문에 쉽게 접근하도록 돕는다. 물론 표제는 논문에 개성을 부여하는 주요한 도구이기도 하다. 결론적으로 표제는 정확하고 특색 있으며 간결하고 의미 있어야 하지만 약어를 사용해서는 안 되고 애매모호해서도 안 된다. 효과적인 표제의 필수적인 조건들을 상자 4.1에 요약하였다.

상자 4.1 효과적인 표제의 조건

- 논문의 주제를 밝힌다.
- 초두에 연구대상을 언급한다.
- 모호하지 않고 정확하며 완벽하게 구성한다.
- 약어를 사용하지 않는다.
- 독자를 매료시킨다.

표제는 짧을수록 좋다. 때문에 일부 학술지는 아예 표제의 길이를 제한하기도 한다. 예를 들어 어떤 학술지는 표제가 10~15단어를 넘지 않도록 하고 있으며 또 다른 학술지에서는 인쇄 시 두 줄을 넘기지 않도록 하기도 하고, 빈 칸을 합한 총 단어 수를 제한하기도 한다. 특별한 요구를 하는 경우도 있는데, 예를 들면 *Archives of Disease in Childhood* 지는 학술지명에 이미 내포되어 있으므로 논문 표제에 Child, Children, Childhood와 같은 단어를 포함하지 않도록 하고 있다. 또한 표제 내의 적절한 위치에 무작위 대조군 연구, 경제성 연구(audit), 관찰 연구 등 연구 설계에 관련된 내용을 표시하도록 하기도 한다.

독자의 주목을 끌 수 있는 표제를 너무 어렵게 생각할 필요는 없다. 명쾌하고 간결하면서 최종적으로는 흥미로운 표제가 되도록 계속 노력하면 된다. 대중 매체들도 이 점을 중시하며 표제를 작성한다. 예를 들어 2000년 4월 18일 기술주의 붕괴로 호주에서만 370억 달러의 개인 자산이 사라졌을 때 *Daily Telegraph* 지는 Crash.com이라는 표제를 붙였고 *Sydney Morning Herald* 지는 The Big Shakeout이라는 표제를 붙였다. 두 가지 모두 효과적이었지만 결과적으로 재미있고 창의적인 Crash.com이란 기사가 더 시선을 끌었다. 또 다른 예로 인간 게놈에 관한 두 논문이 아래의 제목으로 동시에 출간된 적이 있었다.

The sequence of the human genome[3]
Initial sequencing and analysis of the human genome[4]

둘 다 간결하지만 첫 번째 제목이 좀 더 짧고 더 와닿는다.

매력적인 제목은 언제나 간결하고 핵심이 있다. 학술지에 수록된 논문의 제목이 길고 지루하다면 본문도 읽기 지루하게 보인다. 두서 없는 제목은 논문 심사자의 마음에도 들지 않고 독자층을 늘릴 수도 없다. 아래 두 제목을 비교해 보라.

> *The effect of parental smoking on the development of asthma and other atopic diseases in children : evidence from a birth cohort study in NSW, Australia*
>
> *Parental smoking and the development of childhood asthma*

첫 번째 표제는 포괄적이고 서술적이지만 전치사와 수식어가 너무 많다. 반복되는 내용이 있는 것도 좋지 않은데 예를 들면 development라는 단어를 사용한다면 development는 다른 연구방법으로는 측정될 수 없고 코호트 연구를 할 수 밖에 없으므로 굳이 코호트 연구라는 연구 방법을 언급할 필요가 없다. 두 표제 모두 같은 내용을 담고 있지만 두 번째 표제가 연구의 주제인 부모의 흡연(parental smoking)으로 시작하고 있으며 단 몇 개의 단어로 논문 전체 내용을 포함하고 있다. 즉 중요하지 않고 쓸모 없는 단어를 생략하면 표제가 훨씬 나아진다. 적극적인 가지치기를 통해 멋스럽고 함축적인 표제를 만들 수 있다.

여기에 한가지 주의할 점이 있다면, 표제는 항상 정확해야 하고 구체적인 단어를 선택하여 논문 내용의 범위를 넘어 확대 해석되지 않도록 해야 한다는 것이다. 예를 들어 Respiratory health of Australians이라는 종설 논문의 제목은 소아와 성인 모두의 감염, 알레르기, 흡연 결과, 천식, 만성 폐질환과 같은 호흡기 건강에 관련한 많은 주제들을 포함하고 있을 것이라는 기대를 불러 일으킨다. 이에 반해서 Asthma and atopy in Australian children과 같은 제목은 좀 더 구체적이며 논문의 범위를 정확하게 묘사한다.

표제를 더욱 멋지게 개선할 수 있는 몇 가지 요령이 있다. 논문을 쓸 때, 흔히 on으로 시작하는 제목은 왠지 기념비적인 느낌을 준다[5]. 이런 경향은 하비의 On the circulation of the blood와 다윈의 On the origin of the species에서 시작되었다고 볼 수 있다. 많은 연구자들이 자신의 출판물 목록에 적어도 하나쯤은 on으로 시작하는 논문이 있었으면 하고 바란다. Toward 역시 논문의 표제를 시작하기 좋은 단어이다. 나는 동료연구자들과 함께 천식을 정의하는 복잡한 문제에 대한 인구조사 연구를 한 후 Toward a definition of asthma for epidemiology[6]라는 표제의 논문을 발표한 적이 있다. 나와 동료들은 천식의 정의에 대해 좀 더 진보된 생각을 담고 있다는 느낌을 주는 이 표제가 마음에 들었다. 다행히도 이 논문은 출판이 되었고, 5년 후 이 논문의 영향력 지수(impact factor)는 출간된 학술지의 영향력 지수를 상회하였다(4.7 vs 4.4). 영향력 지수란 논문에 실린 정보의 이용 정도를 등급 매기는 방법의 일종으로 6장에서 좀 더 자세히 다룰 것이다. 표제를 The relationship between symptoms of asthma and airway hyperresponsiveness : result from a population study of children이라고 했었다면 결코 이와 같은 호응을 얻지는 못했을 것이다. 당신 역시 연구 업적을 수많은 on과 toward 논문으로 장식할 수 있다.

종종 외적인 요소들도 표제에 영향을 준다. 예를 들어 필자는 두 인구조사의 유병률 자료를 비교하여 Busselton revisited[7]라는 논문을 낸 적이 있다. 당시 BBC방송국에서 Brideshead revisited라는 프로그램이 높은 시청률을 기록하고 있었고, 이 표제는 동료연구자들에게 사랑을 받았으며 한 국립 협회에서 차점자로 상을 받았다. 만약 Evidence for an increased prevalence of asthma in adults living in Western Australia : results from comparative studies in 1981 and 1992와 같은 긴 서술형의 표제였다면 위와 같은 결과를 얻지는 못했을 것이다. 상자 4.2에 주목해 볼 만한 표제들을 실어 놓았다. 이 표제들은 모두 짧고 간결하지만 지적이고 재치 있다. 일부는 운율을 이용하기도 하고 또 문학을 인용하기도 하였다. 대부분이 주의를 흐트러뜨리지 않으면서 주제에 부합하는 양질의 부제목을 동반한다는 점을 눈여겨 볼만하다. 독자들이 인터넷 혹은 문헌 상에서 논문을 검색할 때는 표제가 눈길을 끌어야 논문을 읽게 된다. 특히 주석이나 리뷰, 초록, 포스터의 표제는 논문 표제보다 좀 더 자유롭게 정해도 된다.

상자 4.2 주의를 끄는 학술지 논문 표제

Egotism in prestige ratings of Sydney suburbs : where I live is better than you think[8]
Twist and shout : deciding when to X-ray a sprained ankle[9]
Beds, bedroom, bedding and bugs : anything new between the sheets?[10]
Did MONICA really say that?[11]

Refeeding of anorexics : wasteful not wilful[12]
Mental distress and the risk of hip fracture. Do broken hearts lead to broken bones?[13]
Similar, the same or just not different : a guide for deciding whether treatments are clinically equivalent[14]
Dissociation in people who have near-death experiences : out of their bodies or out of their minds?[15]
Are you busy for the next 5 years? Recruitment in the Childhood Asthma Prevention Study[16]
African origin of modern humans in East Asia : a tale of 12,000 Y chromosomes[17]
Losing the battle of the bulge : causes and consequences of increasing obesity[18]

논문의 표제에서는 구두점의 사용을 최소화해야 한다. 긍정적인 변화라고는 생각하지 않지만 근래 구두점을 사용한 표제가 인기를 얻고 있다. 표제에 쓰인 콜론(:)의 수는 1970년에서 1995년 사이 *BMJ*와 *Lancet*에서는 눈에 띄게 증가하였고 *New England Journal of Medicine*에서는 그렇지 않았다[19]. 앞의 두 학술지의 편집자들이 콜론이 사용된 표제를 맘에 들어 하는 것인지 *New England Journal of Medicine*의 편집자가 표제의 콜론을 전부 지워버리는 것인지는 확실치 않다. 사용이 불필요하거나 오히려 표제의 인상을 흐릴 수 있음에도 불구하고 콜론을 사용하여 연구 디자인을 설명하는 부제목을 덧붙이는 경우가 있다. 예를 들어 Risk factors for birth defects in premature babies : a case-control study 에서 연구 디자인 관련 언급은 삭제해도 된다. 물론 임상연구든 인구통계학적 연구든 간에 연구 디자인은 근본적이고 중요한 요소이지만 특별히 학술지가 요구하지 않는다면 표제에 덧붙이는 것보다는 논문의 초록이나 방법에서 설명하는 것이 좋다.

고전적인 표제는 독자들에게 논문이 무엇에 관한 것인지를 알려주고 본문을 펼쳐보도록 이끌어 실제 내용을 통해 결과를 판단하게 해준다. 표제를 작성하는 세 가지 다른 방법을 상자 4.3에 기재하였다. 표제를 쓰는 전형적인 방법은 독립변수나 주제 단어로 시작하는 것이다. 논문을 호흡기계의 학술지에 제출한다면 상자 4.3에 나열한 제목 중 처음 두 개의 제목이 적당할 것이고 성장에 관련된 학술지에 제출할 목적이라면 세 번째 제목이 좀 더 적합할 것이다. 단 이때 표제가 짧고 간결하지 않으면 흥미를 유발하기 어렵다.

최근 의문문 형식의 표제가 증가하는 경향이 있다. 논문의 목적을 반복해서 표

상자 4.3 표제 작성의 여러 방법들

독립변수, 종속변수, 모집단을 포함하는 제목 :

Effect of asthma on linear growth in children
Asthma and linear growth in children
Final height attainment of asthmatic children

의문문 형식의 제목 :

Does asthma reduce linear growth?
Are asthmatic children shorter than non-asthmatic children?

질문에 답하는 형식의 제목 :

Asthma is negatively associated with growth in height during adolescence.
Linear growth deficit in asthmatic children

현하는 형식의 의문문은 그 답을 기다리는 독자들의 시선을 끌 수는 있겠지만 개인적으로 의문문 형식의 표제에 찬성하지는 않는다. 의문문 형식의 표제는 긍정적인 답을 암시하는 경향이 있어 결과가 부정적인 경우에는 혼동을 가져올 우려가 있기 때문이다. 의문문 형식의 표제는 초록이나 대담 같은 즉각적이고 상호교류적인 영역에서 사용하는 편이 더 자연스럽다. 학술적인 논문은 좀 더 보수적으로 결과를 전달할 필요가 있으며 논문의 표제는 시간이 흐른 뒤에도 평가를 받을 수 있다는 점을 명심해야 한다.

단정문 형식의 표제도 인기를 얻고 있지만 이 역시 학술논문용으로는 적합하지 않다. 이런 표제는 연구 질문에 답을 단정적으로 전달하는 형태로 오류가 발생했을 여지를 남겨두지 않은 채 궁극적인 진실을 전하는 느낌을 준다[20]. 그리고 이러한 논문은 그룹 간의 차이를 종종 연구 결과보다 더 크게 보이게 한다. 예를 들어 천식 아동의 키 성장 부진은 그 정도가 매우 미미하여 임상적으로는 의미가 없음에도 불구하고 표본크기가 클 경우 통계적으로는 유의성을 가질 수 있다. 이 경우 상자 4.3의 마지막 두 개의 표제처럼 보고해서는 안 된다. 이런 표제들은 학회에서 발표되는 포스터 사이에서는 매력적일지 모르나 절대 학술지에 연구 결과를 보고할 때는 사용해서는 안 된다. 사실 *New England Journal of Medicine* 을 포함한 일부 학술지들은 이러한 단정문 표제를 사용하지 않도록 권고하고 있다.

주관이 강한 단정적인 문구의 표제는 논리적으로 완벽하게 검증할 수 없는 경우가 많다. 표제에 언급한 대담한 결론이 논문 중간 발표를 통해 논문 자체보다도 널리 퍼져 독자들에게 엉뚱한 정보를 제공하게 될 수도 있다. 또 설령 표제가 오류임이 밝혀진다 하더라도 영구적으로 기록으로 남게 되는 경우도 있어 문제가 된다. 또한 단정적인 표제는 실제연구가 그 표제보다 훨씬 더 가치가 있는 것으로 증명되었을 때조차도 연구의 과학적인 질을 비아냥거리는 수준으로 감소시킬 수 있다[20].

심지어 단정적인 문구의 표제를 쓴 논문들을 대상으로 한 연구에서 예방이라는 단어를 표제에 사용한 24개의 논문 중 임상 증상을 예방하는 치료법을 언급하지 않은 논문도 있었다[21]. 단정문의 표제는 오해를 일으킬만한 소지가 많음에도 불구하고 명쾌한 메시지를 제시하기 때문에 독자들의 이목을 끈다는 점을 편집자들도 알고 있다[22,23]. 그러나 전달하는 내용이 부정확하고 과장되거나 부적합할 수 있으므로 결국은 바람직하지 않다. 이런 인식이 확산되면서 단정문을 사용해 온 연구자들이 비난을 받기도 했다. Improved survival for patients with acute myelogenous leukemia. 라는 표제로 발표한 논문도 단 한 번의 예비 연구로 이런 대담하고 낙관적인 결론을 내린 데 대해 많은 비난을 받았다[23]. 새로운 치료법의 효과를 표제에 언급하려면 적어도 대규모의 다기관 무작위 대조군 연구이어야 하며 그렇다 하더라도 역시 단정문의 표제를 사용해서는 안 된다.

무엇보다도 표제에는 사실만을 정확히 언급해야 한다. 이전에 동료연구자들과 논문을 쓰던 중 처음에는 Increasing weight is a risk factor for asthma in childhood. 라는 표제가 제안 되었다. 이 표제의 문제점은 과체중보다 체중 증가 자체가 천식에 더 위험한 인자인 것처럼 보인다는 점이다. 결국 우리는 표제를 Overweight children and the risk of asthma로 수정하였다. 이 표제는 논문의 주제인 처음 두 단어 overweight, children을 강조하고, 핵심단어인 overweight, risk, asthma가 모두 포함되어 독자들이 참고문헌을 검색할 때에도 쉽게 찾아 볼 수 있다. 가장 중요한 점은 결과에 해당하는 내용은 결과에서 기술해야 하며 표제는 짧고 간결해야 한다는 점이다.

논문에 최고의 표제를 붙이는 일은 저자에게 달려 있다. 그러므로 짧고 핵심적이며 주목 받으면서 사실적인 표제를 붙이기 위해 노력해라. 하지만 학술지 편집자들이 제출한 표제를 고쳐지고 수정하더라도 실망할 필요는 없다.

표제지

학술논문의 저자들은 저널리즘을 두려워하고 선정주의나 과장법을 피하기 위해 극도로 신경을 쓰며 지루하고 애매모호한 글을 최대한 멀리하고자 노력한다.

Scientific writers are terrified of journalism and, desperately anxious to avoid any hint of sensationalism or hyperbole, veer too far in the direction of tedious obscurity.

JS Lilleyman[24]

저자명단과 표제가 정해졌다면 다음 차례는 형식에 맞추어 표제지를 작성하는 것이다. 대부분의 학술지가 투고지침을 통해 표제지에 대한 세부사항을 정하고 있으며 그 요구사항은 학술지마다 다양하다. 보통은 표제지의 가장 상단에 표제를 적고 그 아래 저자명단을 적는다. 저자의 수가 몇 명이든 모든 저자를 적는 것이 원칙이다. 많은 학술지가 저자 수를 제한하기 때문에 만일 저자가 12명이 넘는다면 나머지는 각주에 기입해야 한다. 저자가 12명이 넘는 다기관 연구이거나 단일 기관연구라도 8명이 넘는 경우에는 모든 저자들은 ICMJE(www[1])에서 요구하는 저자등재 윤리기준을 충족함을 증명하는 성명서에 서명을 해야 한다. 저자란에는 성을 포함한 전체이름과 최종학위, 자격, 지위, 연락처를 함께 기입해야 한다. 그리고 연구가 시행된 기관과 부서의 명칭을 포함해야 하며 기관 간의 제휴사항과 제1저자의 모든 세부 사항을 기록해야 한다. 마지막으로 교신저자의 전화번호와 팩스번호를 국가번호와 함께 기재하고 이메일 주소를 기재해야 한다. 또 연구비 보조와 지원에 대한 감사 역시 표제지나 감사의 글을 통해 기재하도록 한다.

표제지에는 난외표제(Running title)도 싣는데, 난외표제란 표제를 학술지가 요구하는 글자 수로 맞추어 단축한 것으로 보통은 공백을 포함하여 30~40자이다. 표제지 이외의 장에서는 머리말이나 꼬리말에 기입한다. 마지막으로 3~10개의 주제어를 표제지의 하단이나 초록의 하단에 기입하면 된다. 이때 사용하는 용어는 Medical Subject Headings(MeSH)를 기준으로 한 표준용어를 사용해야 하는데, MEDLINE®의 웹(www[2])이나 의학도서관에서 열람 가능한 *Index Medicus*를 이용하면 된다. 이렇게 해야만 논문이 전자 데이터베이스에서 정확하고 쉽게 검색될 수 있다. 학술지마다 표제지에 대한 요구사항이 조금씩 다를 수 있으므로 항상 투고 지침을 참고하도록 한다.

참고문헌과 인용문

결국 모든 연구의 궁극적인 목적은 객관성이 아니라 진실이다.
After all, the ultimate goal of all research is not objectivity, but truth.

Helene Deutsch(1884-1982, www.bartelby.com)

논문의 인용문 부분은 인용된 과학자들의 연구와 업적의 영향력 지수를 높이는데 중요한 역할을 한다. 참고문헌은 PubMed®(www[3])를 통해 MEDLINE®을 검색할 수도 있고 다른 웹사이트를 이용할 수도 있다(www[4-8]). 다른 연구자가 출판한 논문의 연구 방법, 문장, 아이디어, 결과 중 그 어느 것을 인용하더라도 반드시 정확한 출처를 밝혀야 한다. 다른 연구자의 저술의 일부분이나 아이디어를 자신의 것인 양 사용한다면 이는 표절이다.

학술지 논문을 작성할 때는 가장 타당하고 중요하며 최근에 발표된 문헌을 중심으로 인용해야 하는데, 연구를 계획하는 단계에서 참고문헌을 완벽히 갖추고 연구가 진행됨에 따라 수정 보완해 나가는 것이 가장 이상적이다. 참고할 문헌을 구성했다면 이를 전자 데이터베이스인 Endnote®나 Reference Manager®(www[9]) 등에 저장해 놓아야 한다. 전자 데이터베이스를 사용하면 저서 목록을 수동으로 작성하는 것보다 시간을 절약할 수 있다. 참고문헌이 자동으로 알파벳 순으로 정렬되거나 색인에 올려져 파일이 링크되어 쉽게 검색될 수 있다. 또한 인용하는 논문 모두를 손쉽게 구해 읽을 수도 있다. 항상 논문을 제출하기 전에 참고문헌의 기재형식이 적절한지 해당 학술지의 편집자에게 확인해보도록 하자. 학술지마다 다른 형식을 사용하기 때문에 항상 확인해야 한다.

서론과 고찰은 서술식이므로 문헌을 인용할 때는 포괄적이기보다는 선택적으로 할 필요가 있다. 참고문헌은 상호검토 학술지에서 출판한 것이 가장 좋고 출간되지 않은 연구나 초록은 참고문헌으로 활용해서는 안 된다. 또 계획에 따라 엄격히 관리된 근거 수준이 높은 연구부터 인용하는 것이 좋다. 질 높은 문헌을 선택해야 작성된 논문의 수준을 끌어올릴 수 있다. 학술지에 따라 참고 문헌의 수를 제한하는 경우도 있지만 일반적으로는 20~35개의 참고문헌을 허용한다.

각 학술지에서 요구하는 참고문헌 표기 형식에 따라 작성해야 한다. 일반적으로는 밴쿠버 지침(상자 4.4, www[1])을 이용하며 논문에서 인용한 순서대로 참고문헌을 나열한다. 그러나 *Nature* 같은 학술지는 고유한 참고문헌 형식을 사용하기도 한다. 보통 저서의 인용은 학술지의 인용과는 다르므로 반드시 투고지침(www[10])을 확인해야 한다. 일부 학술지는 여전히 고유의 형식을 고수하고 있으나 대다수 학술지가 밴쿠버 지침으로 바뀌고 있고 대부분의 전자 데이터베이스는 다양한 형식으로 전환이 가능하다.

상자 4.4 밴쿠버 지침에 따른 참고문헌 작성법

Bhopal R, Rankin J, McColl E, Thomas L, Kaner E, Stacy R, *et al*. The vexed question of authorship : view of researchers in a British medical faculty. *BMJ* 1997;314 : 1009-12.

Kenyon SL, Taylor DJ, Tarnow-Mordi W, for the ORACLE Collaborative Group. Broad-spectrum antibiotics for preterm, prelabour rupture of fetal membranes : the ORACLE I randomised trial. *Lancet* 2001;357 : 979-988.

von Mutius E. Progression of allergy and asthma through childhood to adolescence. *Thorax* 1996;51(Suppl.) : S3-S6.

Armon KA, Elliott EJ. Acute gastroenteritis. In : Moyer VA, Elliott EJ, Davis RI *et al*., eds. *Evidence-based pediatrics and child health*. London : *BMJ* Books 2000.

밴쿠버 지침에서는 저자명은 성을 먼저 적고 이름은 머리글자만 적고 마침표는 사용하지 않는다. 이름과 이름 사이는 쉼표로 구분한다. 참고문헌을 인용할 때 저자 6명까지는 위의 방식으로 적고 그 이상은 *et al* 을 덧붙인다. The National Library of Medicine(www[3])은 밴쿠버 지침이 6명인데 반해 24명의 저자까지 기재하고 그 이상은 *et al*.을 붙인다. 저자명을 나열한 후 한 칸을 띄고 표제를 적는다. 표제는 마침표로 끝내고 한 칸을 띄운 후 *Index Medicus*의 지침에 따라 학술지의 이름을 약어로 표기한다. 다시 한 칸 띄우고 발행연도, 세미콜론, 권, 콜론, 쪽수, 마침표 순으로 표기한다. 발행호수나 발행월일은 기입하지 않는다. 학술지 이름의 정식 약어 표기는 매년 *Index Medicus*의 1월호에 발행되며 웹(www[2])을 통해서도 찾을 수 있다. 임의로 축약해서는 안되며 사용하려는 약어가 정확하지 않을 때는 차라리 완전한 학술지명을 기재하는 것이 좋다.

참고문헌 관리 프로그램(www[9])을 사용하면 참고문헌 목록을 다양한 형태와 형식으로 쉽게 바꿀 수 있어 편리하다. 프로그램을 사용하면 MEDLINE®이나 PubMed®을 통해 자료를 한번만 다운로드 받으면 된다. 그리고 논문을 쓰는 중간에 참고문헌을 추가하거나 본문 내에서 참고문헌의 순서를 재구성해도 해당 소프트웨어가 참고문헌 목록을 새로 정리해 줄 것이다. 참고문헌이 정확한지를 항상 확인해야 한다. 공인된 데이터베이스에도 오류가 있을 수 있기 때문에 다른 논문에서 쓰인 참고문헌 부분을 그대로 데이터베이스에 옮겨 놓아서는 안 된다. 항상 철저히 원문의 사본을 구하고, 전자 참고문헌이 완벽한지 확인해야 한다. 또한 참고문헌이 다른 사람이 말한 바를 제대로 인용했는지, 인용의 세부사항은 정확한지 여부도 확인해야 한다. 그래야만 다른 논문이 참고한 문헌도 정확하다고 믿고 자유롭게 활용할 수 있을 것이다. 발행연도나 권, 또는 쪽수를 잘못 기재하는 실수를 하게되면 논문의 독자들이 인용 논문을 찾기 어려워진다. 저자의 이름이나 논문 표제 기입에 가장 많은 실수를 하는데[25] 이는 조금만 신경쓰면 쉽게 예방할 수 있는 절대 해서는 안 되는 실수이다.

저자는 학술지 편집자가 미처 확인하지 못한 세세한 부분까지 꼼꼼히 확인해서 참고문헌의 정확성에 완벽을 기해야 한다. 훌륭한 과학자는 연구의 세밀한 사항까지도 주의를 기울인다. 참고문헌 기재의 실수는 그 논문의 자료 수집과 보고 과정에도 실수가 있을 수 있다는 의심을 불러 일으켜 결과적으로 논문의 질을 떨어뜨린다. 게다가 그 논문을 참고하는 연구자들이 번역하고 인용하는 과정에서 실수를 영구화할 수 있어 일종의 '전달의 잘못된 사슬(Chains of Chinese whispers)' 을 만들게 된다. *Scientific Citation Index*(6장 참조) 에 논문 속의 잘못 인용된 문헌이 기록되게 되면 실수가 공식화되어 과학자로서의 명성은 손상을 입게 된다.

항상 연구자가 아닌 연구 내용을 인용해야 한다. 행동과학(Behavioural science) 분야에서는 연구자의 이름을 자주 인용하지만 임상연구에서는 그럴 필요가 없다. 다른 연구자의 연구를 인용할 때는 이번 연구의 결과와 인용한 연구의 결과를 비교하거나 다른 연구의 결과를 기술하면 된다. 예를 들어 Smith, *et al*. found that the prevalence of diabetes in 1998 was 8%보다는 In a cross-sectional study conducted in 1998, the prevalence of diabetes was 8%가 훨씬 더 적절하다.

연구자의 이름을 일부만 언급할 경우 대부분 주저자의 이름만 언급하는 경향이 있는데 이는 다른 공동저자들의 기여를 무시하는 것이 된다. 따라서 이름을 아예 언급하지 않는 것이 최선이며 정 이름을 언급하고 싶다면 모든 인용부분에 모든 저자들을 언급해야 한다. 또 연구단체의 이름을 인용하고 싶고 정말 필요하다고 생각할 때는 연구 단체장의 이름만 인용하는 것이 좋다. 하지만 드물게 명망 있는 비평가의 주장을 반박하는 내용을 쓸 때에는 이름을 언급할 필요도 있다.

문헌을 인용할 때에는 항상 표현에 신중해야 한다. 주장을 뒷받침할 만한 최신 참고문헌이 별로 없는데도 'It is widely believed that ...' 의 표현을 쓰거나, 해당 주제에 대한 출판이 최근 수 년간 뜸했음에도 'Much recent interest has centered around ... ' 식의 표현을 사용해서는 안 된다[5]. 비슷한 예로 'It has long been known that ... ' 이나 'It is generally believed that ...' 의 표현도 피하는 것이 좋다. 진술을 뒷받침할 높은 수준의 증거가 충분히 있다면 이는 당연히 보편적인 지식이므로 굳이 이런 문장을 사용할 필요는 없다. 많은 학술지가 기술적 문헌고찰(narrative review)의 인용을 용인하긴 하지만 리뷰 논문 저자의 개인적인 의견을 인용하는 것은 좋지 않다. 의견이 아닌 사실을 인용해야 한다.

대부분의 학술지에서 개인 간의 대화, 미출판 연구, 회의 초록 등의 인용은 허용하지 않는다. 개인 간 대화를 허용하는 경우에는 인용된 당사자로부터 동의서를 받고 해당인의 자격, 지위, 소속 등을 학술지에 보내야 한다. 또 투고는 되었으나 아직 출판되지 않은 연구를 인용할 때는 논문 투고 시 원고의 사본을 동봉해야 한다. 구전 또는 글로 작성된 비공식적인 정보를 인용하는 것은 승인이 되기도 하고 안되기도 하는 데 인용을 할 때는 반드시 다음과 같은 형식으로 해야 한다 : R.A. Brown (personal communication, 18 March 2000). 이와 같은 참고문헌은 본문에만 싣고 참고문헌 목록에는 포함시키지 않는다. 이메일을 통한 정보교류도 개인 간 대화에 준하여 인용한다.

웹에서 찾은 정보도 인정하는 학술지가 점차 늘고 있는데 아래와 같은 표준 인용 형식을 따라야 한다. 모든 전자 참고문헌은 인쇄된 자료처럼 늘 일정한 정보를 제공해야 하는 데 웹의 내용과 전자주소는 종종 바뀌기 때문에 인용문은 반드시 검색일을 함께 기록해야 한다. 웹 자료의 올바른 인용 예는 다음과 같다.

> *American Psychological Association. How to cite information from the internet and world wide web.*
>
> www.apastyle.org/elecref.html (accessed 19 Nov 2001)

참고문헌 목록 내에는 인용하지 않고 본문 중에만 웹사이트를 언급한 경우는 웹 주소만 제공한다. 예를 들면 Information about how to cite reports, magazines, newspaper articles etc can be found at http : //www.windsor.igs.net과 같다. 다른 출처로부터 얻은 정보를 인용하는 방법에 대한 추가 자료는 인터넷에서 찾아 볼 수 있다(www[11,12]).

상호검토

> *연구만 하고 논문은 쓰지 않아도 된다면 연구자의 삶은 행복한 것이 될 수 있을 것이다.*
>
> *A naturalist' s life would be a happy one if he had only to observe and never to write.*
>
> Charles Darwin(1809-1892)

상호검토는 바람직한 연구를 위해서 꼭 필요한 과정인 동시에 마음 불편한 과정이기도 하다. 이는 비평을 위한 것이므로 칭찬을 좋아하는 것이 인간의 본성임을 고려할 때 본질적으로 어려움이 따르게 된다. 칭찬 받는 일은 정말이지 멋지고 기분 좋은 경험이다. 하지만 비평만이 논문을 향상시킬 수 있다. 상호검토가 필요하기는 하지만 비평이란 어떻게 포장해도 견디기 힘든 일이기 때문에 부디 깊게 숨을 들이쉬고 감정은 잠시 눌러두는 것이 좋다. 공동저자들이 당신이 작성한 부분을 오해하거나 이해하기 어려운 부분을 짚어낸다면 다른 사람들도 똑같이 느낄 것이라는 점을 명심하기 바란다.

상호검토는 긍정적인 의견, 사소한 점검사항, 어법의 가벼운 수정부터 내용 일부를 완전히 삭제하라는 조언, 무책임한 비평, 논문 자체를 재고하길 바란다는 의견까지 다양한 형태로 이루어진다. 최상의 상호검토는 중도를 지키고 변화와 향상을 위해 긍정적인 제안을 하는 것이다. 연구에 대한 상호검토를 누구에게 부탁할지 정할 때 통찰력과 창의력을 발휘해 줄 정신적 스승이 있고 그가 이러한 검토를 통해 향후 진행될 출판과정을 용이하게 해 줄 수 있다면 너무도 고마운 일이다. 이 부분은 12장에서 좀 더 자세히 논할 것이다. 어떤 피드백 과정을 거치든 그 과정은 힘들지만 논문의 질 향상에 있어 너무도 소중한 시간이다.

일단 논문을 작성하기 시작하면 공동저자나 공동연구가들에게 상호검토를 부탁해야 한다. 이 과정을 통해 연구 방법은 세부사항까지 잘 묘사되었는지, 결과는 정확히 보고되었는지, 발견한 사실이 명확하게 표현되었고 과장되지 않았는지를 점검할 수 있다. 이 과정은 과학적 수준을 높인다는 측면에서나 연구결과를 발표한다는 측면 모두에서 논문의 수준을 향상시키는 데 필수적이다. 상호검토를 통해 아이디어를 발전시키고 결과의 과학적 정확성을 향상시켜 훨씬 읽기 좋은 논문을 만들 수 있다.

글쓰기 훈련만 잘 되어 있다면 상호검토가 괴롭거나 우울한 일만은 아니다. 처음부터 계획을 잘 세워 뚜렷한 목표를 가지고 논문을 설계하여 짧고 간결한 문장으로 표현한다면 검토자들이 읽기 쉬운 논문을 만들 수 있을 것이며 그 결과 검토자들을 지적인 참여로 유도할 수 있을 것이다. 논문의 향상에 있어서는 문법과 구성에 대해 조언하는 것보다 지적인 참여가 훨씬 가치 있는 일이기 때문에 이 점은 매우 중요하다. 논문의 구성이 나쁘고 문장이 매끄럽지 않다면 검토자들은 눈앞에 닥친 문제인 표현과 어법을 고치는 데 집중할 수 밖에 없어 상대적으로 내용과 전체적인 구성에 대한 검토는 부실해지게 된다. 이렇게 되면 주요 내용 점검보다는 검토-편집-수정만을 끊임없이 반복하게 되는 결과가 초래된다.

당연한 이야기이지만 논문을 작성할 때는 논문 구성에 대한 서로 다른 의견에 이리 저리 끌려 다니는 것보다 시작하는 첫 날부터 세밀하게 계획한 바대로 구성해 나가는 것이 좋다. 미리 계획된 목표를 가지고 논문을 구성한다면 내용에 초점이 맞춰져 있기 때문에 완성 단계에서 주된 구조를 바꿔야 하는 일이 없다. 그리하여 전체 검토과정이 더 짧아지고 계획적이 되어 참여자 모두가 논문이 신속하게 출판물로 완성되어 가는 과정을 즐겁게 지켜볼 수 있게 된다.

동료에게 상호검토를 요청하는 것은 적절한 수준의 학식을 갖춘 사람에게 나의 연구를 도와달라고 요청하는 것이다. 이 과정은 동료에 대한 기본적인 존중과 배려를 갖추고 이루어져야 한다. 할 수 있는 최고 수준까지 다듬지 않은 원고를 평론해 달라고 넘겨서는 안 된다. 부실한 문서를 경솔하게 반복적으로 넘기다 보면 결국 검토자가 지치게 된다. 가장 알찬 피드백을 받으려면 동료에게 부탁하기 전에 자신이 할 수 있는 최고 수준으로 원고를 준비해 두어야 한다. 그래야만 원고를 주고 받는 횟수가 최소화되고 피드백의 질은 최대화되어 모두 시간을 낭비하지 않을 수 있다.

원고를 한 번에 한 명의 검토자에게 넘겨서 순서대로 돌아가며 평론을 받을 수도 있고 동시에 모든 공동저자들에게 배포해서 검토를 받을 수도 있다. 원고를 다음 순서로 넘기기 전에 각 검토자의 조언을 반영해야만 다음 검토자가 더 낫게 수정된 원고를 받을 수 있고 공동저자들 또한 다른 사람이 이미 한 일을 반복하지 않을 수 있다. 일부 공동저자에게는 혼자 평론하는 것보다 소그룹을 조직하여 각자가 아이디어를 내놓아 최선책을 결정하는 방법이 훨씬 생산적인 수도 있다. 검토방식은 각 연구팀의 연구과정을 고려하여 가장 효율적인 방법을 선택하는 것이 바람직하다.

동료들이 검토한 내용을 참고하여 최선의 검토와 수정을 하기 위해 노력해야 한다. 공동저자와 검토자들의 조언을 성실히 받아들여 논문을 수정하여 주제문은 명확하고 오류가 없게 만들고 문법은 정확하며 문장은 최소한의 단어만 사용하여 흐름이 매끄럽도록 해야 한다. 구체적인 방법에 대해서는 8장부터 11장에 걸쳐 자세히 다룰 것이다. 이는 연구, 결과, 아이디어를 좀 더 좋게 포장할 수 있는 방법을 찾는 일이기 때문에 고되지만 보람 있는 일이다. 결국 읽기에 매끄러운 논문이 발표 준비가 잘 된 논문이라고 할 수 있다.

제1저자는 피드백을 구두로 받을지 혹은 문서나 컴퓨터로 받을지를 결정 해야 한다. 논문 원고의 사본에 검토자가 직접 글로 평론해주는 문서 피드백은 검토자의 글씨가 읽기 쉽다는 전제 하에서 최상의 방법이다. 최근에는 문서작성 프로그램의 변경 내용 추적을 이용한 컴퓨터 피드백이 주로 활용된다. 단 이 방법은 검토자에게 논문의 사본을 파일로 보내 화면 상에서 작업하는 과정에서 일시적으로 문서의 소유권을 검토자에게 넘긴다는 문제점이 있다. 또 검토용으로 넘긴 원고가 변경 내용 추적이 안 되는 상태에서 변경된 경우에는 전자문서 상에서 수정된 부분이 어디인지 찾아 원본에 반영하기 어렵다는 단점도 있다. 따라서 이 프로그램의 사용법을 검토자가 숙지하고 있어야 한다. 수정을 문서로 하든 컴퓨터로 하든 확실히 해야 할 점이 있는데 저자는 검토자의 조언을 받아들여 원본을 수정할 수도 있고 원본을 고수할 수도 있다는 점을 검토자가 양해해야 한다는 것이다.

초안이 잘 쓰여진 논문으로 거듭나려면 몇 번의 퇴고가 필요할까 하는 논의가 종종 있는데 20~30번이 일반적이다. 그러나 이 숫자는 공동저자에게 피드백을 위해 원고를 건네는 횟수를 말하는 것은 아니며 원고를 수정하여 공동저자와 검토자에게 넘기는 횟수는 가능한 최소화 하는 것이 좋다. 내가 알고자 하는 바를 정확하게 상대방에게 물어보는 방법을 터득하는 것도 필요하다. 초안이 정교하고 잘 쓰여진 논문으로 거듭나는 과정을 지켜보는 즐거움으로 많은 연구자들은 고된 상호검토 과정을 견뎌낸다.

피드백 과정

과학이란 훈련되고 조직된 상식일 뿐이다.
Science is nothing but trained and organised common sense.

Thomas Henry Huxley(1894-1963)

평론이란 논문의 수정에 대한 조언을 청하는 것이다. 논문이 어떻게 쓰여져야 하며 내용은 무엇이 되어야 하고 어떻게 포장되어야 하는지에 대해 검토자들은 나름의 생각이 있게 마련이다. 때로는 검토자의 생각과 나의 생각이 완전히 다를 때가 있는데 이때야말로 훌륭한 대화의 기술이 필요한 시점이다.

상호검토를 하면서 모든 사람을 동시에 만족시킬 수는 없다. 따라서 제1저자는 모든 의견을 고려해야 할 의무가 있으며 어떤 의견을 받아들일 지에 대하여 신중하게 결정할 의무가 있다. 논문을 쓰기 시작하기 전에 공동저자들이 논문의 목적에 동의하는 것이 이상적이다. 이후 논문이 주제에 초점을 맞추도록 하는 것과 처음부터 끝까지 전 과정이 계획대로 진행되도록 하는 것은 제1저자의 의무이다.

상호검토의 조언들은 진지하게 받아들여져야 한다. 내용과 문법, 문장구조에 대한 검토사항들을 받아들이면서 어떤 조언이든 융화시키도록 노력해야 한다. 기존 원고에 얽매여 어떤 큰 변화를 주고 싶지 않다면 이 과정이 매우 힘들 것이다. 검토자가 외형상 큰 변화를 제안한다면 잠시 손을 놓고 문제에 대해 생각하며 시간을 가져 보는 것도 좋은 방법이다. 단 논문을 너무 오래 미뤄 두지는 말아야 한다. 아무리 나쁜 소식도 하룻밤 자고 일어나서 다시 생각하면 받아들이기가 좀 더 수월해진다. 원고를 개선시킬 방법은 항상 있으며 대개의 경우 변화는 원고를 향상시킨다. 때때로 사람들을 만나는 것도 훌륭한 소통의 기술이며 필요하다면 제삼자에게 조정을 부탁해도 좋다.

물론 건설적이며 긍정적인 피드백은 항상 고마운 마음으로 기꺼이 받아들일 수 있다. 하지만 부정적인 피드백을 받았다 하더라도 조언해 준 것에 대해 정중하게 감사를 표하고 부드럽게 받아 넘겨야 한다. 평론에는 시간이 걸린다. 평론하면서 수고한 동료 연구원들의 노력은 저술에 쏟은 노력에 못지 않으므로 어느 하나도 가벼이 여겨서는 안 된다. 논문이 조금이라도 빨리 투고되기를 바라는 마음은 충분히 이해하지만 항상 객관적이고 큰 그림을 보려고 노력하길 바란다. 어떤 조언도 논문에는 도움이 될 것이며 검토자들의 조언을 존중하면 더 나은 협력 관계를 쌓을 수도 있을 것이다. 반면에 검토자들의 조언에 논쟁적이거나 무례하게 거부하는 태도는 어떤 식으로든 기억되어 전문분야에서의 명성이나 경력에 조금도 도움이 되지 않을 것이다.

체크리스트와 투고지침

> *논문을 준비하는 모든 단계에서 처음으로 돌아가 투고지침을 확인하고 원고를 형식에 맞추도록 한다. European Annals of Andrology에 투고하고 싶으면서 논문을 Swedish Journal of Androgen Research의 형식에 맞추어서는 안 된다는 사실은 너무도 당연하다.*
> *At all stages of preparation of the paper, go back and check with the instructions to authors and make sure that your manuscript conforms. This seems very obvious but if you wish to publish in the European Annals of Andrology do not write your paper to conform with the Swedish Journal of Androgen Research.*
>
> George Hall[26]

투고지침은 각 학술지의 웹(www[10])에서 찾아 볼 수 있다. 학술지마다 각기 다른 요구 사항을 제시하고 있기 때문에 논문을 쓸 때 나중에 투고지침에 맞추기 보다는 정확한 형식에 맞추어 시작하는 것이 보다 효율적이다. 예를 들면 모든 결과를 분자와 분모를 포함한 숫자를 사용하여 표로 제시하도록 요구하는 학술지가 있는 반면에 중요한 결과만을 표 또는 그림을 통해 백분율로 표시하도록 하는 학술지도 있다.

덧붙여 학술지의 요구사항을 점검할 때는 심사자들이 만들어 놓은 체크리스트를 참조하면서 점검하는 것이 좋다. 많은 심사자들이 체크리스트들을 이용하며 *BMJ*와 *JAMA*와 같은 학술지는 이 리스트를 웹(www[13,14])에 올려놓았다. 외부 심사자들이 이 체크리스트 중 하나를 이용한다면 저자도 이를 참고하는 것이 좋다. 일반적으로 사용되는 체크리스트는 아래의 상자 4.5에 정리되어 있다.

상자 4.5 심사자와 저자를 위한 체크리스트

일반 사항

연구가 원저인가?
정보가 중요한 것인가?
연구가 윤리적으로 행해졌는가?
기존 연구에 보탬이 되기에 충분한 연구인가?
표제가 정확하고 정보를 함축하고 있는가?
초록 내용에 가장 중요한 결과들을 포함하고 있는가?
논문은 정확하고 논리적인가?
학술지의 독자들이 관심을 가질만한 결과인가?

서론

길이는 적당한가?
배경지식을 적절히 설명하고 연구목적을 언급하고 있는가?

연구 방법

연구방법은 충분히 입증된 것인가?
참여자들에 대해 적절히 설명하고 그들의 상태가 잘 정의되어 있는가?
만족스러운 응답률을 얻었는가?
사용된 연구기기들을 적절히 설명하였는가?
사용된 술기들을 적절히 설명하였고 그것이 보편적으로 인정된 술기인가?
연구에 사용한 방법들이 적절한가?
샘플의 크기를 적절한 방법을 통해 산출하였는가?
사용된 통계 방법들을 적절히 설명하고 활용하였는가?

연구 결과

결과에 대한 기술이 분명하고 상세한가?
결과가 신뢰할 수 있고 근거가 충분하며 잘 제시되어 있는가?
통계 방법들은 적절한가?
필요한 신뢰구간이 주어졌는가?
그림과 표에 제시한 결과 데이터를 본문 중에 붕복되게 언급하고 있지는 않는가?
언급된 결과들이 통계 분석에 부합되는가?

고찰

길이는 적절한가?
연구의 제한점을 적절히 고려하고 있는가?
이전의 연구들을 적절히 조사하였는가?
연구결과가 연구목적에 대한 답을 주었는가?
결과가 이치에 맞고 논리적인가?

표와 그림

그림이 이해할 만한 수준의 것인가?
표와 그림들이 모두 필요한 것들인가?
표의 범례, 제목들과 그림은 적절한 정보를 제공하고 있는가?

참고문헌

모든 참고문헌들이 적절한가?
참고문헌들이 이 연구 분야에서의 최신 지견을 포함하는가?
빠뜨린 문헌은 없는가?
잘못된 인용은 없는가?

무작위 대조군 연구로부터 나온 데이터를 보고하고자 한다면 2장에 있는 CONSORT 지침[27](www[15])을 따라야 하며 질적 조사, 통계학적 고찰, 경제적 평가와 같은 연구는 다른 체크리스트(www[15])를 이용해야 한다. 무작위 대조군 연구, 환자-대조군연구, 코호트 연구, 단면연구 또는 생태학적 연구들의 검토에 사용될 수 있는 체크리스트들은 *BMJ* 웹(www[13])에서 찾을 수 있고 코크란 연합은 체계적 문헌고찰에 대한 표준 지침(www[16])을 제시하고 있다.

편집자들이 외부 심사자들에게 논문의 질이 어느 정도 수준인지 질문한다는 점을 명심해야 한다. 심사자들은 종종 논문이 출판하기에 적당한지에 대해 '그렇다,

아니다, 불확실하다'로 답하기도 하고 논문의 질에 대해 '훌륭함, 좋음, 적당함, 형편없음'으로 평하기도 한다. 또한 심사자들은 이 논문이 전문가 자문의 필요성이 있어 통계학자에게 보내져야 하는지에 대한 질문을 받기도 하고, 창의성, 독창성, 과학적 중요성, 연구 설계, 해석, 명확성, 간결성 등에 대해 점수를 매기기도 한다. 자신의 논문의 질에 대해 확신할 수 없다면 스스로 체크리스트들을 확인한 후 먼저 내부 동료 검토자들이나 공동저자에게 피드백을 받는 것이 좋다.

좋은 이미지 만들기

> *좋든 싫든 간에 첫인상은 매우 중요하다. 사람들은 외모로 당신을 잘못 판단할 수도 있다.*
> *Like it or not, first impressions often fount a lot - so people could get the wrong idea of what you are all about just by looking at you.*
>
> Granville Toogood[28]

복잡한 현대 사회에서 성공하기를 원한다면 자신을 잘 포장하고 타인에게 이상적으로 자신을 소개하는 법을 익힐 필요가 있다. 이는 논문에도 적용될 수 있다. 논문을 학술지에 투고할 때 구직 이력서를 보내는 것처럼 한다면 효과적일 것이다. 논문이 세련되어 보이고 양식을 갖추었으며 학술지의 요구 사항을 준수했다면 게재될 가능성이 높아진다.

효과적으로 포장을 하는 데 시간이 오래 걸리긴 하지만 분명 시간 투자를 할 만한 가치가 있다. 시각적으로 특색있는 논문은 독자들에게 더 매력적이며 잘 구성된 글은 독자들의 흥미를 유지시키는데 도움이 된다. 논문에는 독자들에게 쉽게 다가가고 메시지를 쉽게 전달할 수 있는 깨끗하고 간결한 단락이 필요하다. 이후에는 논문을 적당한 형식에 맞춰 구성해야 한다. 상자 4.6에 이에 대하여 간단히 정리하였다. 대부분의 학술지는 독자들이 논문을 읽기 쉽게 두 줄 간격으로 작성하도록 하고 있다. 세련된 형식과 구성을 통해 독자의 시선을 사로잡을 수 있다면 보기 좋을 뿐만 아니라 읽기에도 수월한 논문이 될 것이다.

상자 4.6 논문 구성하기

시각적 효과

여백을 충분히 두라.
각 장마다 쪽 번호를 달라.
머리말 혹은 꼬리말에 식별정보를 넣어라.
새로운 단락은 새로운 쪽에서 시작하라.
문단을 짧게 구성하라.
좌측 정렬을 하고 한 행씩 띄어서 글을 쓰라.
줄과 줄 사이에는 하이픈으로 연결된 단어의 사용을 피하라.
혼자 동떨어져 있는 줄을 없애도록 하라.

시각적 주제 변화

단락을 나눌 때는 작은 표제를 사용하라.
새로운 주제는 새로운 문단으로 시작하라.

언어적 주제 변화

각각의 문단을 시작할 때 새로운 주제 문장을 사용하라.

첫 장은 매력적으로 보이도록 완벽하게 작성하고 이를 철저히 점검하라. 심사자들이 읽기 쉽도록 논문을 좌측으로 정렬하고 우측은 긴 단어를 넣거나 부자연스러운 공간을 만들기 보다는 차라리 정렬되지 않은 상태로 두라. 하이픈은 단어를 부자연스럽게 나누기 때문에 사용하지 않는 것이 좋다. 마지막으로 미리 보기로 새로운 페이지에 혼자 떨어진 줄이 없는지 확인하라. 단락을 뒤로 보내기 위해 불필요한 단어를 삭제하거나 여백을 조정하는 것 역시 좋은 방법이다.

대부분의 학술지가 글씨체를 지정하지 않기 때문에 논문의 내용을 전달하기에 적당한 글씨체를 선택할 수 있다. 경쾌해 보이거나 유행을 따르는 글씨체보다는 진지하고 고풍스러워 보이며 전문성이 있어 보이는 글씨체로 선택하는 것이 좋다. Comic Sans MS와 같은 귀여운 폰트들은 담화나 초록, 자신의 생각을 적을 때는 효과적이나 학술지에 논문을 제출할 때는 적합하지 않다. 또 쉽게 읽을 수 있는 폰트 크기를 선택하도록 한다. 많은 심사자들이 비행기, 호텔방, 심지어는 화장실과 같이 조명이 밝지 않는 장소에서 작업을 한다. 이러한 좋지 않은 환경에서도 논문을 쉽게 읽을 수 있도록 신경 쓸 필요가 있다.

무엇보다 표와 그림에 주의를 기울여야 한다. 논문의 명확성을 위해 결과의 대부분의 숫자들은 표 안에, 설명은 문단 안에 썼을 것이다. 숫자를 작성할 때는 정확도가 가장 중요하다. 항상 논문에 사용한 숫자와 통계방법을 검토하고 또 검토하라. 예를 들어 연구 대상자 80명 중에 18명인 22.5%가 질병을 가지고 있다는 결과를 가지고 있는 경우 실수로 백분율을 잘못 기재하여 백분율이 질병에 걸린 참가자 수를 의미하지 않게 된다면 매우 혼란스러워지게 된다. 만일 22.5%가 실수로 22.9%로 보고된다면 우리는 18.3명의 질병에 걸린 사람이 참여했다고 추론하게 된다. 이와 같은 실수는 혼동을 유발하고 결과의 타당성과 신뢰성을 떨어뜨린다.

원고 작성이 끝나고 투고할 준비가 되었다면 다시 한번 투고지침을 확인하기 위하여 제출을 일주일만 미루고 마지막으로 한번 더 내용 및 형식을 검토할 시간을 가져야 한다. 강박적인 태도는 좋은 과학자라는 증거이며 작은 것에 주의를 기울이는 것은 결국에는 큰 이득이 된다. 매번 조금씩 발전해나가는 모습은 동료들이 당신이 매우 신중하고 체계적인 저자이며 당신의 연구는 출판될 만한 가치가 있다는 것을 확신하게 해준다.

가장 필요한 것은 논문 중에 지루하고 확실하지 않은 내용을 제거하는 것이다. 세련된 논문은 심사자들에게 상당한 고민을 통해 논문을 작성하고 마무리했다는 시각적으로 긍정적인 메시지를 준다. 어수선하고 체계 없는 논문은 읽히기도 전에 돌려보내질 수도 있다.

논문 투고하기

내 성공의 대부분은 실패를 통해 이루어졌다.
Most of my successes have come out of failures.

Charles Townes
(레이져의 공동개발자로 노벨상을 수상한 물리학자, 1995)

투고할 학술지를 정한 후 원고를 작성하였으며 원고가 잘 정돈되었고 읽기 편한지에 대한 마지막 평가도 끝났다면 이제 논문을 학술지에 투고할 준비가 다 된 것이다. 원고를 마지막으로 교정하고, 철자를 확인하고, 체크리스트와 투고지침을 확인한 후에는 주저하지 말고 봉투에 담거나 제출 버튼을 클릭하라. 편집자에게 보내는 첨부서(covering letter)는 상자 4.7에 있다. 첨부서에 제1저자의 서명만을 요구하는 곳도 있지만 모든 저자의 서명을 요구하는 경우도 있다. 논문을 제출할 때는 이 첨부서를 반드시 함께 보내야 한다.

상자 4.7 편집자에게 보내는 편지 예시

Dear Editor

Please find enclosed a paper entitled 'Exact statistical methods for presenting data of rare diseases' for consideration for publication in your journal.

The data included in this manuscript have not been published previously and are not under consideration by any other journal. A form with consent to publication signed by the authors is enclosed. All authors have read this final manuscript and have given their approval for the manuscript to be submitted in its present form.

I enclose

- three paper copied of the manuscript
- three copies of the tables and figures
- a labelled disk containing the electronic version.

As the corresponding author, my contact details are shown on the cover page of the manuscript.

Yours sincerely

전자 투고 시에는 파일 형식, 본문, 표, 그림의 업로드 방식 등에 주의하면서 투고 지침에 따라 투고하여야 한다. 전자 투고 시에는 투고 즉시 자동으로 수신 확인 답변을 받게 된다. 전자 투고가 불가능하거나 이 방법을 원하지 않는다면 학술지에서 요구하는 만큼의 사본을 준비한 후 봉투에 담아서 보내야 한다. 이 경우 세계 각지로 보내지는 장거리 배송이 될 수 있으므로 단단히 밀봉하도록 한다. 사진을 동봉한다면 배송 중에 구겨지거나 접히지 않도록 단단한 판지 사이에 끼워서 보호해야 한다. 또한 사진 뒤편에 저자의 이름과 표제를 꼬리표로 붙여야 한다. 이때 꼬리표를 미리 작성하여 사진에 글씨 자국이 남지 않도록 주의한다.

학술지에 투고하는 논문의 원본과 그림, 사진 등의 정확한 복사본을 꼭 저장해 두어야 한다. 한 달 이내에 원고가 도착했다는 연락을 받을 것이고 4개월 이내에 편집자로부터 논문의 심사결과를 통보 받을 것이다. 논문은 때때로 배송과정에서 분실될 수도 있고 해당 학술지 사무실에 도착한 후라도 전달 과정 중에 분실될 수도 있다. 편집자로부터 도착 확인을 받지 못했다면 이를 확인해 보아야 한다.

보관과 문서화

퍼즐 조각들의 모양을 바꿔버리면 쉽게 퍼즐을 맞출 수 있다. 하지만 그렇게 퍼즐 맞추기에 성공해봤자 퍼즐을 원래 자기 자리에 놓았다는 증거는 없다.
It is easy to fit the pieces of the puzzle together if you distort their shape but, when you have done so, your success is no proof that you have placed them in their original positions.

Philip Lake(1928년에 베그너의 대륙이동설에 대해 논쟁을 벌였던 인물; 1865-1949)

논문을 제출했다면 적당한 참고자료 형식에 따라 데이터와 그 데이터 분석에 관련된 모든 자료를 잘 보관해야 한다. 가능하다면 설문지 형식의 원본 데이터, 데이터로 수집된 자료들, CD, 진료기록 등은 자료를 만든 부서에서 안전하게 보관하는 것이 좋다. 데이터는 출판물을 읽은 독자들의 질문에 답변을 제시할 수 있도록 가능한 오래 그리고 안전하게 보관해야 한다. 몇몇 연구 재단들은 이 참고자료를 적어도 5년간, 혹은 10년간 보관하도록 하고 있다. 데이터 혹은 데이터 분석에 사용된 자료를 버리기 전에 반드시 속한 연구기관 혹은 재단의 정책에 위배되지 않는지 확인해 보아야 한다.

자료가 어디에 저장되었는지, 어떻게 보관되고 있는지 등의 모든 참고자료 관련 사항은 연구에 참여한 모든 책임자 및 연구원들이 쉽게 이용할 수 있는 연구 안내서에 기록해야 한다[29]. 안내서에는 전자 자료 파일의 위치와 이름, 데이터베이스, 데이터 기록, 기록의 변형, 데이터 분석 프로그램과 결과와 같은 모든 세부사항들이 포함되어야 한다. 비록 연구자들 개개인이 복사본 혹은 일부 자료를 가지고 있다 하더라도 오류 없이 모든 것이 수정된 최종 버전의 자료를 안전하게 보관해야 한다. 이를 통해서 누구나 연구의 분석을 재현할 수 있고 또한 새롭게 가진 의문에 대한 답을 데이터를 활용하여 얻을 수 있을 것이다.

감사의 글

Huxely의 인용문은 *Collins Concise Dictionary of Quotations, 3rd edn*. London : Harper Collins, 1998(p 168)의 허가 하에 사용되었다. Townes와 Lake의 인용문은 Horviz, LA ed. *The Quotable Scientist*. New York : McGraw-Hill Companies, 2000(각각 p 27, 154)의 허가 하에 사용되었다. 이외 모든 참고 인용문들 역시 허가 하에 사용되었다.

웹사이트

1 International Committee of Medical journal Editors(ICMJE)
http : //www.icmje.org
Uniform requirements that provide instructions to authors on how to prepare manuscripts to submit to biomedical journals including links to sites about sponsorship, authorship, and accountability

2 *Index Medicus(*United States National Library of Medicine)
http : //www.nlm.nih.gov/tsd/serials/lji.html
Bibliographic information including standard abbreviations for serials indexed and cited in MEDLINE®

3 National Library of Medicine, United States
http : //www.nlm.nih.gov/pubs/factsheets/medline.html
Provides access to MEDLINE® vis PubMed®

4 Pubmed Central
http : //www.pubmedcentral.nih.gov
Provides access to archives of science journal literature

5 CrossRef
http : //crossref.org

A collaborative reference linking service through which researchers can click on a reference citation in a journal and immediately access the cited article

6 Pubmed
http : //www.ncbi.nlm.nih.gov/sites/entrez?cmd=search&db=pubmed
Website that allows you to search ejournals(both peer-reviewed and free publication)

7 *Science Direct*
http : //www.sciencedirect.com/
Allows you to create a profile to search for references and receive alerts of new references as they become avaliable

8 *Science Magazine*
http : //www.sciencemag.org/
Allow you to create a profile to search for references and receive alerts of new references as they become available

9 Institute for Scientific Information
http : //www.isiresearchsoft.com
ISIResearchSoft provides product reviews and a comparison of the features of the three most widely used bibliographic software programs EndNote®, Reference Manager® and ProCite®

10 Meducal College of Ohio, Raymon H. Mulford Library
http : //mulford.meduohio.edu/instr/
Links to websites that provide instructions to authors for over 2000 journals in the health sciences

11 American Psychological Association
http : //www.apastyle.org/elecref.html
http : //www.apa.org/journals/1999_summary.html
Information of styles in which to cite references and information of the publicaton rates of many journals

12 Modern Language Association(MLA) of America
http : //www.mla.org/
Guidelines for citing sources from the World Wide Web

13 *BMJ*(*British Medical Journal*)
http : //www.BMJ.com/authors
Advice to authors and contributors on many issues of how to prepare papers for submission

14 *JAMA*(*Journal of the American Medical Association*)
http : //jama.ama-assn.org/site/misc/ifora.xhtml

Guidelines for writing papers reporting the results of diagnostic tests, cohort studies or case-control studies

15 Consolidated Standards of Reporting Trials

http : //www.consort-statement.org/consort-statement/overview0/

http : //www.consort-statement.org/index.aspx?o=1347

http : //www.prisma-statement.org/

Guidelines for reporting randomised controlled trials(CONSORT), Meta analysis of Observational Studis in Epidemiology(MOOSE) and Preferred Reporting Items for Systematic Reviews and Meta-Analyses(PRISMA)

16 Cochrane Collaboration

http : //www.cochrane.org/training/cochrane-handbook

Guidelines for authors and contributors for preparing systematic reviews of the effects of healthcare interventions

참고문헌

1 Zeiger M. *Essentials of writing biomedical research papers.* Maidenhead : McGraw-Hill, 1991; p 9.

2 Rosner JL. Reflections of science as a product. *Nature* 1990;345 : 180.

3 Venter JC, Adams MD, Myers EW, *et al.* The sequence of the human genome. *Science* 2001;292 : 13-4-51.

4 Lander ES, Linton LM, Birren B, *et al.* Initial sequencing and analysis of the human genome. *Nature* 2001;409 : 860-21.

5 David A. Write a classic paper. *BMJ* 1990;300 : 30-1

6 Toelle BG, Peat JK, Salome CM, Mellis CM, Woolcock AJ. Toward a definition of asthma for epidemiology. *Am Rev Repir* Dis 1992;146 : 633-7.

7 Peat JK, Haby MM, Spijker J, Woolcock AJ, Berry G. Busselton revisited. Abstract presented at Thoracic Society of Australia, Annual Scientific Meeting, Canberra, 1992.

8 Cunningham JD. Egotism in prestige ratins of Sydney suburbs : where I live in better than you think. *Aust J Psychology* 1984;36 : 429-38.

9 Institue of Clinical Evaluative Sciences. Twist and shout : deciding when to X-ray a sprained ankle. *Informed* 1994;1 : 1-2.

10 Siebers RW, Fitzharris P, Crane J. Beds, bedroom bedding and bugs : anything new between the sheets? *Clin Exp Allergy* 1996;26 : 1225-7.

11 Tunstall-Pedoe H. Did MONICA really say that? *BMJ* 1998;317 : 1023.

12 Russell J, Baur L, Beument P, Byrnes S, Zipfel S. Refeeding of anorexics : wasteful not wilful. *Lancet* 1998;352 : 1445-6.

13 Forsen L, Meyer HE, Sogaard AJ, Naess S, Schei B, Edna TH. Mental distress and the risk of hip fracture. Do broken hearts lead to broken bones? *J Epidemiol Community Health* 1999;53 : 343-7.

14 Massel D. Similar, the same or just not different : a guide for deciding whether treatments are clinically equivalent. *Can J Cardiol* 1999;15 : 556-62.

15 Greyson B. Dissociation in people who have near-death experiences : out of their bodies or out of their minds? *Lancet* 2000;355 : 460-2.

16 Mihrshahi S, Vukasin N, Forbes S, *et al.* for the CAPS team. Are you busy for the next 5 years? Recruitment in the Childhood Asthma Prevention Study. *Respirology* 2002;7 : 147-51.

17 Ke Y, Su B, Song X, *et al.* African origin of modern humans in East Asia : a tale of 12,000 Y chromosomes. *Science* 2001;292 : 1151-3.

18 Eckersley RM. Losing the battle of the bulge : causes and consequences of increasing obesity. *Med J Aust* 2001;174 : 590-2.

19 Cameron H, Robertson A. The colon in medicine : nothing to do with the intestinal tract. *BMJ* 1997;315 : 1657-8.

20 Rosner JL. Reflections of science as a product. *Nature* 1990;345 : 108.

21 Goodman NW. Surveys of active verbs in the titles of clinical trial reports. *BMJ* 2000;320 : 914-15.

22 Smith R. Informative titles in the *BMJ*. *BMJ* 2000;320 : 915.

23 Weiss GB. New and improved titles. *J Clin Oncol* 1995;13 : 1829-30.

24 Lilleyman JS. Titles, abstracts, and authors. In : Hall GM. How to Write a Paper, 2nd edition. London : *BMJ* Publishing Group, 1994.

25 Siebers R, Holt S. Accuracy of references in five leading medical journals. *Lancet* 2000;356 : 1445.

26 Hall G. Structure of a scientific paper. In : *How to write a paper*. London : *BMJ* Publishing, 1997;pp 1-5.

27 Mother D, Schulz KF, Altman D, for the CONSORT group. The CONSORT statement : Revised recommendations for improving the quality of reports of parallel-group randomized trials. *JAMA* 2001;285 : 1987-91.

28 Toogood G. The articulate executive. Maidenhead : McGraw-Hill, 1995; p 113.

29 Peat JK, Mellis CM, Williams K, Xuan W. Project managements. In : *Health science research. A handbook of quantitative methods.* London : Allen and Unwin, 2001.

5. 평론과 편집과정

독자가 글을 제대로 이해 못했다면 이는 저자가 글을 제대로 쓰지 못한 탓이다.

If they have misunderstood your message, it is almost certainly your fault for not making things clear.

A David[1]

학습 목표

- 편집자 비평 과정에 대해 이해하기
- 논문이 출판되기까지의 과정을 이해하기
- 저작권과 인쇄에 관련되어 발생할 수 있는 문제 예방하기
- 심사자 혹은 편집자가 되어보기

상호검토 학술지

평론은 저자의 얼굴에 묻은 계란을 닦아주기 위해 존재한다.

Peer review exists to keep egg off authors' faces.

S Goldbeck-Wood[2]

상호검토 학술지의 편집자는 투고 받은 논문을 외부 심사자들에게 보낸다. 특정 연구 분야 내에서 전문가로서 명성이 있는 사람들이 외부 심사자가 된다. 상호검토 학술지에 출판되는 연구는 전부 외부 평론과정을 거쳤기 때문에 비상호검토 학술지에 출판되는 것보다 양질의 연구로 간주된다. 편집자는 저자와 연락할 책임이 있고 외부 심사자들은 엄격하고 신속하게 심사를 해야 할 책임이 있다.

논문을 학술지에 투고하면 보통 두 단계의 평론 과정을 통과해야 한다. 우선은 편집위원회가 해당 논문이 학술지에서 원하는 종류의 글인지를 평가하고 만약 그렇다면 이 논문이 외부 평론을 받기에 적합한지를 같은 분야를 전공하는 내부 검토자가 검토하게 된다. 편집자들은 논문의 선택에 있어 최종 책임을 진다. *BMJ*에

제출된 논문의 약 절반 가량은 편집위원회 내에서 게재불가로 결정되고[3] *JAMA*에 투고된 42%의 논문은 외부 평론 전에 게재가 거절된다[4]. 게재불가는 매우 흔해서 학회에서 발표된 논문의 절반 정도는 학술지에 출판되지 못한다[5].

편집자들은 영향력 크고 과학적인 연구만이 게재될 수 있도록 하기 위해 논문들을 외부 심사자들에게 보낸다. 심사자의 수는 각 논문 당 보통 2~3명이지만 학술지마다 편차가 심하다. 심사자의 논평 내용은 상자 5.1에 정리해 두었다. 편집자는 심사자들에게 다양한 측면에서의 논문의 질 또는 참신성에 대한 등급 산정을 요청한다. 심사자 두 명의 논평이 현저하게 다른 경우에는 편집자가 중재를 위해 제삼의 심사자에게 논평을 요청하기도 한다. 이 때 심사자는 중재자로서 앞서 시행된 두 개의 논평을 받아보고 그 논평과 논문에 대한 새로운 논평을 요청 받게 된다.

상자 5.1 심사자가 논평해야 하는 항목

과학적 엄격함
실험 혹은 연구 설계
데이터의 정확도
결과의 중요성과 독창성
결론 접근에 대한 타당성
인용된 문헌의 완벽도
글의 명료도
학술지 독자층의 흥미

학술지의 편집자가 외부 심사자에게 기대하는 것은 논문의 게재 여부 판단보다는 저자에게 도움이 되는 조언들이다. 연구의 완성도, 학술지의 질과 학문의 발전은 편집자, 심사자 그리고 저자가 함께 책임져야 할 부분이다[6]. 이 과정을 통해 바쁜 연구자와 임상의가 질 낮은 논문에 시간을 낭비하는 것과 환자들이 신뢰할 수 없는 연구 결과로 피해를 입는 것을 예방할 수 있다[2].

논문이 학술지에 투고되면 논문의 소유권은 해당 학술지가 갖게 되고 편집자는 논문에 대한 전반적인 재량권을 갖게 된다. 편집자는 보통 심사자들에게 비밀 유지를 당부하며 논문을 맡기지만 외부 심사자들은 논문의 평가 및 심사를 위하여 동료들에게 논문을 보낼 수도 있다. 그러므로 굳이 외부 심사자들에게 논문을 비밀리에 관리해달라고 요구하지는 않는다. 선임 연구자가 후배 연구자에게 논문을 평론하고 논평을 달도록 하는 것은 흔히 행해지는 훈련과정이다. 실지로 편집자들은 심사자들이 평론을 완벽하게 할 여유가 없을 때 그렇게 하도록 권하기도 한다. 그러나 원칙적으로 선임 연구자가 평론을 최종적으로 감수하고 작성된 논평을 승인해야 한다.

편집위원회는 심사자의 논평을 받고 나서 해당 논문을 상자 5.2와 같이 분류한다. 기준에 못 미치는 과학적 방법 및 보고, 부적합한 길이, 독창적이지 못한 결과 또는 학술지에 적합하지 않은 소재 등의 이유로 논문이 '출판에 부적합함'으로 분류될 수 있다.

상자 5.2 편집위원회의 논문 분류

논문이 출판에 적합함
논문이 중요하지는 않은 몇몇 수정을 한다면 출판에 적합함
논문이 주요한 수정을 따르면 출판에 적합함
논문이 주요한 수정을 따랐을 경우 출판을 재고해 볼 수 있음
논문이 편지 혹은 짧은 보고 형식으로는 출판을 고려해 볼 수 있음
논문이 출판에 부적합함

외부 평론은 편집자들이 학술지에 출판하기 적합한 최고의 연구를 선택하는 데 도움이 된다. 이는 마치 심사자와 학술지 편집자 사이의 믿음직한 컨설턴트 같은 역할이라고 할 수 있다[7]. 누가 평론을 했는지 저자들이 알 거라고 생각하는 사람도 있으나 실제로는 거의 그렇지 않다. 한 연구에 의하면 252명의 외부 심사자들에게 논문을 보냈을 때 이 논문 저자들 중 6% 미만 만이 심사자가 누구였는지를 정확하게 알고 있었다[8].

심사자들의 익명 유지는 자유로운 비평을 위한 매우 중요한 요소이다. 심사자가 평론을 마친 후에 편집자는 심사자에 대한 설명 없이 저자에게 평론 결과를 전송한다. 하지만 이후에 저자가 논문 심사가 불공정하게 이루어졌다고 느끼거나 심한 경우 논문이 도용되었을 때에는 이러한 익명 유지가 비난 받기도 한다[9]. 그러나 대부분의 저자들과 심사자들은 익명을 유지하여 심사자의 권리가 지켜지는 쪽을 선호한다[10].

*BMJ*는 좀 더 개방적인 상호검토 체계를 평가해보기 위해 저자에게 심사자의 신원을 밝히는 것의 효과에 대한 무작위 대조군 연구를 실시한 적이 있다. 흥미롭게도 신원확인이 피드백을 받은 후의 논문의 질, 출판에 관한 제안, 학술지에 논문을

수정 후 돌려주는 시간 등에 아무런 영향도 주지 않았다[11]. 그러나 평론하겠다고 동의한 심사자의 수는 유의하게 감소시켰다. 개방형 평론이 평론의 질을 떨어뜨리지 않는다는 보고가 있음에도 불구하고 개방형 평론이 시행되는 경우는 드물며 대부분 익명으로 진행된다.

평론을 할 때 저자들의 익명성이 완벽하게 유지되지 않아 발생할 수 있는 편견을 최소화하기 위하여 *Medical Journal of Australia*에서는 논문에서 저자의 이름을 지우고 외부 평론을 한 후 게재가 확정된 후 저자와 심사자들이 인터넷에 게재된 논문과 평가보고서에 동의하도록 하였다[7]. 또한 이메일을 통해 독자로부터 온 논평을 선택하여 웹사이트에 올리고 저자들이 논문이 출판되기 전에 이를 참고하여 논문을 수정하거나 답할 수 있도록 하였다. 평가 결과 이러한 개방형 평론 방법은 시스템의 공정성을 증가시키며 웹사이트를 통한 다양한 독자들의 논평을 반영한 결과로 피드백의 깊이가 증진되는 등의 장점을 갖고 있었다. 인터넷의 편리함과 함께 미래에는 다른 학술지도 점점 더 개방형 평론 방법을 택할 것으로 생각된다.

수정과 제출

그 때 나는 열 네살이었고(면도할 때가 됐든 안 됐든 일주일에 두 번은 면도를 하였다) 내 벽에 박힌 못이 더 이상 출판불가 통보 쪽지의 무게를 버텨내지 못하고 있었다. 나는 못을 대못으로 교체하고 계속 글을 썼다. 시간이 흘러 나는 열 여섯살이 되었고 좀 더 고무적인 평론을 동반한 출판불가 통보서를 받기 시작했다(가장 처음 받은 편집자의 통보는 다음과 같았다). "당신 글은 훌륭합니다. 그러나 우리하고는 맞지 않아요. 하지만 좋습니다. 당신은 재능이 있어요. 다시 한 번 시도해보세요."

By the time I was fourteen(and shaving twice a week whether I needed to or not), the nail in my wall would no longer support the weight of the rejection slips impaled upon it. I replaced the nail with a spike and went on writing. By the time I was sixteen, I' d begun to get rejections slips with handwritten notes a little more encouraging...(The first was from an editor who wrote) "This is good. Not for us, but good. You have talent. Submit again."

Stephen King[12]

심사 과정이 끝나고 학술지로부터 게재 여부를 통보 받는 순간은 매우 흥분되는 순간이다. 3~4개월 내에 심사 결과를 통보하는 편지를 보내는 학술지도 있지만 더 오래 걸리는 경우도 있다. 인내심을 가져라. 그러나 너무 기다리지는 말라. 4개월이 지나도 회신이 없다면 편집자에게 진행과정에 대하여 공손하게 문의하도록 하라. 많은 학술지에서 평론 결과를 팩스나 이메일을 통해 받는 등의 방법을 사용하여 평론 과정을 신속히 진행하려고 노력하고 있다.

논문이 추가적인 수정이 필요 없이 받아들여졌다는 편지를 받는 경우는 거의 없다. 그럴 확률은 복권에 당첨될 확률만큼 낮다. 요구되는 수정의 범위는 약간의 수정에서부터 원고의 기본적인 내용 또는 추가 분석이 필요한 경우까지 매우 다양하다. 상자 5.3은 편집자로부터 받게 되는 전형적인 답변의 예시이다.

상자 5.3 편집가가 보내오는 게재 허가 또는 게재 가능의 답변 예

Your paper is now considered to be suitable for publication. You will receive the proofs in due course. You should correct these and return them to us as soon as possible. Once again, thank you for submitting your paper to our journal.

Thank you for submitting your paper to our journal. The reviewers to whom we sent your paper have made some important comments. If you are willing to address their comments adequately in a revised version of your paper, we should be happy to accept it for publication.

The editorial board has reviewed your manuscript. It is difficult to complete an editorial evaluation at this point in time. Major revisions are needed as noted in the enclosed comments. Please respond to each reviewer' s comments point by point and resubmit your article to us.

Your manuscript has been returned from our reviewers. As you can see from their enclosed comment, they have a number of suggestions, which they feel should be addressed before we are able to accept the manuscript for publication. If you are able to respond to these comments in an amended manuscript we shall then review the manuscript before final acceptance. Please let us know if you decide not to resubmit. If we have not heard from you in 3 months time, we will assume that you do not want to amend your manuscript and your file will be closed.

Three international reviewers have submitted comments about your manuscript. Together with the assistant chief editor, we generally agree with their remarks. If you would like to thoroughly revise the manuscript according to the combined suggestions, we should be happy to consider it again.

Please submit the amended manuscript and three copies in addition to a copy of the original marked with the changes you have made within 3 months. Please appreciate that resubmission does not mean acceptance.

심사자가 광범위한 수정을 요구했고 그에 따라 수정이 이루어졌다면 편집자는 수정된 논문을 다시 외부 심사자에게 보내 심사를 받도록 할 것이다. 이 경우 심사 과정이 다시 시작되고 그 결과로 논문이 받아들여지거나 추가적인 교정을 다시 요청 받기도 하고 혹은 게재 불가 통보를 받게 될 수도 있다. 많은 학술지에서 3개월 혹은 6개월 안에 수정 논문을 재투고하도록 하고 있다. 이 기한이 지난 후 제출한 논문은 처음 투고된 것으로 간주된다.

언제든 투고한 논문을 철회할 수 있지만 이 논문을 다른 학술지에 재투고하려면 반드시 편집자에게 공식적인 승인을 받아야 한다. 투고 취소가 결정되고 다른 학술지에 제출을 하기로 했다면 다른 심사자들의 논평을 받게 될 것이며 이런 경우 다른 학술지임에도 출판이 대부분 연기된다. 논문이 매우 특수한 분야에 속한다면 처음의 심사자 중 한 명에게 다시 의뢰될 수도 있다. 이 경우 그 심사자의 의견을 고려한 수정을 하지 않았다면 그 심사자는 그 논문에 대하여 예전보다 더 좋지 않은 인상을 갖게 될 것이다.

심사자의 논평에 답변하기

교육의 효과는 배운 것을 대부분 잊어버림에도 불구하고 남아 있는 바로 그것이다.

Education is what survives when what has been learnt has been forgotten.

BF Skinner

심사자의 신랄한 비평을 받게 되면 대부분 망연자실하게 된다. 이는 모르는 사람들에게서 글을 다각도로 비판 받았을 때 흔히 나타나는 현상이다. 가장 생산적인 반응은 차분하고 객관적인 자세로 비판을 받아들이는 것이다. 일단은 답변 내용을 항목별로 분류하는 것이 중요하다. 그리고 나면 질문들이 처음 접했을 때보다는 답변하기 쉽다는 것을 발견하게 된다. 가장 좋은 방법은 가능하면 평론에 따라서 논문을 수정하고 보다 근본적인 변화가 필요한 부분은 심사자를 설득해 보는 것이다. 편집자는 심사자들의 논평이 가볍게 처리되지 않도록 논평을 진지하게 받아들일 것을 요구한다. 수정을 별로 하지 않고 논문을 재투고 하면 심사과정을 무시하는 것으로 보이거나 저자가 오만한 것으로 여겨져 학술지 편집장의 마음을 움직이기가 어렵다.

심사자들의 논평에 대한 답변은 저자의 반응을 매우 명백하게 반영한다. 편집자는 이 답변을 통해 저자의 반응을 평가하게 된다. 따라서 반드시 긍정적인 태도로 답변하고 답변 속에 많은 생각을 반영해야 한다. 좋은 답변을 하기 위해서는 표 5.1처럼 표를 이용하여 심사자들의 논평, 답변, 수정할 원문 등을 체계적으로 정리하는 것이 좋다. 심사자들이 제안한 것을 모두 수정하지는 못하더라도 최대한 평론을 수용하는 것이 좋으며 수용하지 않은 것에는 그에 대한 납득할 만한 이유를 들어 설명해야 한다. 현실적인 상황을 설명하되 심사자의 의견을 무시해서는 안 된다.

답변을 표로 만드는 것은 어느 부분을 수정했는지, 어떻게 수정했는지를 보여주는데 효과적이다. 표 5.1은 심사자의 논평을 잘 수용하였다. 논평 1은 심사자의 제안을 받아들여 상당 부분 내용을 줄였으나 여전히 논문에 본문의 정보를 반영하였다.

논평 2,5,6,8,9은 심사자의 제안을 완전히 수용하였다. 논평 3에 대한 답변에서는 샘플링 과정에 대한 설명이 원문에서 명확하지 않았음을 인정하고 이를 수정하였다. 논평 4에 대한 답변에서는 Bland와 Altman이 'coefficient of repeatability' 를 말한 것이 아니라고 반론하고 싶었겠지만 평론에 답할 때는 항상 공손해야 한다. 올바른 통계를 사용했다고 확신한다면 답변에 그 방법을 단순히 기록하는 것으로 충분하다. 논평 7에 대한 답변을 보면 저자는 그림이 논문에 꼭 필요하다고 보았고 이에 대한 결정은 편집자에게 달려 있다.

간혹 심사자가 공손하지 않은 문체로 비평할 수도 있다. 하지만 이에 대해 똑같이 불손한 답변을 하거나 심사자를 비난한다면 이 역시 편집자에게 좋지 않은 인상을 남길 수 있음을 명심해야 한다.

심사자가 논문에 대한 평 뿐 아니라 연구에 대한 제안을 하는 경우도 있다. 이때 이를 선배 연구자의 연구에 대한 조언으로 받아들이고 진지하게 답변하는 것이 좋다.

표 5.1 심사자의 논평에 대한 답변을 표로 정리한 예

번호	논평	위치	수정
1	The long section on avoidance of food allergens is not useful. The paragraphs should be deleted···	Page 3	This section has been shortened but not removed because one of the studies forms the basis of our hypothesis that diet modification may be important in reducing the incidence of asthma.
2	There should be discussion of the safety and possible side effects of Acaril.	Page 5	A comment about the safety of Acaril has been added. Side effects of the active ingredient benzyl benzoate have only been reported when this compound has been applied directly to the skin or used to treat clothing at higher concentrations(10%). The concentration used in this study is 0.03% and is unlikely to cause these effects.
3	If sampling was by residential area, then there is a potential statistical issue to do with cluster designs.	Page 6	We apologise for unintentionally being misleading. This study was not cluster design and we have altered our wording accordingly. Children were selected who lived within a specific distance from the hospital. This has been made clear.
4	The method for calculating measurement error does not correspond to the coefficient of repeatability described by Bland and Altman in 1996.	Page 7	We have calculated measurement error according to the method of Chinn(1991) and included the limits of agreement as described by Bland and Altman(1996).
5	The term “Active group” may not be the best term	Throughout	The term has been changed to “ intervention group” throughout.

6	Figure 2 is excellent but could be made clearer.	Fig 2	We have made the suggested changes to Figure2 and agree that this makes the 그림 easier to understand.
7	In my opinion, 그림 3 could be deleted	Fig 3	그림 3 defines the allergen avoidance intervention in detail, as 그림 4 does the diet intervention. We have retained the 그림 but are happy for it to be deleted if the editor wishes to do this.
8	Setting the type 1 error rate at 0.05 does not avoid the possibility of a type 1 error, it just controls the error rate at not greater than 5%	page 12	We have replaced the phrase "to avoid the possibility of a type 2 error " with " to control the type 1 error rate.
9	A summary paragraph would be helpful.	Page 13	A summary paragraph has been added.

게재 불가 통보

내가 남을 실망시키는 것은 별로 신경 쓰이지 않는다. 하지만 나 자신을 실망시키는 것은 참을 수 없다.
As for disappointing them I should not so much mind; but I can' t abide to disappoint myself.

Oliver Goldsmith(1728-1774)

일부 학술지는 반 이상의 논문을 외부 평론에 보내기도 전에 탈락시키기 때문에 보통 게재불가 통보가 게재승인 통보보다 훨씬 빨리 도착하게 된다. 논문이 심사자에게 보내지기 전에 거절된다면 한 달 이내에 학술지로부터 연락을 받을 수 있다. 이런 경우에 해당한 논문이라면 내용이 불충분하거나, 지나치게 소수의 흥미만을 끌 수 있는 주제이거나, 과학적으로 결함이 있거나, 너무 길거나 이해하기 힘들다거나 하는 등의 문제가 있을 것이다. 편집자는 해당 학술지의 외부 심사자를 존중하기 때문에 질 낮은 논문은 보내지 않으려고 한다.

논문이 외부 심사자에게 보내졌던 보내지지 않았던 편집자가 게재를 거절했다면 저자가 받을 편지는 매우 공손한 내용일 것이다. 게재 거절의 편지 예시 몇 개가 상자 5.4에 있다. 이러한 종류의 편지를 받았다면 자존심은 잠시 접어둘 필요가 있다. 모든 연구자가 한 번쯤 경험하는 일이기 때문에 긍정적이고 객관적인 자세로 받아들이려고 노력하는 것이 좋다. 논문에 근본적인 문제가 있는 것인지, 투고 학술지 선정에 문제가 있었던 것인지 고민해 볼 필요가 있다. 논문이 공식적으로 거절되고 나면 수정하거나 완전히 다시 쓰지 않아도 다른 학술지에 자유롭게 투고할 수 있다.

상자 5.4 편집자가 보내는 게재 거절 편지의 전형적인 예

Thank you for sending us your revised manuscript. We have now considered this very carefully at an editorial level and I am afraid that we have decided not to accept the paper for publication. I know that you addressed the comments made by the reviewers by making some modifications to the paper. However, our decision not to publish was on the basis that we did not feel that the information was new or would be of great interest to our readership. I apologise for disappointing you.

Thank you for your communication that you sent for publication min our correspondence column. I am sorry to say that we will not be able to find room for it. With well over 2000 letters submitted every year, we sometimes have to make difficult editorial decisions.

Your manuscript has been reviewed. On the basis of the recommendations of the reviewers and the Editorial Office, it was not accepted. Both reviewers raised concerns regarding the study design, analysis, and interpretation of the data. We hope that you can use their comments to improve your manuscript for submission to another journal. Thank you for inviting us to consider your paper.

Thank you for resubmitting your manuscript. Te further reports of the referees are enclosed and we hope that you will find them helpful. When evaluating whether a manuscript can be accepted for as scientific value, interest to readers, and space in the journal. Unfortunately, based on these factors and despite its scientific quality, your paper cannot be accoptod for publication..

We have now received the reviewers' reports on your manuscript and enclose these for your information. We regret that we are unable to accept your paper in its present form. However, if you would like to revise your manuscript to address the reviewers' comments, we will resubmit it for review and will be happy to give it further consideration, although we cannot promise publication.

심사자가 기본적인 연구 방법에 대해 비판적이라면 처음에 연구 목표로 세운 질문에 스스로 답할 수 있는지, 혹은 연구 방법이 연구 목적에 모순되지는 않는지에 대해 고려해보아야 한다. 이 경우 논문의 중요 부분을 다시 쓰거나 데이터 분석을 새로 해야 할 수도 있다. 스타일이나 형식에 관련된 논평이라면 다른 학술지에 투고하기 전에 지적 받은 사항을 수정하는 것이 현명하다. 그러나 세 번 연속으로 거절당했다면 논문을 전반적으로 수정하는 것이 좋을 것이다.

편집 과정

'편집자는 항상 옳다.' 결론은 어떤 작가도 편집자의 충고를 모두 따를

> *수 없고 무결점 편집을 해낼 수는 없다는 것이다. 하지만, 글을 쓰는 것은 인간이고 편집자는 신과 같아서 무조건 작가는 편집자 의견을 따를 수 밖에 없다.*
>
> *"The editor is always right." The corollary is that no writer will take all of his or her editor's advice for all have sinned and fallen short of editorial perfection. Put another way, to write is human, to edit is divine.*
>
> Stephen King[12]

수정한 논문을 다시 보내면 편집자와 편집위원회는 수정된 논문과 외부 심사자의 논평에 대한 저자의 답변을 검토한다. *BMJ*에서는 이 단계에서 출판이 적당하다고 여겨지는 논문들은 바로 '심사 위원회(hanging committee)' 에 보낸다. 이 위원회는 매년 여름 전시회에 어떤 그림을 걸지를 결정하는 런던에 있는 로얄 아카데미의 위원회를 따라서 이름을 지었다. 임상의, 통계학자, 의학적 지식을 갖춘 편집자로 구성된 심사 위원회는 출판에 관한 최종 결정을 하고 때로는 좀더 수정하도록 요구하기도 한다.

편집 과정은 때로는 아주 주관적이다. 편집 결정은 많은 요소로 이루어진다. 외부 심사자의 논평은 그 중 한 부분일 뿐이다. 예를 들면 학술지 발행 횟수가 적다면 논문이 더 많이 탈락된다. 편집자는 타당도는 조금 의심스럽더라도 새롭고 진보적이며 재미있는 연구를 출판하고 싶어한다. 따라서 비교적 평범한 논문이 출판되려면 기발한 점이 있어야 한다. 또한 외부 심사자가 편집자의 게재 결정에 영향을 미치는 은밀한-옳기도 하지만 때론 틀릴 수도 있는-코멘트를 던질 수도 있다. 또 학술지는 앞으로 계속 인용될만한 논문만을 강력히 원한다. 편집자 입장에서는 생계가 달린 문제이기 때문이다. 학술지는 영향력 지수에 의해 평가 받기 때문에(6장 참고) 학술지의 영향력 지수가 올라가면 제출되는 논문의 질과 양이 또한 올라가게 되지만 영향력 지수가 떨어지면 좋은 논문을 다른 학술지에 뺏기게 된다.

심사자의 논평이 크게 부정적이지 않은데도 편집자가 논문을 탈락시키기로 결정하는 경우도 있으며 반대로 심사자는 논문에 근본적인 변화가 필요하다고 했는데 오히려 편집자는 출판하고 싶어할 수도 있다. 출판은 마치 스포츠 경기 같아서 학술지에 투고된 논문 대다수는 탈락이 된다. 편집자는 출판할 논문을 고르는 데 있어 철저한 잣대를 가지고 있다. 따라서 어디로 튈지 예상할 수 없는 편집 결과를 겸

허히 받아들일 수 있어야 한다.

편집 과정은 상당히 유동적이며 협상도 가능하다. 자신의 연구내용이 중요하고 획기적이라고 생각된다면 편집자에게 평론 과정을 신속히 처리해 달라거나 출판 날짜에 대한 확답을 서둘러 해달라고 부탁할 수 있다. 그렇게 함으로써 늘 그런 것은 아니지만 논문의 출판 시기를 앞당길 수도 있다. 심사자가 중요한 점을 간과했거나 잘못 이해하여 논문이 탈락되었다고 생각된다면 편집위원회에 해명의 편지를 써서 결정을 재고해 줄 것을 요청할 수도 있다. 결정이 뒤집어지는 일은 드물지만 아주 불가능한 일은 아니다. 반면에 매우 드물지만 처음에 게재가 결정된 후에 나중에 다른 편집자에 의해 탈락되는 경우도 있다.

논문이 출판될 때까지는 아무것도 확실하지 않다. 대부분의 편집자는 학술지가 출판할 수 있는 것보다 많은 논문을 받으며 해당 논문이 출판해도 될 정도로 충분히 훌륭한지에 대해 실리적으로 판단한다. 탈락된 논문은 학술지에서 파일로 보관하지 않기 때문에 게재불가 결정에 대하여 항변하고 싶다면 논문을 편집자에게 다시 보내야 한다.

페이지 조판 교정쇄

진실은 사실과의 차이가 '조금' 에서 '어느 정도' 사이에 있지만, 오류는 그 차이가 엄청나다.

Truth lies within a little and certain compass, but error is immense.

Viscount Bollingbrooke(1678-1751)

조판 교정쇄(page proof)는 논문이 어떤 모습으로 학술지에 게재될지를 보여준다. 논문이 실제로 게재되기까지 수개월이 더 걸리더라도 나의 연구 결과가 마침내 세상에 나올 모습을 미리 보는 것은 흥분되는 일이다. 그러나 해야 할 일이 아직 많다. 이제는 마지막으로 점검할 시간이다. 인쇄 상, 출력 상, 보고 상에 오류가 있는지 체크하기 위하여 매우 천천히 주의 깊게 모든 단어를 확인해야 한다. 대부분의 출력 오류가 표나 그림에서 발생하기 때문에 표와 그림의 내용과 형식에 특별한 주의를 기울여야 한다. 잘못된 내용이 출판된다면 이는 전적으로 저자의 책임이다.

출판을 준비하면서 보조편집자나 논문 정리 편집자가 논문의 일부분을 바꾸어 쓰거나 구두점을 재배열할 수도 있다. 어떤 학술지는 모든 콤마를 제거하고 다른 학술지는 덧붙인다. 모든 교정을 수용해야 한다. 조판 교정쇄를 받은 후 모든 단어와 수치가 맞는지 확인해야 하지만 매우 단순한 교정밖에는 할 수 없다. 원고를 다시 쓰거나 덧붙이고 싶을 수도 있지만 이 단계에서는 한두 단어 이상을 덧붙이기는 매우 어렵다. 이는 전적으로 편집자의 재량이며 이 경우 추가로 비용을 부담해야 할 경우도 있다. 일부 학술지는 논문 심사비를 받거나 원고 전체 혹은 원고의 페이지 수에 대한 비용을 부과한다.

학술지는 조판 교정 지침을 보낼 것이다. 페이지 조판 교정쇄는 보통 표준 조판읽기 부호로 표시한다. 만일 어떤 부호를 사용할지나 각 부호의 의미를 확신할 수 없다면 British Standards Institute(BSI) (www[1])에서 온라인상으로 조판 부호 설명서를 주문할 수 있다. 1976년에 출판된 BSI 조판 부호는 문서의 준비와 교정을 위한 표준부호이다. 또 다른 많은 웹사이트에서도 표준 조판 교정 부호에 대한 정보를 확인할 수 있다(www[2-5]).

저작권법

당신에겐 권한이 없다고 우리가 말해 줘야만 하는 것들이 있다.
There are some things about which we must simply say you can' t do.

James Watson(DNA의 공동 발견자, 1928년 출생)

저작권은 작품이 허가 없이 복제되는 것으로부터 작가를 보호하는 법이다. 저작권법으로 보호된 자료를 저작권자의 허가 없이 복제한 사람은 법을 어기는 것이다. 저작권에 대한 국제 협정이 연구 논문의 저작권에 관한 국내법으로 통합되었다. 이 법은 논문의 일부만을 작성한 저자 또한 저자로 인정하기 위한 목적도 일부 가지고 고안되었다. 저작권법에는 몇 가지 실용적인 측면이 있다. 연구자의 경우는 연구를 위한 목적으로 어떠한 저작권 자료든 복사할 수 있고 그 용도가 합당하다면 이는 저작권법 위반이 아니다. 일반적으로 해당 연구기관에서 수행된 연구 논문의 저작권은 해당 연구기관에 있지만 일단 논문을 학술지에 제출하고 나면 저작권이 학술지로 넘어가게 된다.

학술지에 투고된 논문은 투고된 순간부터 엄격한 저작권 제한을 받게 된다. 때문에 논문을 쓴 연구자가 논문 사본을 공동저자가 아닌 다른 연구자에게 줄 때에는 신중해야 한다. This article is confidential and is under strict copyright restrictions- do not copy under any circumstances should get the message across. 라는 말을 잘 이해해야 한다.

논문이 일단 출판되고 난 후에 저자가 논문 사본을 개인 웹사이트에 올리는 것을 허가하는 학술지도 있지만 이 역시 출판 후 3년이 지나야 가능하다. 또한 최종 출판본의 스캔이나 파일의 다운로드 역시 허가하지 않는다. 또한 논문을 개인 웹사이트에는 공표해도 되지만 부서, 대학, 법인 웹사이트에는 공표할 수 없다. 해당 학술지의 저작권 세부내용을 확신할 수 없다면 학술지에 문의하여 확실히 알아두도록 한다.

언론에 결과를 공개하는 것

'모든 뉴스는 출판되기 적절하다' 뉴욕 타임즈의 표어
"All the news that's fit to print" Motto of the New York Times.

Adolph Ochs(1858-1935)

연구 결과가 학술지에 출판되기까지는 절대로 언론에 공개해서는 안 된다. 이미 대중 매체에 세부사항이 알려진 연구를 출판하고 싶어하는 학술지는 없다. 학회에서 초록을 발표한 후 학술지에 논문이 출판되기까지 오랜 시간이 걸리더라도 출판에 앞서 기자회견을 하거나 언론 홍보를 하고 싶은 유혹을 참아내야 한다. 실제로 학술지는 학회장에서 전문이 공개된 논문을 선택하지는 않을 것이고 출판되기 전에 대중매체의 표지에 수록된 논문이라면 바로 탈락시키거나 출판을 철회할지도 모른다.

저자로서 결과를 토의하기 위해 학회나 기자회견 등에서 논문을 널리 알렸을지도 모른다. 과학적인 맥락에서 언론과의 의사소통은 중요한 부분이지만 이 방법이 분별있는 적절한 공개는 아니라는 점에 대부분 동의할 것이다. 연구자들은 대중매체와 자유롭게 소통할 수 있지만 학술지에 게재할 내용보다 많은 세부사항을 제공해서는 안 된다. 다행히 대부분의 경우 언론을 통한 보고가 규정을 위반하지 않고 논문에 사용된 표나 그림을 포함하지 않는 한 문제 삼지는 않는다. 어떤 방식으로든 결과를 학술지보다 먼저 공개한다면 대가를 치르게 될 것이다.

학회에 보고한 새로운 사실을 대중매체에 발표해도 되긴 하지만, 연구의 완전한 보고서가 전문가의 검토를 거쳐 출판 할 가치가 있다고 판단되기 전까지는 모든 연구결과는 예비물로 간주된다. 가능한 빨리 새로운 정보를 알리려고 싶어하는 대중매체와 전문가의 검토에 의한 타당성이 확보된 후에 연구를 공개하고자 하는 학술지 편집자 사이의 갈등을 줄이기 위해 일부 학술지에서는 연구 결과의 사전 출판에 관하여 엄격한 원칙을 갖는다. 학술지가 대중매체에 연구 결과를 공개하는 것에 통제를 너무 심하게 한다고 비판을 받기도 하지만 대부분의 학술지는 출판하고자 하는 정보의 정확도와 타당성을 확보하기 위해 기꺼이 이러한 노력을 기울인다[13].

잉겔핑거 원칙

출판 전에 대중매체에 연구내용을 공개하는 것은 대다수 학술지의 저작권 정책을 어기는 일이다. '잉겔핑거 원칙' 이라고 알려진 이 정책은 1960년 당시 *New England Journal of Medicine*의 편집자였던 프란츠 잉겔핑거가 학술지의 동의 없이 논문을 언론에 공개하는 것을 반대한 데서 시작되었다[14]. 잉겔핑거의 원칙은 처음에는 학술지의 가치를 보호하기 위해 시작되지만 현재는 연구를 통한 발견이 과학적으로 검증되는 상호검토 과정을 보호하기 위해 존중된다.

중요한 연구 결과가 대중에게 뒤늦게 공개되는 문제에 대해 논란이 지속됨에도 불구하고 많은 학술지에서 잉겔핑거의 법칙을 따르고 있다. 연구자들은 대중매체에 연구 결과를 공개할 수 있을 때까지 학회에서의 연구발표 역시 미루기도 한다[15].

제한 기간

제한 기간(embargoes)은 논문이 출판되기 전까지 저자가 언론에 공개하지 않아야 하는 기간이다. 많은 학술지에서 출판 전에 이런 제한 기간을 두며 계약서에 그 세부사항이 포함되어 있다. 실제로 제한 기간은 출판 되기 전의 홍보를 제한하며 저자와 출판자 모두를 보호한다. 본질적으로 제한 기간은 언론에 연구 결과를 발표했을 때 그 충격으로 인해 발생될 수 있는 문제의 해결을 준비하고 이를 통해 불필요한 마찰을 피할 수 있도록 한다. 제한 기간을 지키는 것은 모든 이들에게 도움이 된다. 제한 기간을 어길 경우 연구에 투자했던 사람들은 원하는 결과를 얻을 수 없게 되고 주의 깊고 책임있는 방식으로 결과를 분석하려고 계획했던 연구원들 역시 피해를 입게 된다[16].

연구 내용의 사전 공개는 오로지 편집자의 동의가 있거나 공중 보건 상 응급을 요하는 상황에서만 행해질 수 있다[17]. 전통적으로 학술 논문은 학술지에 게재된 후 출판이 되고 출판은 제한 기간이 지난 후 가능하다. 대부분의 학술지는 제한 기간이 종료되는 명확한 시점을 제시한다. 예를 들어 *BMJ*는 금요일 00 : 01, *JAMA*는 학술지의 표지 날짜 전날 15 : 00까지가 제한 기간이다[18].

언론에 연구 결과를 공개하는 것에 대한 학술지의 요구를 만족시키기 위하여 연구결과를 학회와 웹사이트에 공개하는 동시에 학술지에서 출판되도록 시간을 조율하는 연구자도 있다.[19] 사전출판과 대중매체 공개에 신중해야 하며 어떤 정보를 매체나 인터넷에 공개하기 전에 항상 학술지 규정을 확인하는 것이 좋다.

심사자가 되는 것

심사자나 편집자의 역할은 자신의 연구 분야를 보호 발전시키는 것이다. 즉 좋은 연구는 출판하고 나쁜 연구는 출판하지 말아야 한다.
Serving as a reviewer or editor allow you to shape your field-publishing good work and keeping bad science out of the literature.

McCabe and McCabe20

출판을 해보면 평론이 재미있어진다. 경제적인 보상이 없을 때에도 학술지의 외부 심사자가 되는 것은 의미 있는 일이다. 사실 논문을 쓰는 사람은 평론 역시 기꺼이 해야만 한다. 그러나 평론은 쉽지 않은 일이고 시간이 많이 소모될 수 있다. 훌륭한 심사자가 되기 위해서는 논문을 처음부터 끝까지 주의 깊게 읽고, 생각하고, 다시 읽고, 평론을 하고, 평론을 다시 수정한 뒤 논문을 돌려보내야 한다. 이에 대한 보상은 최신 연구를 빨리 접할 수 있다는 점과 본인 경력에 신임을 더할 수 있고 양질의 과학 연구를 양성하는 데 기여할 수 있다는 것이다.

많은 학술지에서 심사자의 이름이 방대하게 적힌 데이터베이스를 가지고 있고 심사자 중 대부분은 일 년에 한두 번 정도 심사를 의뢰 받는다. 대부분의 학술지는 논문 심사를 의뢰하기 전에 가능 여부를 확인하기 위해 먼저 연락한다. 연락을 받은 연구자가 그 논문과 아무런 이해관계가 없으면서 학술지에서 보통 요구하는 2주 정도의 시간 내에 평론을 할 수 있는 상태라면 요청을 받아들여야 하며 이유 없이 기간을 연장하지 말아야 한다. 편집자로부터 받게 되는 전형적인 심사요청의 예문을 상자 5.5에 제시하였다.

상자 5.5 편집자가 심사자에게 보내는 전형적인 심사요청의 예

I know you must be frightfully busy, but I have received the enclosed manuscript and I think you could give a balanced and reasonable review of this work. I would be very grateful to receive your confidential comments about the suitability of this work for inclusion in our journal. I enclose two sets of referee sheets, one of which will be sent to the suthors and the other retained by the journal. I would appreciate it if U could receive your comments within the next 3 weeks.

Thank you for agreeing to review the above article. Please complete the enclosed referee checklist(it is a guide only, not all aspects will be applicable to all manuscripts) and provide detailed comments based on the referee checklist that will help us to make a decision about the article. These comments may be sent to authors in order to help them revise the manuscript. We should appreciate receiving your review by email or fax in the next 2 weeks. Thank you very much for undertaking this work for our journal; It is very much appreciated.

Thank you very much for reviewing the above manuscript. The authors have revised the manuscript along with our joint comments. I would greatly value your reassessment of the manuscript with focus on the adequacy of the response to the points that you raised earlier. Please find enclosed the marked-up version of the new document and the responses to the reviewers' comments.

We are very grateful for your thoughtful and detailed review and comments on the paper that we recently sent to you. On reflection and after discussion with the authors, they have made changes but not as extensive as you suggested. The paper is one of a series and, at and editorial level, we believe that the general style is appropriate for our journal. Thank you for your review but, as you will understand, we have elected to proceed with publication with some of your suggestions incorporated.

심사 과정을 신속히 처리하기 위하여 대부분의 학술지는 이제 이메일이나 팩스로 평론을 받는다. 평론을 기한 내에 완수하지 못한다면 즉시 독촉장을 받게 될 것이다. 몇몇 학술지는 논문이 출판에 적절하지 않다면 3일 이내에 '신속한 진행을 위한 걸러내기(screening review for rapid rejection)' 를 통해 원고를 거절한다. 일단 심사를 완료하면 논문 원고는 학술지에 되돌려 보내거나 학술지의 정책에 따라 파기해야 한다. 학술지가 저자에게 심사자의 논평에 따라 논문을 수정하도록 권고한다면 심사자는 이후 두 번째 심사를 위한 논문을 받게 된다. 이때는 심사에 대한 저자의 답변을 참고하여 새로운 평론을 해야 한다. 이는 첫번째 심사 때 보다 더 많은 시간이 소요되지만 불가피한 과정이다.

심사를 수행하기에 너무 바쁘다면 편집자의 허가 하에 신진연구자에게 논문의 심사를 위임할 수도 있다. 신진 연구자의 심사가 완성되면 본인이 이를 확인하고 승인한 후 편집자에게 원고를 되돌려 보내야 한다. 이러한 방법으로 신임 연구자는 신뢰를 받고 자연스럽게 평론 시스템에 익숙해질 수 있으며 경험을 쌓을 수 있다.

심사자가 논문의 진행 상황에 대해 알고 싶으면 자유롭게 편집자에게 연락할 수 있다. 일단 출판이 결정되면 많은 학술지에서는 평론에 대한 답변의 사본은 저자에게, 심사자의 논평의 사본은 심사자에게 보낸다. 몇몇 학술지는 사설(editorial) 혹은 선도 논문(leading paper)이나 논문이 출판되는 판본에 논평을 함께 싣도록 부탁할지도 모른다. 이는 최신의 관심주제에 대한 견해를 출판할 수 있는 좋은 기회이다.

심사 논평 쓰기

편집자로서 데이비드(David Sharp, Lancet의 이전 편집자)는 Lancet의

> *모든 파트에서 일했다. 그는 명료한 언어를 믿는다... 선생으로서 그는 정확한 기준을 가졌다. 많은 오만한 의사들이 Lancet에 와서 메스를 쓰는 것에 비해 펜을 쓰는 것이 하찮다고 생각하는 태도를 보이지만 이런 태도는 겸손의 위대함을 깨닫게 할 뿐이다.*
>
> *As an editor, David [David Sharp, former editor of Lancet] worked on all sections of the Lancet. He believed in plain language ... As a teacher, he had exacting standards. Many an overconfident doctor arrived at the Lancet sure that aptitude with a scalpel rendered the pen a trivial challenge, only to be shown the true meaning of humility.*
>
> Richard Horton[21]

좋은 심사자가 되는 것은 전문가의 자질을 익혀가는 과정이다. 한 연구 분야에서 명성이 쌓이면 해당 분야 심사를 부탁받게 된다. 학술지 편집자가 특별히 심사해야 할 부분을 부탁할 수도 있고, 논문의 질을 평가해달라고 부탁할 수도 있으며 혹은 체크리스트를 보내올지도 모른다. 일반적으로 사용되는 체크리스트의 문항은 상자 4.5에 나와 있다.

심사자는 해당 논문의 과학적 가치를 평가하게 된다. 일반적인 심사 밑에 피드백의 점수를 매기거나 크고 작은 수정사항 권고안을 평론 밑에 기재해달라고 요청 받을 수도 있다. 심사는 심사 요약지(comment summary sheet)에 기재하고 채점한 점수 역시 채점란에 기재한다. 대다수의 편집자들이 논문 원고의 모든 페이지를 확인하지는 않으며[22] 심사의견이 적힌 원고를 저자에게 돌려주지 않기 때문에 원고의 페이지를 기준으로 심사의견을 적는 것은 곤란하다.

심사자로서 논문 형식에 대한 일반적인 논평을 할 수는 있지만 구두점이나 문법, 철자와 같은 단순한 문제를 하나하나 설명할 필요는 없다. 이러한 문제는 논문을 조판할 때 편집자와 논문 정리 편집자가 해결할 것이다. 그러나 비영어권 저자의 논문의 경우 이러한 사항을 비교적 민감하게 다루어야 한다. 따라서 심사자는 저자가 세부사항에 주의를 기울였는지 살펴야 하고 글쓰기의 수정을 통해 논문이 좀 더 흥미로워지고 가독성이 향상될 지에 대하여 전반적으로 살펴야 한다. 세부사항에 대한 주의가 부족한 논문은 양질의 논문이 될 수 없다.

심사의 대부분은 연구의 내용, 방법, 해석과 같은 보다 중요한 문제들을 다루어야 한다. 통계의 사용이 올바른지 확신할 수 없다면 편집자에게 생물통계학자(biostatistician)의 자문을 추가적으로 요청할 수 있다. 심사를 할 때는 항상 공손하고 건설적이어야 한다. 비록 심사는 익명으로 진행되지만 저자가 심사자를 안다고 생각하고 하는 것이 좋다. 또한 대부분의 편집자들이 평론의 형식과 신뢰성에 따른 평가를 기록해 놓는다는 것을 기억하라. 심사자의 리스트에서 존경 받는 위치에 있고 싶다면 공손하고 사려 깊으며 편집자와 저자 모두에게 도움이 되는 건설적인 심사를 해야 한다.

심사자가 작성한 논평의 예를 상자 5.6에 수록하였다. 모든 논평에서 문제점과 가능한 해결방법을 서술하는 것이 좋다. 논평에 숫자를 붙이면 저자가 명확히 답하는데 도움을 준다. 저자가 보기에 껄끄러울 수 있는 논문의 질에 대한 논평의 경우에는 편집자에게만 의견을 전달할 수도 있다. I cannot see what relevance these data would have to clinical care. 나 This article is long, lacks focus and is badly planned and written. 같은 논평이 그 예이다. 한편 This paper reports exciting results and with a few amendments will make and excellent journal article. 같은 논평은 편집자와 저자 모두 환영할 것이다. 무슨 일이 있어도 편집자에게 보내는 논평과 저자에게 보내는 논평은 일치해야만 한다. 편집자에게는 논문이 출판되기 힘들 것 같다고 하고 저자에게는 긍정적인 답변을 하는 오류를 범해서는 안 된다.

상자 5.6 심사자 논평의 예

The response rate for the study is not given. This needs to be included and the authors need to present some data to verify the representativeness of their sample. A sensitivity analysis to allow the reader to gauge the effects of selection bias on the prevalence rates reported would be helpful.

Many subgroup analyses are presented, although the small numbers in some groups and the wide confidence intervals indicate a lack of statistical power to test the relationships. The subgroup analyses should preferably be deleted or the authors need to discuss the extent to which the results presented could be type 2 errors.

The tables are long and present far too much data to be readily understood. Many outcome variables are presented, which must overlap to a great extent in individuals. The data would be better summarized into exclusive groups that are categorized according to the multiplicity or severity of symptoms. This would give readers a much clearer idea of the burden of illness in the population studied.

The analyses have been stratified by gender although there is no a priori reason to suggest a gender difference and the rates of illness appear similar between the genders. Gender effects would be better tested in a single model unstratified analysis, and this would have the additional benefit of improving precision around the estimates of effect.

I can find no evidence in the results to support the conclusion that adenoidectomy may influence immune development. This conclusion seems to be speculative and therefore should be removed.

저자가 심사 결과에 따라 논문을 수정하고 심사자가 The revisions that the authors have made have improved this paper considerably. The analyses are logical for answering the study aims, the limitations of the study are discussed, and the conclusions are a reasonable interpretation of the results presented와 같이 다시 평한다면 매우 바람직하다. 이는 논문 작성과 심사 과정이 질 높은 과학 논문의 출판을 돕는다는 증거가 될 것이다.

편집자가 되는 것

내가 David Sharp(Lancet의 이전 편집자)에게 그가 Lancet에서 일하는 동안 무엇을 가장 즐겼는지 물었을 때, 그는 '편집의 기술' 이라고 대답했다. 우리가 가진 기술에 대한 David의 사랑은 수 십 년 동안 동료들을 고무시켰다.

When I asked him [David Sharp, former Lancet editor] what he had enjoyed most during his Lancet years, he replied "The craft of editing" ... David' s love, for it was that, of our craft inspired colleagues over several decades.

Richard Horton[21]

편집자는 학술지의 경영자가 선정한다. 학술지 경영자는 사업적 결정을 할 책임이 있기 때문에 발행률, 광고, 독자로부터의 피드백, 투고된 논문의 수, 언론에 언급된 횟수 등과 같은 학술지의 여러 실적 지표에 대해 고민하게 된다. 또한 자연히 학술지에서도 이러한 지표를 유지하거나 향상시킬 수 있는 편집자를 선택하게 된다. 편집자의 독립성 유무는 독자와 기고자 모두에게 중요한 문제이며, 편집자의 독립성, 학술지의 문화, 학술지와 경영자의 관계에 대하여 논란이 발생할 수 있기 때문에 편집자의 고용과 해고는 대부분 공적으로 진행된다[23].

편집자가 되는 것은 흥분되는 일이다. 편집자는 학술지의 독자들이 만족할 수 있도록 학술지의 내용을 결정하며 이에 대한 권한을 보장받는다. 독자는 읽기 쉽고 짧은 논문을 원하면서도 정확하고 정보가 많고 최신 내용을 담은 논문 역시 읽고 싶어한다. 예상 독자가 학술지를 선택하고 펼쳐서 읽고 더 나아가 다음 호를 기다리도록 만드는 것은 편집자의 몫이다[22].

편집자는 논문의 출판과 교신에 대하여 비판적인 결정을 할 책임이 있다. 주의 깊게 심사자를 선택하고, 평론이 공손하고 건설적인지 확인하고, 출판의 우선순위를 정하고, 저자의 질문에 명확한 답변을 하는 것은 편집자의 책임이다. 심사자의 논평과 저자의 답변 사이에서 균형을 맞추어 최종 출판 원고를 결정하는 책임 역시 편집자에게 있다. 결정이 어려울 때는 독립적인 자문 위원회에 논문을 위탁할 수도 있다.

학술지의 명성과 영향력 지수가 올라가는 데는 상당한 시간이 걸리며 이를 유지하거나 향상시키는 것은 편집자의 의무이다. 간혹 학술지의 평론을 하던 심사자가 편집자가 되는 경우도 있다. 또 일부 학술지에서는 잠재적으로 편집자가 될 사람이 편집 위원이 되기 전에 매년 일정수의 평론을 하도록 하며 또 다른 학술지는 명망 있는 연구자를 선정하기도 하고 선거를 통해 편집자를 선정하기도 한다. 편집자가 되고 싶다면 선임 연구자에게 그 방법에 대해 조언을 구하는 것이 가장 좋다.

감사의 글

King의 인용문은 Simon & Schuster, Inc. 의 부서인 Scribner의 허가 하에 *On writing : A Memoir of the Craft* bu Stephen King. Copyrigt © by Stephen King.으로부터 재출판

되었다. Skinner Goldsmith, Bollingbrooke, Watson, Ochs의 인용문들은 *Collins Concise Dictionary of Quotations, 3rd edn*. London : Harper Collins, 1998(각각 p 299, 174, 54, 159, 228)으로부터 허가 하에 사용되었다. 다른 모든 참고 인용문들도 허가 하에 사용되었다.

웹사이트

1 British Standards institute(BSI)
http : //www.bsigroup.com
Standard proofreading marks for the copy preparation and proof correction of documents.
Standard number : BS 5261C : 1976

2 Capital Community College, Hartford, CO, USA
http : //www.ccc.commnet.edu/writing/symbols.htm
Provides a table of common proofreading symbols

3 Accurate Design & Communications, Ottawa, Canada
http : //www.accurate.ca/resources/
Provides a table of proofreading symbols with descriptions and examples

4 Boston College, *Chest*nut Hill, MA, USA
http : //www.bc.edu/offices/omc/resources/proofmarks.html
Provides a list of proofreading symbols with descriptions and examples

5 University of Oregon,USA
http : //des.uoregon.edu/proofreading.html
Contains a list of proofreading marks that are used to indicate corrections and charges to proof pages. An Adobe Acrobat version of these proofreading marks can be downloaded

참고문헌

1 David A. Write a classic paper. *BMJ* 1990;300 : 31-1.
2 Goldbeck-Wood S. What makes a good reviewer of manuscripts? *BMJ* 1998;316 : 86.
3 Editorial. Getting published in the *BMJ* : advice to authors. *BMJ* 1997;314 : 66-8.
4 Williams ES. The *JAMA* peer review report for 2000. *JAMA* 2001;285 : 1078.
5 Petticrew M, Gilbody S, Song F. Lost information? The fate of papers presented at the 40th

Society for Social Medicine Conference. *J Epidemiol Community Health* 1999;53 : 442-3.
6 Morse JM. "Revise and resubmit" : responding to reviewers' reports. *Qual Health Res* 1996;6 : 149-51.
7 Bingham CM, Higgins G, Coleman R, van der Weyden MB. The Medical Jounal of Australia internet peer-review study. *Lancet* 1998;352 : 441-5.
8 Wessely S, Brugha T, Cowen T, Smith L, Paykel E. Do authors know who refereed their paper? A questionnaire survey. *BMJ* 1996;313 : 1185.
9 Rennie D. Freedom and responsibility in medical publication. Setting the balance right. *JAMA* 1998;280 : 300-2.
10 Hearse DJ. Anonymity of reviewers - editorial comment. *Cardiovas Res* 1994;28 : 1133.
11 van Rooyen S, Godlee F, Evans S, Black N, Smith R. Effect of open peer review on quality of reviews and on reviewers' recommendtions : a randomised trials. *BMJ* 1999;318 : 23-7.
12 King S. *On writing*. London : Scribner, 2000; pp 41, 134.
13 Fontanarosa PB, Flanagin A. Pre-publication release of medical research. *JAMA* 2000;284 : 2927-9.
14 Altman LK. The Ingelfinger rule, embargoes, and journal peer review - part 1. *Lancet* 1996;347 : 1382-6.
15 Rosenberg SA. Secrecy in medical research. *N Engl J Med* 1996;334 : 392-4.
16 Peschanski M. The breaking of embargoes. *Lancet* 2001;357 : 963.
17 International Committee of Medical Jounal Editors. Uniform requirements for manuscripts submitted to biomedical journals. *Ann Intern Med* 1997;126 : 36-47.
18 Fontanarosa PB, Flanagin A, DeAngelis CD. The journal's policy regarding release of information to the public. *JAMA* 2000;284 : 2929-31.
19 Holman R. Authors' choice of study was ill informed. *BMJ* 2001;321 : 1078.
20 McCabe, McCabe. *How to succeed in academics*. New York : Academic Press, 2000; p 127.
21 Horton R. The *Lancet* - now less Sharp. *Lancet* 2001;357 : 1820.
22 Ellard J. How to make an editor's life easier. *Australasian Psychiatry* 2001;9 : 212-14.
23 Rennie D. Editors and owners - stretching reputation too far. *JAMA* 1999;282 : 783-4.

6. 출판하기

타인이 읽을 글을 쓸 때는 몇 가지 중요한 규칙이 있다. 이해하기 쉬우면서 재미있을 것, 소재를 적절한 방법으로 일관되게 정렬할 것, 단어와 문장을 선택할 때 표현을 명확히 할 것 등이다. 이러한 규칙에 맞게 훈련하면 주요 독자에 맞추어 글을 정교하게 쓰는 방법을 익힐 수 있다.
Writing for a readership imposes certain disciplines on the writer, such as the need to be intelligible and interesting, the need to order your material in a cogent and consistent way, and the need for clarity of expression in your choice of words and phrases. With practice, this discipline helps you learn how to craft your writing to suit your target audience.

Irina Dunn[1]

학습 목표

- 이중게재 피하기
- 대규모 연구 팀과 데이터 공유하기
- 전자 매체를 적절히 활용하기
- 학술지와 학술지 논문의 장점 평가하기

이중게재

학술 논문에는 다음과 같은 것들이 있다. (1) 원저 연구결과의 첫 출판물 (2) 다른 연구자가 실험을 재현하여 결론을 검증할 수 있는 형태의 것 (3) 학술지에 게재되거나 학술 단체가 사용할 수 있는 문서 자원이 있는 것
A scientific paper is (1) the first publication of original research results, (2) in a form whereby peers of the author can repeat the experiments and test the conclusion, and (3) in a journal or other source document readily available with the scientific community.

Infection and Immunity[2]

다중 또는 이중게재는 출판된 연구 결과가 다른 곳에서 출판된 결과와 실질적으로 겹치는 것으로 절대로 발생해서는 안 되는 일이다. 이중게재는 불필요할 뿐 아니라 대부분의 경우 저자는 출판 전에 다른 곳에 같은 결과를 출판하지 않겠다고 서약을 하기 때문에 일종의 부정행위이기도 하다. 논문이 다른 학술지에 출판되거나 투고되었다는 것을 알게 되었다면 논문을 투고할 때 그러한 사항을 고지해야 한다. 고지를 했는데도 불구하고 게재되었다면 그것은 학술지 편집자의 책임이다. 논문의 10% 이상이 다른 논문과 중복된다면 국제 의학 학술지 편집자 위원회(International Committee of Medical Journal Editors[3])는 출판된 데이터의 중복 정도에 대한 합의결정(informed decision)을 할 수 있도록 다른 논문의 사본을 보내달라고 요청을 하게 된다.

이미 다른 학술지를 통해 언론에 공개된 데이터를 다시 사용한 논문을 출판하고 싶어 하는 학술지는 없다. 논문에 기존의 데이터 분석을 포함하려 할 때는 반드시 참고문헌 목록에 이를 고지해야 한다. 혹 다른 언어로 된 두 번째 출판이 허용되는 경우도 있으나 학술지 편집자가 그럴 만한 특수한 상황을 인정하여 허가를 했을 때에만 가능하다. 대부분의 학술지는 저자에게 연구 결과가 다른 학술지에 출판된 것도 아니며 출판 고려 대상도 아님을 서약할 것을 요구한다. 이러한 서약은 저작권법 위반을 방지하고 이미 언론에 알려진 정보에 독자가 현혹되지 않도록 보호하는 역할을 한다.

특히 양쪽 학술지 편집자 모두에게 알리지 않은 채 두 개 학술지에 동시에 한 연구에서 파생된 연관된 분석을 투고하는 것은 문제가 된다[4]. 밀접한 관련이 있는 분석이 고지 없이 출판되어 서로 다른 대중에게 전달될지도 모른다. 그러나 편집자가 이중 게재임을 알게 되면 논문은 바로 탈락되고 저자는 협회나 학회로부터 징계처분을 받게 될지도 모른다. 데이터가 이미 언론에 알려진 상태라면 먼저 학술지 측에서 이중 게재임을 통보할 지도 모른다. 이러한 통보는 학술지로부터의 게재 철회를 의미하며[5] 이는 곧 해당 논문이 MEDLINE® 같은 검색 서비스에서 탈락되는 것을 의미한다. 무엇보다도 중요한 것은 몇몇 편집자는 학술지는 중복되는 데이터를 제출한 저자의 이후 모든 출판을 금하는 엄격한 정책을 적용한다는 점이다.

대부분의 학술지는 논문을 공식적으로 인용할 경우 기꺼이 저작권을 가지고 있는 출판된 그림이나 표의 복사물을 사용하도록 허가해준다. 그러나 학회나 비슷한 형식의 모임에 출판된 데이터를 제출할 때는 매우 조심해야 한다. 몇몇의 학술지는 이중게재로 간주하지 않지만 어떤 학술지는 더 엄격하게 규칙을 적용할 수도 있기 때문이다. 그러나 학회에서 초록 공개 및 구두발표를 했거나 다른 학술지에서 거절되었던 논문을 재투고하는 것은 이중게재 불가의 원칙에 위배되지 않는다. 상호검토를 위해 학회에서 결과를 공개했던 논문이나 완전한 형태로 출판되지 않았던 연구논문 역시 일반적으로 무관하다. 이는 학회 활동은 연구자들이 서로 정보를 교환하고자 하는 목적으로 이루어지는 것이지, 대중에게 연구 결과를 공개하기 위한 매체로서의 역할을 하는 것은 아니라는 점을 인정하기 때문이다[6].

대규모 연구 결과 보고하기

현재 십만 개가 넘는 의학 학술지가 출판되고 있다고 한다 ... 매년 엄청난 의학 서적이 출판된다... 그 중 가장 우위에 있는 것은 Royal Colleges, AMA, 의학 수호 단체, 다수의 다른 권위 있는 기관으로부터의 정보들이다 ... 제약회사들은 정보를 끊임없이 제공하고 있는데 여기에는 늘 함정이 있다. 의사들은 정보를 빼앗기지는 않지만 대신 정보에 빠져있다.

I have read that more than 100,000 medical journals are being published currently ... Whole libraries of medical books are published each year ... On top of all that is information from the Royal Colleges, the AMA, the medical defence organisations and a dozen or so other worthy bodies ... There is endless material from the pharmaceutical companies and then there is the Net.. Doctors are not deprived of information, they are drowning in it.

John Ellard[7]

대규모 역학연구나 다기관 연구에서는 논문을 한 개 이상 출판하기도 한다. 보통 가장 먼저 연구의 목적을 위해 새롭게 개발한 연구방법에 관한 논문을 출판한다. 그 다음 순서로 결과가 연구의 목적과 직접 관련되어 있는 논문들을 출판한다. 마지막으로 연구를 시작할 때 계획한 목적을 직접적으로 충족시키지는 않지만 의미 있는 데이터를 얻게 된 경우 이에 관한 논문을 출판하게 될 수도 있다. 의도적인 데이터 추출은 과학적인 연구방법은 아니지만 데이터를 수집하는 데는 비용이 많이 소요되므로 새로운 연구질문에 답이 될 수 있는 데이터를 경제적으로 활용하는 것은 허용된다.

상자 6.1은 두 나라에서 수행된 큰 역학 연구에서 나온 세 가지 논문을 예를 보여준다. 첫 논문은 소아 역학 연구에서 만성 지속성 기침의 유병률을 측정하기 위해 개발한 설문지에 관한 것이다. 두 번째와 세 번째 논문은 설문지를 사용한 연구의 데이터에 관한 것이다. 두 번째 논문은 만성 기침을 가진 환아들이 천식으로 진단된 아이들과 임상적 형태가 다름을 보고하였다. 마지막으로 세 번째 논문에서는 두 나라의 천식과 알레르기 질환에 대한 유병률과 위험요소를 비교하였다. 각 논문은 명확한 개별적 메시지를 갖고 있고 다른 논문에 있는 데이터를 이중으로 사용하지 않았다. 세 가지 논문에서 보고한 결과는 각각의 질문에 답하는 것이고 하나의 논문으로 집약될 수 없기 때문에 분리하여 출판하는 것이 합당하다. 하나의 학술지가 세 가지 논문 모두를 수용할 수 없기 때문에 각 논문의 특성에 맞는 학술지를 선택해야 한다.

상자 6.1 대규모 역학 연구에서의 정당한 출판의 예

1. Faniran AO, *et al*. Measuring persistent cough in epidemiological studies : development of a questionnaire and assessment of prevalence in two countries. Chest 1999;115 : 434-9.
2. Faniran AO, *et al*. Persistent cough - is it asthma? *Arch Dis Child* 1998;79 : 411-14.
3. Faniran AO, *et al*. Prevalence of atopy, asthma symptoms and diagnosis, and the management of asthma : comparison of an affluent and a non-affluent country. *Thorax* 1999;54 : 606-10.

데이터 공유를 위한 정책

신중하고 세심한 결과 분석과 독립적인 상호검토 과정을 거치지 않은 채 성급히 연구 데이터를 공개해서는 안 된다. 이는 잘못된 정보에 대중이 노출될 위험을 증가시키고 대중을 혼란스럽게 할 것이다.

Premature release of research data before careful analysis of results, and without the independent scientific peer review that is part of the normal process of publication of scientific research, would also increase the risk of public disclosure of erroneous or misleading conclusions and confuse the public.

Bruce Alberts(President of the National Academy of Science, www. nationalacad-emis.org)

데이터의 공유는 서로 다른 질문에 대한 답을 찾기위해 여러 연구자가 한 데이터를 공유하는 큰 연구에서 종종 이루어진다. 규모가 큰 연구에서는 대부분 하나 이상의 논문이 출판되기 때문에 이중게재를 피하고 각 연구자의 권리와 책임을 명확히 하려면 데이터 공유에 대한 엄격한 규정이 필요하다. 우선 출판의 여러 가지 측면에 대해 의견을 모으는 것은 연구 관계자들의 책임이다. 여기에는 주요한 투자자와 단체나 부서의 장, 연구 코디네이터, 데이터 관리자, 연구 보조원, 연구위원, 박사학위를 취득한 연구자, 통계학자 등과 같은 연구자들이 포함된다. 어떠한 질문에 답할지, 종속변수와 독립변수 중 어떤 것을 사용할지, 어떤 학술지에 출판할지, 어떤 국내나 국제 학회에서 데이터를 공개할 것인지, 누가 논문을 쓰고 데이터를 발표할지 등을 결정해야 한다.

데이터를 공유하는 좋은 방법은 로그 쉬트(log sheet)를 만드는 것이다. 상자 6.2에 출판관련 로그 쉬트에 포함할 수 있는 정보의 몇 가지 종류가 나와 있다. 로그 쉬트는 모든 이해당사자가 동의하여 연구 안내서에 공식적으로 기록한 공적인 문서여야 한다[8]. 로그 쉬트를 일부라도 변경하려면 사전에 관계자 조정 회의에서의 승인 과정을 거쳐야 하며 그 회의 시간도 기록해야 한다. 일단 논문에서 대답할 질문이 완성되어 로그 쉬트가 관계자들에 의해서 승인되면 데이터를 공유하는 것이 순조로워진다. 어떤 연구에서든 데이터를 공유할 때 항상 로그 쉬트를 사용하는 것이 이상적이다. 이러한 시스템은 데이터를 공유하지 않는 연구팀보다 더 성공적인 연구팀이 될 수 있도록 해준다.

상자 6.2 데이터를 공유하는 로그쉬트에 포함할 내용

제안된 논문의 표제
저자등록 목록
특정한 연구 질문들
결과와 분석에 사용한 설명 변수

데이터 분석과 통계방법의 세부사항
데이터베이스와 파일 확장자명의 세부사항
논문을 투고할 학술지
개인, 연구 기금 지원자, 통계학적 조언 등에 대한 감사의 글
데이터를 공개할 학회 컨퍼런스와 누가 발표할 것인지에 관한 협의

2장에서 논의한 것처럼 제1저자는 논문을 준비할 때 총괄적인 책임을 져야 한다. 제1저자는 데이터를 분석 감독하고, 결과를 문서화하며, 논문의 초안, 초록 및 포스터 등을 준비할 책임이 있다. 또한 제1저자는 학회에서 결과를 발표할 우선권을 가지고 있다. 그러나 다른 모든 연구 관계자들도 제1저자의 발표나 출판 저작권에 피해가 발생하지 않는 한에서는 제1저자에게 사전 공지 후에 인터뷰, 집담회, 연구 보고 등에 결과를 활용하고 발표할 권리를 가지고 있다.

데이터를 공유하는 것은 직종 간의 감정적인 갈등을 불러일으킬 잠재성을 가지고 있다. 이런 이유 때문에 대학 부서(academic departments)와 연구팀들은 데이터를 공유하기 위한 정책을 결정하기 위해 연구에 착수하기 전에 합의 포럼(consensus forum)을 통해 합의를 하고 이후 협력적으로 일해야 한다. 또 결정된 정책은 연구정책을 관리하며 발생 가능한 문제들을 중재할 책임이 있는 사람이나 부서장의 승인을 받아야 한다. 합리적이고 협력적인 관리체계만이 지적 재산권 문제, 데이터 공유 문제, 저자 등재 관련 문제를 해결해 줄 수 있다.

신속하고 빠른 발표

독자들은 과학에서는 가장 최근의 것을, 문학에서는 가장 오래된 것을 선호한다.
In science read, by preference, the newest works; in literature, the oldest.

Edward Bulwer-Lytton(1803-1873)

연구결과가 흥미롭고 놀라워서 되도록 빨리 출판하고 싶다면 순서를 앞당겨 출

판하는 것도 가능하다. 이런 경우에는 선택한 학술지의 편집장과 접촉하여 의사를 전하거나, 신속 심사(rapid communication)를 받도록 한다. 이런 의사를 편집장에게 전달하면 며칠 안에 단호한 거절(outright rejection), 신속 심사(fast track review), 일반적인 외부 심사(standard external review)중 한 가지 답변을 받게 될 것이다. 논문이 신속 심사를 받게되면 편집 위원회에서 신속하게 심사과정을 진행하게 되며 바로 다음 호에 논문이 출판될 수도 있다.

신속 심사는 일반적으로 논문의 분량이 적으면서 학술 단체에 당장 중요한 사항을 보고할 때 하게 된다. 훗날 더 상세한 내용으로 출판하고자 하는 새로운 논문의 예비보고로 사용해서는 안 된다. 이후의 논문에서 인용하는 것은 가능하지만 원저 논문보다 더 상세한 내용으로 반복 기술하는 것은 이중 게재로 여겨질 수 있다.

*New England Journal of Medicine*과 같은 일부 학술지는 웹사이트에 일부 논문을 일찍 발표하는 정책을 가지고 있다[9]. 전자버전의 논문은 인쇄버전의 논문보다 약 두 달 정도 일찍 발표될 수 있으며 두 논문의 내용은 동일하다. 저자들과 함께 논문을 일찍 발표할 것인가에 대한 결정을 내리게 되며 주로 임상과 직접적인 관련이 있는 논문을 채택한다.

전자 학술지와 이메일

> *단 한 번의 마우스 클릭으로 출판이 이루어진다는 것은 생의학 출판에서의 혁명이다.*
> *The revolution in biomedical publishing is just a mouse click away.*
>
> Rebecca Voelker[10]

현재 *BMJ*, *New England Journal of Medicine*을 포함한 많은 학술지에서 책자뿐 아니라 웹에서도 논문을 발행하고 있다[11]. 전자 발행의 이점은 논문을 전 세계에 빠르게 확산시킬 수 있다는 점으로 이는 기존의 인쇄물로는 이룰 수 없는 획기적인 일이다.

짧은 논문을 좋아하는 임상의와 상세한 내용을 즐기는 연구자 양자를 모두 만족시키기 위해 *BMJ*는 인쇄 학술지에는 짧은 버전의 논문을 싣고 전자 학술지(*eBMJ*)

에는 상세하고 긴 버전의 논문을 발행하기도 한다. 이러한 두 가지 발행 모드는 완전히 다른 독자층에게 제공된다. 그러나 독자가 핵심 내용이 빠진 짧은 인쇄버전 논문만을 접한 경우 혼란스러울 수 있다. 예를 들면 어떤 연구에서 무작위 모집 방법에 따라 결과가 어떻게 조정되었는지에 대한 세부사항들을 전자버전의 논문에서는 다루었지만 인쇄버전의 논문에서는 언급하지 않자[12] 논문을 게재한지 24시간 만에 3개의 비평이 웹에 게재되었다. 원저자는 각 비평에 대해 신속히 답변하면서 독자들의 오해로 논문이 게재 취소되는 것을 막아내야 했다. 논문을 출판하려는 학술지에 신속 응답 체계가 갖춰져 있다면 논문이 출판될 시점에 맞추어 전자 교신을 바로 처리할 수 있는 스케줄을 미리 염두에 두는 것이 좋다.

신속 응답 체계에서 '신속' 은 대부분의 전자 응답이 보통 7일 정도 만에 웹에 게재된다는 것을 의미하며 이 체계에서는 저자에 대한 피드백의 양이 상당히 증가된다. 인쇄 학술지에서는 독자와 저자의 교신 중 15% 정도만 최종적으로 출판되는데 비해 웹에서는 전자 논문과 인쇄 논문 양쪽에 관련된 교신이 대부분 게재되기 때문이다. 전자 교신은 시간이 많이 걸리긴 하지만 상호검토를 통해 질 높은 논문을 얻을 수 있다는 장점이 있다. 교신한 편지가 학술지에 인쇄되어 출판되는 데는 6개월까지도 걸릴 수 있는데 웹 상의 상호 피드백으로 시간을 줄이게 된다.[13]

출판 후 전자평론(post-publication review)은 모든 독자를 잠재적 심사자로 만들어주는 새로운 상호검토 시스템이다[14]. 독자들의 비평에 응답하여 저자가 논문을 수정할 수 있는 상호작용적 환경에서 출판 후 평론이 이뤄질 때 저자의 책임은 더 커지게 된다. 전자 평론이 제공할 수 있는 이점을 받아들여 *Medical Journal of Australia*는 아직 심사 중인 몇 편의 논문을 웹에 게시하였다. 이것은 논문이 게재 승인되어 출판되기 전에 독자가 출판 전 평론(pre-publication review)을 할 수 있도록 해주고 또 저자들이 이에 따른 수정을 할 수 있게 해준다. 향후 몇 년 동안 웹이 제공하는 출판 전 평론과 출판 후 평론을 활용하여 학술지가 변화하는 모습을 지켜보는 것은 매우 흥미로운 일이다.

온라인 학술지는 연구자와 임상의에게 가장 최신의 연구 정보를 보다 빠르게 접할 기회를 제공한다는 이점이 있다. 전자 발행은 인쇄 학술지를 접하는 데 시간이 걸리거나 인쇄 학술지를 자유롭게 이용할 수 없는 지역에서 일하는 이들, 혹은 웹에는 접속할 수 있지만 컨퍼런스에는 참가할 수 없는 연구자들이나 의료 전문직 단체에 특히 유용하게 활용될 수 있다.

Public Library of Science는 발행된 직후부터 자유로이 이용할 수 있는 상호검토 논문을 발행할 전자 학술지를 제안해 왔다(www[1]). 전자 발행의 출현과 더불어 몇몇 연구 단체들은 학술지에 실린 논문의 소유권에 관심을 갖기 시작했다. *Nature*와 *Science* 같은 학술지들은 이 문제를 신중하게 다루어 웹사이트에 이에 관한 논쟁을 할 수 있는 공개 토론 코너(e-debate)를 가지고 있다(www[2,3]). 한 연구자 지지 단체는 출판 후 6개월 이내에 논문을 학술지로부터 공개 온라인 자료보관소로 넘기도록 학술지 출판업자들을 독려하고 있다(www[4]). 많은 과학자들이 이러한 움직임을 지지하지만, 자신들이 저작권을 가지고 있어야만 학술지 논문의 오용을 막을 수 있다고 주장하는 학술지도 있다. 이 논쟁의 결과를 지켜보는 것도 꽤 흥미로운 일일 것이다.

전자발행의 출현에 따라 학술지는 자신들의 사업 모델을 재고하였으며 많은 독자와 논문들이 온라인으로 옮겨가면서 구독신청이 줄어들어 이에 대한 대책을 세워야 하는 상황이 되었다. 어떤 학술지는 독자에게 청구서를 보내는 대신에 온라인 페이지 사용대금의 형태로 저자에게 청구서를 발행하는 것을 고려하고 있다. 독자들이 전자 학술지로 급속히 옮겨가고 있기는 하지만 많은 연구자들이 전자정보를 모니터하고 검색하고 획득하는 데 걸리는 추가적인 시간에 대해서는 회의적이어서 인쇄 학술지가 당분간은 유용하게 활용될 것으로 보는 단체들이 많다.

전자논문

> *우리는 출판업자들을 조산사와 같은 존재로 본다. 그들은 그들의 역할에 대해 대가를 받고 해가 지면 부모에게 아이를 돌려준다.*
> *We think of publishers as being like a midwife. They are paid for their role and, at the end of the day, they give the baby back to the parents.*
>
> Michael Eisen(Public Library of Science initiator, www[1])

전자논문 혹은 e-prints는 온라인 학술지에서 이용할 수 있는 전자 논문을 말한다. 전자논문의 이점은 일반적인 학술지의 평론과 출판 과정을 거치는 것보다 훨씬 빠르게 연구자들이 연구결과를 활용할 수 있다는 점이다[15]. 하지만 외부 상호검토 과정을 거칠 때는 일종의 불이익을 감수해야 한다. 즉 일부 사이트에 투고한 경우 다른 기관의 심사를 받는 중에 자신들의 논문을 게시할 수 있다(www[5,6]). 많은 학술지에서 연구가 완료되자마자 연구자들이 연구 결과를 공유할 수 있도록 해주는 전자논문의 발행을 시행하고 있다. 정규 학술지에서는 저작권을 침해하지 않는 범위 내에서 전자논문을 발행한다. 전자논문 사이트에 대한 반응이 처음의 기대만큼 열광적이진 않지만 현재로서는 상호검토의 역할을 대체할 수 있는 것은 전자논문 외에는 없다.

많은 이들이 논문을 온라인에 발표하는 것이 학회에서 인쇄물로 발표하는 것과 큰 차이가 없으며 폭넓은 외부 평론을 이끌어내기 때문에 최종적인 보고의 수준 향상 정도도 비슷하다고 주장해 왔다. 전자논문에 대한 논평이 논문과 함께 온라인상에 점점 많이 게시되고 있다. 이것이 기존의 상호검토 과정을 대체하는 것은 아니지만 일정한 수준의 공개적인 비평이 될 수는 있다. 실제로 전자논문으로 인해 공식적인 출판에 앞서 초기 연구결과의 진실성을 공개적으로 평가할 수 있는 기회가 마련되었다. 처음에는 전자로 게시된 독자 피드백이 권위 있는 외부 심사 과정과 비슷한 수준을 가질 것으로 기대됐지만 실제로는 외부 심사만큼 완전하지 않은 경우가 많고 신뢰성이 떨어진다.

전자논문의 한 가지 단점은 MEDLINE®과 같은 표준 검색 방법을 사용하여 찾을 수 없다는 것이다. 그러나 다른 방법으로 찾을 수 있는 것들도 있다(www[7]). 더 큰 단점은 상호검토 과정을 통과하지 못할 정도로 과학적 기반이 조악하여 최종적으로는 출판되기 어려운 논문들이 공개된다는 점이다. 그런 연구들은 환자 치료에 해로운 시도로 이어질 가능성을 내재하고 있다. 전자발행은 아직 시작 단계이고 향후 몇 년 간 e-journal과 전자논문에 대한 수용성, 형식, 범위에 있어 많은 변화와 보완이 필요하다[16].

현 시점에서 전자논문이 과학적 진보에 미치는 가치가 불확실하기 때문에 학술지 편집자들은 계속해서 의문을 제기할 것이다. 최신 버전의 전자논문을 출판하고 싶어 하지 않는 학술지도 있겠지만 대부분의 학술지는 받아들이게 될 것이다[15-17]. 만일 논문을 웹사이트에 게시한다면 편집자는 그 논문이 의학 정보에 새로운 정보를 더해주는 것인지 아닌지를 평가하기 위해 구체적으로 어디에 게시했는지 알고 싶어 한다. 논문을 웹사이트에 올리기 전에 논문을 최종적으로 싣고 싶은 학술지의 저작권 방침에 대해 알아보는 것이 현명하다.

인용색인

> *인용색인의 이면에 자리하고 있는 발상은 본래 단순하다. 그것은 곧 누가 그 정보를 이용하느냐에 따라 정보의 질이 결정된다는 인식이다. 작품의 질을 측정하기에는 정보가 대중들에게 끼치는 영향도를 측정하는 것보다는 이 방법이 더 좋은 방법이다.*
> *The concept behind citation indexing is fundamentally simple. By recognising that the value of information is determined by those who use it, what better way to measure the quality of the work than by measuring the impact it makes on the community at large*
>
> Dr Eugene Garfield
> (Founder and Chairman Emeritus of ISI®)

한 논문이 다른 학술지의 논문에 인용되면 학술 점수(scientific merit point)를 얻게 된다. 이 점수는 Science Citation Index(SCI)에 공식적으로 기록되어 있다. SCI 는 미국 과학정보연구소(ISI: Institute for Scientific Information)가 과학기술분야 학술잡지에 게재된 논문의 색인을 수록한 데이터베이스이다(www[8]). ISI에서는 매년 전세계에서 출판되고 있는 과학기술저널 중에 자체기준과 전문가의 심사를 거쳐 학술적 기여도가 높은 학술지를 엄선하고 이 학술지에 수록된 논문의 색인 및 인용정보를 데이터베이스화하여 이를 제공하고 있다. ISI에서는 1,375개나 되는 과학 학술지에서 발행된 모든 학회 논문의 목록을 포함하는 주간 학술지인 *Current Contents*도 출간한다. JCR(Journal Citation Reports)은 원래 미국의 Thomson Reuters사에서 출판하던 것이 ISI사의 Web of Knowledge와 통합되어진 것이다. SCI가 논문의 인용분석 데이터베이스라면 JCR은 학술지의 권위를 평가하는 데이터베이스라고 할 수 있다. JCR의 기록은 일정 기간 내에 각 간행물이 얼마나 많이 인용되었는지, 또 누가 인용하였는지를 보여준다. 이렇게 한 논문의 인용 비율은 출판 이후 수 년 동안 인용된 수의 총합으로 쉽게 계산될 수 있다. 특히 연간 인용 비율이 학술지의 영향력 지수(impact factor)보다 높아지는 경우 이를 논문의 과학적 점수의 지표로 간주하곤 한다.

SCI 는 수십 년 동안 종이로 인쇄되어 왔으며 1945년부터의 인용들은 ISI® 웹사이트를 통해 확인 가능하다. 대략 6,000개의 주요 학술지가 전자과학인용색인(electronic Science Citation index)에 포함되어 있고 2,100개가 넘는 학술지가 인쇄자료로 색인화 되어 있다. 전자 데이터베이스는 매주 거의 17,750개의 새로운 자료를 더해가면서 지속적으로 업데이트 되고 있다. SCI는 과학적 활동의 중요한 기록물이다.

영향력 지수

문맥에서 벗어난 통계자료를 사용하는 것은 위험하다. 실제 인용 성적에 대한 대리 자료로서 학술지의 영향력 지수(impact factor)를 사용하지 말아야 한다.

It is dangerous to use any kind of statistical data out of context. The use of journal impact factors as surrogates for actual citation performance is to be avoided, if at all possible.

Eugene Garfield(Founder and Chairman Emeritus of ISI®,
www.garfield.library.upenn-edu)

영향력 지수(Impact factor)는 한 학술지가 한 해 동안 인용된 횟수를 최근 2년 동안 출판된 학술지 논문의 수로 나눈 값으로 평균 인용 비율(mean citation rate)을 의미한다. 영향력 지수는 ISI® 데이터베이스에서 영리적 목적으로 이용 가능하며 0~50까지의 범위를 가지고 있다. 몇몇 학술지의 영향력 지수가 표 6.1에 나타나 있다. 논문은 통상적으로 인용 비율에 의해 순위가 정해지는 반면에 학술지는 영향력 지수에 의해 순위가 정해진다. 학술지의 질을 평가하거나 출판할 학술지를 선택하고 학술지의 인용 비율을 평가하는 데 영향력 지수가 유용하게 활용된다.

영향력 지수에 대해 계산 방법이 특정 학술지에 유리하게 작용되어 선입견을 가져올 수 있다는 비판의 목소리도 있다[18]. 계산할 때 분자에는 사설(editorials), 서신(letters), 초록(abstracts) 등등이 포함되는 반면에 분모에는 단지 원저 논문(original articles)과 종설(reviews)만이 포함된다. 또 서적은 전혀 포함되지 않지만 자가 인

표 6.1 2010년에 선택된 학술지의 영향력 지수의 예시

Journal	Impact factor
일반적이고 여러 전문 분야에 걸친 학술지	
New England Journal of Medicine	53.484
Nature	36.101
Lancet	33.633
JAMA	30.011
Annals of Internal Medicine	16.729
BMJ	13.471
Journal of Pediatrics	4.042
Medical Journal of Australia	2.684
Archives of Diseases in Childhood	2.616
임상 학술지	
American Journal of Respiratory and Critical Care Medicine	10.191
Sleep	5.486
Breast Cancer Research and Treatment	4.859
Movement Disorders	4.48
Obstetrics and Gynaecology	4.392
Pediatric Pulmonology	2.239
Medical Oncology	2.21
Hormone Research	2.044
Cardiology	1.982
특별 학술지	
Journal of Nuclear Medicine	7.022
Thorax	6.525
Allergy	2.297
Advances in Cancer Research	6.08
American Journal of Public Health	3.85
Journal of Inherited Metabolic Diseases	3.808
Journal of Clinical Epidemiology	3.753
Transplantation	3.676
Metabolism	2.538
Anaesthesia and Intensive Care	1.128

용은 포함된다. 따라서 사설, 서신, 종설을 많이 담고 있는 학술지는 주로 원저 연구 논문(original research papers)을 발행하는 학술지에 비해 영향력 지수가 과대평가 될 수도 있다. 또 다른 학술지에 비해 논문을 적게 발행하는 학술지는 분모가

작아져 영향력 지수가 더 높아지는 경향이 있다.

한 학술지의 영향력 지수는 과학자들이 학술지에 기탁하는 논문의 우수성과 최고의 논문을 받아들이는 학술지의 능력에 달려있다. 영향력 지수는 높은 과학적 기준을 유지할 수 있도록 도와주는 심사자의 자질에도 영향을 받는다. 또한 심사의 속도와 발행 과정, 논문의 내용과 학술지의 독자층도 영향력 지수에 상당한 영향을 미친다[19]. 많은 연구 분야에서 가장 많이 인용 되는 논문은 최초의 연구 결과를 보고하는 논문이 아니라, 오히려 연구방법의 전개를 보고하고 논문들을 평하는 논문들이다. 따라서 사설, 논평, 종설, 그리고 방법론적 논문을 선호하는 학술지들이 대체로 더 높은 영향력 지수를 얻게 된다.

40년이 넘도록 많은 연구기관에서 영향력 지수를 사용하여 학술지를 평가하고 순위 매겨 왔다. 많은 협회에서도 영향력 지수를 사용하여 개인 연구가와 부서에 출판이 가져올 가치를 평가한다. 논문의 질이 인용 비율과 반드시 일치하지는 않으나[20], 안타깝게도 아직까지 더 나은 시스템은 없다. 표 6.2는 소화기내과학(gastroenterology)과 관련된 논문을 출판하는 학술지를 이전 5년간 받은 영향력 지수를 합산하여 우수성에 따라 네 가지 범주로 분류한 방식을 보여준다[21].

과학적 우수성에 대한 순위 분류 지표로서 영향력 지수의 타당성은 논란의 대상이 되곤 한다. 심지어는 독자들이 역학 혹은 생명통계학과 관련된 배경지식을 갖고 있을 때조차 학술지명이 논문의 우수성에 대한 독자들의 인상을 바꾸지 못한다는 증거도 있다[22]. 게다가 한 학술지의 평균 인용 비율은 평균적인 인용의 수를 나타내는 효과적인 방법이 아니다. 인용 비율은 보통 끝부분이 더 높은 비율을 향하면서 비스듬하게 분포되기 때문이다[18]. 이런 편견의 결과가 평균 영향력 지수의 과대평가로 나타나기 때문에 중앙값을 사용하는 것이 더욱 적절한 통계일 것이다. 해당 시스템이 비판을 받는 또 다른 이유는 이 시스템이 영어 학술지에 지나치게 유리한데다가 과학자들이 인용이 많이 될 가능성이 있는 연구결과를 반드시 영향력 지수가 가장 높은 학술지에 발표하는 것은 아니기 때문이다.

신간된 학술지가 충분한 영향력 지수를 획득하는 데에는 수 년이 걸릴 수도 있다. 다른 인용 프로필을 지닌 연구 분야 간에, 혹은 다른 내용 프로필을 지닌 학술지 간에 영향력 지수를 비교하는 일은 불가능할지도 모른다. 이 문제를 해결하기 위해서 최근에 백분율로 학술지의 순위를 매기는 새로운 방법이 개발되었다. 현재

표 6.2 5년간의 영향력 지수 누계에 따른 학술지 분류(2010년 기준)[21]

Rank	Five-year Impact factor index	Examples of journals
1	6 이하	*Digestion* *Italian Journal of Gastroenterology and Hepatology* *Journal of Pediatric Gastroenterology and Nutirition* *Clinical Science* *Liver* *Scandinavian Journal of Gastroenterology* *Alimentary Pharmacology & Therapeutics* *Infection and Immunity* *Biochemical and Biophysical Research* *British Journal of Cancer* *Gastroenterologie clinique et biologique*
2	6-10	*American Journal of Gastroenterology* *Journal of Hepatology* *Proceedings of the National Academy of Sciences of the United States of America* *American Journal of Pathology* *Gut*
3	11-20	*BMJ* *Gastroenterology*
4	20 이상	*JAMA* *Lancet* *New England Journal of Medicine*

2,500개가 넘는 학술지의 논문들이 영향력 지수에 따라 Prestige factors* 에 따라 순위 매겨져 있고 이러한 순위는 상업적으로 이용될 수 있었다(www[9]).

일부 학문 분야의 학술지의 질은 PubMed 내에 있는 120개 밖에 없는 '주요 핵심 임상 학술지(core clinical journal)' 에 속하느냐 아니냐에 따라 결정된다. 이것은 미국 워싱턴 주에 있는 National Library of Medicine이 임상의에게 직접적인

* Prestige factor(PF, 명성지수) - 2001년 순수 연구 논문만을 포함하여 학술 저널의 진정한 가치를 평가하게 하는 "Prestige factor" (PF)가 "Prestigefactor.com" 에서 이용 가능하게 되었다. PF는 순수 연구논문과 3년간의 인용이 포함되었다는 것 외에는 기본적인 전제는 IF와 PF 모두 동일하였다. 하지만 PF데이터베이스에 있는 인용정보원에 관한 문제로 2002년에 ISI로부터 지적 재산권에 대한 특허권 침해를 고소를 받아 회사가 파산하게 되어 현재는 이용할 수 없다.

도움을 줄 수 있는 생명의학 학술지를 선별한 것이다. 이에 속한 소수의 학술지는 Abridged Index Medicus(AIM, 미국립의학도서관에서 발행되는 의학관련 잡지)로 알려지곤 한다. 이 목록에 속한 학술지는 엄격한 의학적 견해를 가지고 있다고 여겨지는데, 보통 학술지의 질, 임상의를 위한 학술지 내용의 유용성, 임상의학 분야의 필요성에 따라 선택되어진다. 이 목록에 포함된 학술지는 중요한 임상적인 이슈를 다루는 양질의 논문을 발행한다고 여겨지기 때문에 학술지 서열에서 보통 높은 순위를 차지한다. *Science, Nature, Cell* 같은 '비임상적' 학술지는 위 목록에 포함되지 않는다.

감사의 글

Bulwer-Lytton의 인용문은 *Collins Concise Dictionary of Quotations, 3rd edn*. London : Harper Collins, 1998(p 63)으로부터 허가 하에 사용되었다. 다른 모든 참고 인용문들도 허가 하에 사용되었다.

웹사이트

1 Public Library of Science
http : //www.plos.org/journals/index.php
Publishes universally accessible and freely usable research

2 *Nature*
http : //www.nature.com/nature
Publishes debate about electronic publishing

3 *Science Magazine*
http : //www.sciencemag.org
Provides access to debate about electronic publishing

4 *Scientific American*
http : //www.sciamcom/www.scientificamerican.com
Provides information about the move by scientists to publish online and the posting of published

articles on the World Wide Web

5 BioMed Central
http : //biomedcentral.com
Website at which researchers can search, read, post, or respond to non-peer-reviewed articles in the form of netprints

6 Clinical Medical and Health Research
http : //clinmed.netprints.org
Website at which researchers can search, read, post, or respond to non-peer-reviewed articles in the form of netprints

7 Pubmed
http : //www.ncbi.nlm.nih.gov/sites/entrez?cmd=search&db=pubmed
Website that allows you to search ejournals(both peer-reviewed and free publication)

8 Institute for Scientific Information
Information of current contents, citations and impact factors and a commercial database containing the Science Citation Index(SCI)

9 Prestige Factor
http : //www.prestigefactor.com/biomedical.htm
Information on percentile rankings of journal articles

참고문헌

1 Dunn I. The writer;s guide. London : Allen and Unwin, 1999; p 9.
2 Instructions to authors. *Infection and Immunity* Jan 2000.
3 International Committee of Medical Journal Editors. Uniform requirements for manuscripts submitted to biomedical journals. *Ann Intern Med* 1997;126 : 36-47.
4 Britton J, Knox AJ. Duplicate publication, redundant publication, and disclosure of closely related articles. *Thorax* 1999;54 : 378.
5 Notice of duplicate publication. *Arch Dis Child* 2001;85 : 269.
6 Fontanarosa PB, Flanigan A. Prepublication release of medical research. *JAMA* 2000;284 : 2927-9.
7 Ellard J. How to make an editor's life easier. *Australasian Psychiatry* 2001;9 : 212-14.
8 Peat JK, Mellis CM, Williams K, Xuan W. Project Managements. In : *Health science research. A handbook of quantitative methods.* Melbourne : Allen and Unwin, 2001 pp 154-158.

9 Campion EW. Notification about early-release articles. *N Engl J Med* 1999;341 : 2085.
10 Voelker R. Publishers debate future of online journals. *JAMA* 2000;284 : 943-4.
11 Delamothe T, Mullner M, Smith R. Pleasing both authors and readers. *BMJ* 1999;318 : 888-9.
12 Shah S, Peat JK, Mazurski EJ, *et al.* Effect of peer led programme for asthma education in adolescents : cluster randomised controlled trial. *BMJ* 2001;322 : 583-8.
13 Delamothe T, Smith R. The joy of being electronic. *BMJ* 1999;319 : 465-6.
14 Rennie D. Freedom and responsibility in medical publication. Setting the balance right. *JAMA* 1998;280 : 300-2.
15 Delamothe T. Netprints : the next phase in the evolution of biomedical publishing. *BMJ* 1999;319 : 1515-16.
16 Smith R. Electronic publishing in science. *BMJ* 2001;322 : 627-8.
17 Smith R. Opening up *BMJ* peer review. *BMJ* 1999;318 : 4-5.
18 Seglen PO. Why the impact factors of journals should not be used for evaluating research. *BMJ* 1997;314 : 498-502.
19 Knox AJ, Britton J. Journal impact factors for 2000. *Thorax* flying yet higher. *Thorax* 2001;56 : 587.
20 Garfield E. How can impact factors be improved? *BMJ* 1996;313 : 411-13.
21 Lewison G, Grant J, Jansen P. International gastroenterology research : subject areas, impact, and funding. *Gut* 2001;49 : 295-302.
22 Christakis DA, Saint S, Saha S, *et al.* Do physicians judge a study by its cover? An investigation of journal attribution bias. *J Clin Epidmiol* 2000;53 : 773-8.
23 Greene WL, Concato J, Feinstein AR. Claims of equivalence in medical research : are they supported by the evidence? *Ann Intern Med* 2000;132 : 714-22.

7. 문서의 종류

당신의 연구는 매우 중요하기 때문에 최대한 많은 독자들이 당신의 논문을 읽어야 한다. 동료의 연구를 비웃는 것은 동료의 배우자, 가족, 운전 습관을 비난하는 것보다 훨씬 더 위험한 일이다.

The research you have conducted is obviously of vital importance and must be read by the widest possible audience. It is probably safer to insult a colleague' s spouse, family and driving than the quality of his or her research

George Hall[1]

학습 목표

- 서신(letter), 사설(editorial), 기술적 문헌고찰(narrative review) 쓰기
- 체계적 문헌고찰(systematic review)이나 코크란 리뷰(Cochrane review) 쓰기
- 석사 논문 쓰기

의학 학술지의 가장 기본적인 역할은 원저 연구결과를 학술지 논문으로 출간하는 것이다. 학술지는 여러 종류의 유익하고 교육적인 문서들을 발행한다. 이번 장에서는 여러 형태의 문서를 작성하는 방법과 석사 논문 작성법에 대해서 논할 것이다. 학술논문의 전 분야에 이전 장에서 설명한 학술지에 실릴 논문을 쓰고 출판하는 것에 대한 많은 원칙들을 적용할 수 있다. 연구비 지원신청서를 작성하는 것도 학술논문의 한 분야이며 성공적인 연구를 위한 기초가 되지만 과학적 출판과는 성격이 다르며 그에 대한 자료는 따로 있기 때문에(www[1,2])[2-4] 이 책에는 싣지 않았다.

서신

서신의 결론 부분은 두 단락 이상을 넘어가서는 안 된다 - 의견을 주장하기 위한 단락, 그리고 필요한 경우 유쾌한 분위기로 끝내기 위한 단락.

The concluding part of correspondence should not take up more than two paragraphs - one to make your point, and one to end on a pleasant note if necessary.

Elizabeth Murphy[5]

교신(communications)이라고도 불리는 서신(letters)은 여러 가지 목적으로 작성된다. 첫째는 발행된 학술지 논문에 대하여 그것을 지지하는 정보, 설명, 비평, 교정이나 결과에 대한 대안적인 설명을 제공하고 싶어서 작성하는 경우이다. 또 연구결과에 대한 다른 견해나 출판할 때 첨가하고 싶은 새로운 정보, 추가하고 싶은 견해가 있을 수도 있다. 또한 많은 학술지에서 의학이나 연구의 실행에 대한 정치적 혹은 사회심리학적 관점의 서신을 싣고 싶어 하기도 한다.

서신을 쓰기로 결정했다면 명확하고 간결하며 흥미를 끌 수 있도록 작성해야 한다. 또 말하고 싶은 내용을 잘 전달하고 싶다면 오직 서신에만 집중해야 한다. 이전에 발행된 서신의 유형이나 스타일을 참고하고자 한다면 학술지 교신 섹션의 최신호를 읽어보는 것이 좋고 서신을 잘 쓰는 방법에 관한 팁은 웹사이트(www[a])에서 찾을 수 있다.

서신은 분량은 작지만 완성하기까지 시간이 생각보다 많이 걸린다. 공들여 작성한 서신을 편집위원회가 다시 편집하고 내용을 줄일 수도 있다. 서신이 너무 길면 출판되지 못하여 메시지를 독자에게 전하지 못하게 될 수도 있다. 대부분의 학술지에는 단어 수의 제한을 두고 있다. 예를 들어 그림과 표를 포함하여 보통 500단어 혹은 2페이지가 최대 분량이다. 작성자의 수 또한 최대 네 명에서 여섯 명으로 제한되고 참고서적의 수도 서신과 관련된 학술지 논문과 참고서적을 포함하여 5권 이하로 제한하는 것이 일반적이다.

*BMJ*의 한 호에서 발췌한 서신 제목 목록이 상자 7.1에 있다. 이전의 출판과 새로운 아이템에 관한 논평, 노후된 설비의 안전한 폐기에 대한 경고, 새로운 치료방법의 적용가능성 등 주제는 매우 다양하다. 전 세계적으로 10억이 넘는 사람들의 건강과 관련된 새로운 웹사이트에 대한 교육적인 서신도 있고 '관상동맥 심장 질환(coronary heart disease)' 이란 용어가 적절한 용어인지에 관한 코멘트도 있다.

이전 출판물을 지지하기 위해 작성되는 서신도 있지만 대부분의 서신은 비판하기 위해 작성된다. 다른 사람이 발행한 논문을 비판할 때는 일반적인 평이 아닌 구

상자 7.1 *BMJ* 2001;(7314) 22 Sept에 실린 서신

제목 : Duration of breastfeeding and adult arterial distensibility
주제 : To offer criticism of the methods and interpretation of an article. Seven letters are printed under this heading plus a response from the authors. The letters editor comments that 51 responses were received of which 46 were openly critical.

제목 : Debate on screening for breast cancer is not over
주제 : To criticise the overinterpretation of a study which claimed a 63% reduction in breast cancer deaths in women screened.

제목 : Mercury sphygmomanometers : disposal has far-reaching consequences
주제 : To comment on the safe disposal of sphygmomanometers in response to an article about a trend away from their use.

제목 : Risks with continuous subcutaneous insulin infusion can be serious
주제 : To point out that although a recent editorial advocated treatment with continuous subcutaneous insulin infusion in a small proportion of diabetics, the treatment has serious risks and should not be used by physicians inexperienced in pump therapy.

제목 : Islam with the internet could do much to prevent disease
주제 : To promote an internet course of lectures on health care for Islamic people.

제목 : "Coronary heart disease" is not tautologous
주제 : To debate appropriate terms to describe disease of the heart and coronary arteries.

체적인 근거를 제시하여 자신의 견해를 주장해야 한다. 항상 오만하거나 무례하지 않은 정중하고 건설적인 태도를 유지하는 것은 매우 중요하다. Smith, *et al*. were clearly wrong in their interpretation of their data. 라고 쓰지 말고 There may be another interpretation of the data presented by Smith, *et al*. 라고 쓰는 것이 좋다. 서신이 일단 발행되면 심지어 쓴 사람의 관심마저 없어진 후에도 인쇄물로 계속 남게 된다는 점을 기억하라. 서신이 출판되기 위해서는 다른 연구가의 논문을 비판하든 지지하든지 간에 그 논문에 대한 새롭고 신선한 관점을 제시하는 것이 중요하다.

서신도 다른 출판물과 마찬가지로 원저처럼 다루어지고 외부 상호검토를 받게 될 때가 있다. 그러나 어떤 학술지에서는 최근 6주 동안에 학술지에서 제기된 문제와 관련된 서신은 검토 없이 출판하기도 한다. 이미 발행된 논문에 답하는 서신은 해당 논문의 작가에게 보내지며 이 서신에 작가의 답변을 더하여 함께 출판하게 된다.

*BMJ*와 *Archives of Diseases in Childhood*와 같은 몇몇 학술지들은 신속 응답 서신을 제공한다. 이는 그 웹사이트에서 발행된 논문에 대한 의견을 이메일로 보낼 수 있음을 뜻한다. 해당 논문의 웹사이트에 로그인하여 응답하고자 하는 학술지의 기사를 클릭하여 생각을 요약하여 이메일을 보내면 된다. 이 내용이 비방하는 것이거나 불온한 것이 아니라면 비교적 단시간 내에(보통 1주일 이내) 해당 학술지의 웹사이트에 게재된다. 홈페이지에서 '신속 응답 보기(Read rapid responses)' 를 클릭하기만 하면 바로 읽어볼 수 있다. 편집장들이 이후의 출판물에 이 서신을 게재할 수도 있다.

사설

> *글을 쓰는 것은 하나의 탐험이다. 무에서 시작하지만 글을 써나가면서 배우게 된다.*
> *Writing is an exploration. You start from nothing and learn as you go*
>
> EL Doctorow(www.bartelby.com)

최고의 사설(editorials)은 짧고 핵심을 찌르며 편집자가 선택한 주제에 가장 적절한 견해를 제시한다. 사설에서는 보통 같은 호의 학술지에 출판된 논문을 논평한다. 편집자는 대개 해당 논문을 잘 이해하고 있는 외부 심사위원에게 사설을 시간 내에 작성해 줄 것을 요청한다.

사설을 통해 특정 연구 분야에 대한 개인적인 견해를 널리 확산시킬 수 있다. 연구자들은 여러 종류의 논문보다 사설을 더 많이 읽는 경향이 있고 사설은 연구 결과의 단순한 이해를 넘어 사색할 기회를 제공한다. 그렇기 때문에 사설은 다른 논문보다 훨씬 더 큰 영향을 끼치기도 한다. 사설을 써 달라고 요청 받는 일은 언제나 즐거운 일이다. 하지만 일단 요청을 받아들인 후에는 새로운 관점으로 해당 주제를 꿰뚫어 보아야 하며 기한 전에 마무리 지어야 한다. 사설 때문에 논문 발행이 연기되는 일은 없어야 하기 때문에 학술지 측에서는 사설 저자들에게 이에 관한 계약서에 동의하도록 한다.

사설을 요청 받았지만 해당 연구 분야에 대한 폭넓은 전문성이 없다면 동료와 함께 작업하는 것도 가능하다. 흔히 작가들은 특정한 전문적 경험을 갖춘 공동저자를 등록한다. 역학자가 모유수유의 효과에 대한 사설을 써야 한다면 영아수유 분야의 전문가를 함께 등록하고 싶어할 것이다. 반대로 영아수유 전문가로서 모유수유에 대한 모집단 연구에 대한 사설을 써야 한다면 역학자의 도움을 받고 싶을 것이다. 이렇게 함으로써 사설은 혼자 썼을 때보다 기초가 더욱 탄탄해지며 충분한 정보를 담을 수 있게 된다.

사설을 통해 어떤 원저 연구 결과를 제공해야 하는 것은 아니지만, 문헌을 근거로 하여 사설을 작성해야 한다. 의학 연구는 그간 제약업계의 대량 지원을 받아 왔기 때문에 사설에 견해를 밝힐 때도 모든 재정적 압력에서 독립적인지 여부가 매우 중요하다. 논의한 제품을 생산하는 회사와 사설의 저자가 재정적 이해 관계가 있어서는 안 된다[6]. 이를 예방하기 위해서 사설 저자들에게 이에 관하여 엄격한 선언을 하도록 요구하곤 한다.

기술적 문헌고찰

이야기 거리가 많으면 많을수록 글은 좋아진다.
In the writing process, the more a story cooks, the better.

Doris Lessing(www.bartelby.com)

종설 논문(review article)은 독자와 편집자에게 매우 인기 있다. 아주 짧은 종설은 종종 주석(annotations)이라고 불린다. 편집자들이 종설을 좋아하는 것은 종설이 사설(editorials), 교신(correspondence)과 더불어 과학 학술지 내용 중에 가장 널리 읽히기 때문이다[7]. 논제에 대한 최신의 정확하고 권위 있는 정보를 담은 종설 논문만이 관심을 끌 수 있다. 조금은 도발적이어도 좋다.

기술적 문헌고찰은 보통 새로운 의학적 발전에 대한 설명을 하거나 임상의나 연구가들이 널리 관심을 가지고 있는 주제에 대해 최신지견을 요약하기 위해 쓰여진다. 편집자는 보통 연구 분야에서 전문가라고 인정받는 사람이 맡게 된다. 종설은 편집 위원회의 초청을 받아 작성되고 사례금이 지급되는 경우가 대부분이긴 하지만 요청 받지 않은 종설 논문 또한 받아들여질 수 있다. *BMJ*와 같은 학술지들은 독자투표와 편집위원회의 결정에 의해 논제를 채택하고 향후 계획을 세운다[8]. 그 후 편집위원들은 채택된 논제에 관하여 사설과 교육적 소논문을 위탁한다. 만약 쓰고 싶은 논제가 있다면 편집위원에게 의견을 전달할 수도 있다.

주석과 종설의 몇 가지 예가 상자 7.2에 있다. 4장에서 논의했듯이 종설의 표제는 짧고 외우기 쉬울수록 좋으며 가능하다면 재미있는 것이 좋다.

상자 7.2 주석과 종설의 표제

Bugs and the gut : breaking barriers[9]
Perinatal pathology in 2001[10]
The diagnosis of Prader-Will syndrome[11]
Suffocation, shaking, or sudden infant death : can we tell the difference?[12]
Folate before pregnancy : are we doing enough?[13]
Prion proteins and the gut : une liaison dangereuse?[14]
Rett syndrome : clinical update and review of recent genetics advances[15]
Beds, bedroom, bedding, and bugs : anything new between the sheets?[16]
Similar, the same, or just not different : a guide for deciding whether treatments are clinically equivalent[17]
Of mice, men, and microbes : hantavirus[18]

문헌을 읽을 때 잊지 말아야 할 것은 학술지 부록편(journal supplements)에 발행된 종설이 모 학술지(parent journal)에 발행된 종설보다 질이 떨어질 수 있다는 점이다. 학술지 부록편들은 상업적으로 후원을 받은 경우가 많으며 논문들이 외부 상호검토를 거치지 않은 것일 수도 있다[19].

종설을 쓰기로 계약했다면, 최종 문서의 분량과 해당 내용을 조사하는 데 걸리는 시간을 고려해야 한다. 관련 정보를 조사하고 처리하는 데 걸리는 시간을 과소평가해서는 안 된다. 또한 찾아낸 주제가 중요하고 흥미로운지, 독자들이 신선하고 고무적이라고 생각할 만한 새로운 식견을 담고 있는지에 대해서도 생각해보아야 한다. 새롭게 기술할 만한 것이 없고 기한 내에 완성하기 어렵다고 판단된다면 종설 요청을 받아들여서는 안 된다. 원고 마감시간을 맞추지 못하거나 수준 낮은 글을 쓰게 된다면 이후 좋지 않은 평을 듣게 될 것이다.

기술적 문헌고찰은 체계적 문헌고찰과는 달리 해당 문헌의 영역을 상세히 연구하고 나서 논문을 작성해야 하는 것은 아니다. 일반적으로 기술적 문헌고찰은 현재 사고과정의 연장선상에서의 전문가 의견이지 해당 논문에 대한 엄밀한 평가는 아니다. 하지만 항상 최신의 지견과 가장 정확한 근거를 기초로 기술적 문헌고찰을 작성해야 한다. 사고를 확장시키고 미래 연구 방향에 영향력을 행사하고 싶다면 가능한 한 가장 정확한 근거에 기초해서 의견을 기술해야 한다.

기술적 문헌고찰은 때로 시대에 뒤떨어진다는 평을 듣기도 한다. 즉 출판되지 않았거나 외국어로 쓰여진 연구를 포함하여 모든 관련된 연구들을 확인하지 않으면 편견이 생길 가능성이 있는데 기술적 문헌고찰에는 연구 전략, 연구의 선정 및 배제 기준, 인용된 근거 자료의 질을 평가하는 방법들이 구체적으로 명시되어 있지 않기 때문이다. 기술자 자신의 연구나 견해를 지지하는 연구를 과도하게 중시하거나 부정적 연구 결과를 가진 연구를 배제하거나 자신에게 친숙한 연구 분야를 우선적으로 선택하는 경향은 편견이 작용한 것으로 볼 수 있다. 이런 이유로 현재 일부 학술지들은 검색 전략과 선정 기준을 명확하게 기술하도록 하고 있다.

기술적 문헌고찰을 쓰는 일은 힘든 과정이지만 상자 7.3에 보이는 것처럼 그 과정을 용이하게 해주는 몇 가지 방법이 있다. 분할공략접근법(divide and conquer approach)이 가장 좋다. 일단 연관된 작업들을 더 작게 나누어 순서대로 접근하면 더 쉽고 체계적인 작업이 될 것이다. 종설의 서두에 주제의 윤곽을 잡고 끝에서는 명확한 결론이나 권고사항에 이르도록 해야 한다. 계획을 짜서 시작한다면 종설을 작성하는 시간이 절약되고 성과는 배가될 것이다.

상자 7.3 기술적 문헌고찰의 작업 순서

종설의 중심이 될 참신한 아이디어나 새로운 견해에 관해 결정한다.
문헌 검색 전략을 결정한다.
관련 문헌을 수집한다.
필요하다면 공동저자를 등록한다.
전자 데이터베이스에 인용정보를 입력한다.
부제(subheading)에 맞춰 학술지 논문을 그룹으로 나누어 정리한다.
부제 내에서 문헌들을 주제문을 이룰 하위 그룹으로 나누어 정리한다.
내용을 작성한다.
여러 사람들에게 검토를 부탁한다.
진행 중 새롭게 발행된 문헌이나 새로운 지견이 있으면 업데이트한다.

쓰고 싶은 종설이 있고 학술지 측에서도 흥미를 보일 거라 생각한다면 작성을 시작하기 전에 편집자에게 자문을 구하는 것이 좋다. 예상되는 종설과 인용 목록의 길이가 얼마나 되는지, 언제쯤 제출 준비가 완료될 것으로 예상되는지를 설명해야 할 것이다. 일반적으로 간략한 종설이 장황한 종설보다 먼저 발표된다. 어디에 발표될지 확실하지 않은 상태에서 종설 작성을 시작하는 것은 바람직하지 않다. 물론 학술지에서 내가 선택한 주제에 관심을 보이지 않는다면 실망스럽겠지만 적어도 발표될 가능성이 없는 글을 쓰는 데 시간을 낭비하는 일은 없을 것이다.

체계적 문헌고찰과 코크란 리뷰

> *우리는 관련된 모든 무작위 대조군 시험에 대한 비판적 요약문을 전공 및 하위전공별로 정기적으로 정리하지 않았다. 이는 우리의 책무를 소홀히 한 것으로 비난 받아 마땅하다.*
> *It is surely a great criticism of our profession that we have not organised a critical summary, by specialty or sub-specialty adapted periodically, of all relevant randomised controlled trials.*
>
> Archie Cochrane[20]

체계적 문헌고찰(Systematic reviews)은 검색 전략이 명확하게 정해져 있기 때문에 기술적 문헌고찰보다 더 엄격한 근거 자료의 집약물이다. 체계적 문헌고찰에서는 주제에 관한 모든 일차 연구들이 명백하고 재현 가능한 방법을 통해 체계적으로 분류되고 비판적으로 평가되며 요약된다. 이 접근방식 이면의 이론적 원리는 저자들이 사용한 방법을 표준화하여 투명하게 하고 주제에 관한 가능한 모든 일차 연구들을 확보하여 편견을 최소화하는 것이다.

코크란 리뷰란 코크란 연합(Cochrane Collaboration)의 지침 하에 수행되는 체계적 문헌고찰을 말한다. 1970년대 후반에 역학자로 활동했던 Archie Cochrane의 이름을 따서 명명한 코크란 리뷰는 의학에 대한 방대한 근거 자료를 제공하는 수준 높은 체계적 문헌고찰이다[21]. CD나 웹사이트(www[4])을 통해 이용 가능한 라이브러리에는 코크란 체계적 문헌고찰 데이터베이스(the Cochrane Database of

Systematic Reviews, CDSR)가 들어 있다. 라이브러리에는 코크란 연합 외부에서 수행되었지만 우수한 것으로 평가된 체계적 문헌고찰의 초록들도 포함되어 있다.

CDSR에 출판할 목적으로 체계적 문헌고찰을 작성하고 싶은 저자는 우선 코크란 연합 심사 그룹에 제목을 등록하고 프로토콜을 제출해야 한다. 프로토콜에는 연구 목표, 검색 전략, 연구대상의 선정과 배제 기준, 그리고 획득할 결과의 평가 유형에 관한 정보를 포함해야 한다. 제출된 프로토콜은 코크란 연합의 심사를 거쳐 방법론적 결함을 수정한 후에 CDSR에 실린다. 일단 프로토콜이 통과되면 데이터의 추출과 요약을 수행할 수 있다.

코크란 리뷰의 작성 및 형식에 대한 지침은 코크란 웹(www[5])에 나와 있다. 일차 연구에서 데이터를 추출할 때는 최소 두 명의 연구자가 독립적으로 수행해야 하며 논란이 발생하는 쟁점은 제3자가 해결하도록 해야 한다. Review Manager®(RevMan)라는 소프트웨어는 저자가 표준화된 형식으로 연구 준비를 돕기 위해 개발된 것으로 역시 코크란 웹(www[6])에서 구할 수 있다.

코크란 리뷰의 구성요소는 상자 7.4에 제시되어 있다. 연구가 CDSR에 올려지면 전자 서신의 형식으로 된 논평과 비평이 연구에 링크되며 이후의 변경사항 역시 공시된다[22]. 이를 통해 지속적인 업데이트가 이루어지고 오류나 잠재적인 편견을 계속 수정할 수 있게 된다.

상자 7.4 코크란 리뷰의 형식

표지

표제, 인용정보, 교신저자, 다른 저자들, 연락 주소, 최근 업데이트한 날짜, 연구에 도움을 준 모든 개인들의 기여사항에 대한 상세정보, 연구지원처

개요

초록

구조화된 형식

본문

배경과 목표를 포함한 서론
연구대상 선정 기준, 연구 디자인, 연구 참가자 또는 모집단, 중재, 결과 측정, 조사 전략 등을 포함한 연구재료 및 연구방법

연구 설명, 방법론의 질, 각각의 결과 등을 포함한 연구결과
고찰
결론

표와 그림

포함된/배제된/진행 중인 연구들의 성격
비교된 중재의 세부사항
포함된/배제된/진행 중인 연구들의 연구결과
메타분석 그래프

참고문헌

포함된/배제된/진행 중인 연구들의 상세정보

논평과 비평

코크란 리뷰는 구성이 잘된 400단어 내의 초록을 싣는다. 이는 배경, 목표, 검색 전략, 선정 기준, 데이터 수집 및 분석, 주요 결과, 연구자들이 내린 결론 등을 상세히 기술하는 독립된 문서이다. 대부분의 코크란 리뷰는 치료법에 대해서 다루므로 무작위 또는 준무작위 대조군 시험에 대한 리뷰가 된다. 일부 리뷰에서는 여러 연구의 결과를 결합시키는 통계 방법인 메타분석을 사용하여 연구결과를 요약하기도 한다. 메타분석을 실시하여 결과를 표준 그래픽 형식으로 표시할 때 RevMan을 사용할 수 있다(그림 7.1).

코크란 라이브러리에 코크란 리뷰로 발행한 문헌고찰을 상호검토 학술지에 축약된 형태로 게재할 수 있다. 코크란 리뷰의 저자는 논문의 내용을 매년 업데이트할 책임이 있다.

상자 7.5 코크란 리뷰용 표준 형식의 장점

독자 관점

표제에서 문제와 시술법을 확인할 수 있다.
일차 연구 결과를 요약한 것을 쉽게 찾아볼 수 있다.
표준화된 표제를 통해 관심있는 내용을 쉽게 찾을 수 있다.
표준화된 연구결과 제시형식은 연구들 간 비교를 용이하게 해준다.

연구결과의 타당성, 응용가능성, 실행을 쉽게 평가할 수 있다.
평론을 쉽게 모니터 상에서 읽거나 출력할 수 있다.

저자 관점

명시적이고 간결한 연구결과 보고에 대한 길잡이가 되어준다.
보고를 위한 수고를 최소화 해준다.
심사와 출판을 위한 전자 투고에 적합하다.
업데이트가 가능하다.
저자 및 기여자의 역할이 명시되어 있다.

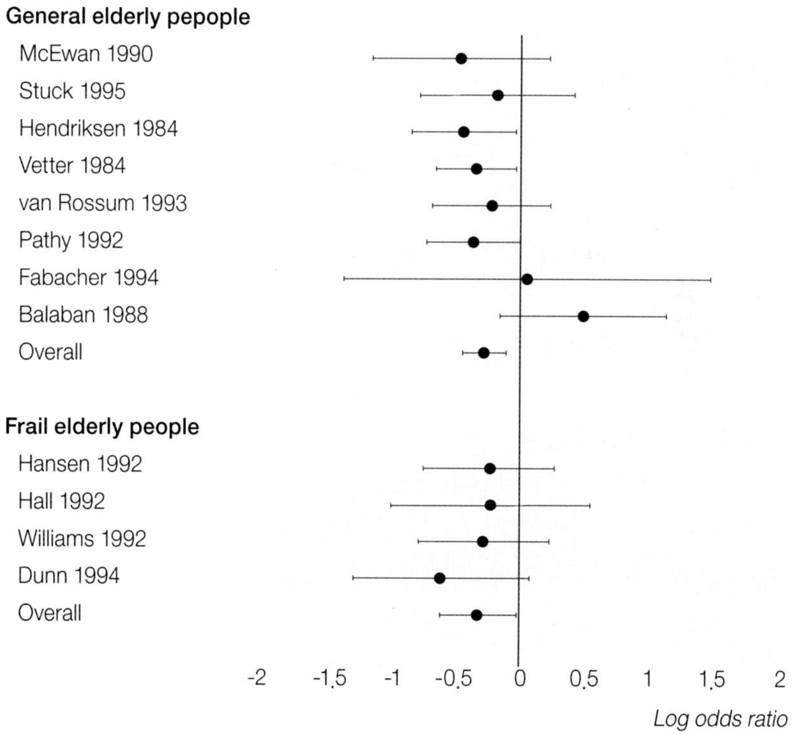

그림 7.1 Effectiveness of home based support for older people: systematic review and meta-analysis. Produced with permission from R Elkan, *et al.* *BMJ* 2001;323 : 719.[23]

상자 7.5에 보듯이 코크란 리뷰의 표준 형식은 저자와 독자 모두에게 도움이 된다. 이 표준 형식은 서로 다른 유형의 리뷰에 맞게 조절될 만큼 융통성이 있어 개별 환자 데이터를 제시하는 리뷰나 단일 혹은 다중 비교를 수행하는 리뷰 모두에 적용될 수 있다.

엄격한 상호검토 과정에도 불구하고 1998년에 발표된 최신의 코크란 리뷰 검토에서 몇 가지 한계점이 발견되었다. 일부 문헌고찰의 경우 보고가 만족스럽지 못하거나 근거가 결론을 뒷받침하지 못했다. 1998년 이후 코크란 연합은 이러한 문제를 예방하여 문헌고찰의 질을 향상시키기 위해 추가적 조치를 단행해왔다. 문헌고찰 편람을 지속적으로 업데이트함으로써 문헌고찰의 오류는 계속 줄어들 것이고, 코크란 리뷰는 가장 편견이 적은 문헌고찰이라는 명성을 확고히 하게 될 것이다.

증례 보고

증례 보고는 의학에서 가장 오래되고 기본적인 소통 형식일 것이다.
Case reporting is arguably the oldest and most basic form of communication in medicine.

JAW Wildsmith[24]

대부분의 임상 학술지는 환자들이 왜 진료를 받으러 왔는가, 병이 어떻게 진행되었는가, 그리고 어떤 치료가 이루어졌는가를 기술하는 증례 보고를 출판한다. 증례 보고 중 다수의 환자에 대한 증례 보고를 증례군 보고라 한다. 증례 보고는 특이적인 증상을 보이는 환자의 임상 양상 및 이에 대한 연구와 치료방법에 대하여 임상의를 교육할 목적으로 쓰여진다. 증례 보고는 보다 쉽게 진단하고 보다 효과적으로 치료하도록 해주는 보수교육의 역할을 한다. 증례 보고를 통해 새로운 가설을 세우고 이에 따른 연구가 진행될 수도 있다. 증례 보고의 대상이 되는 주제들이 상자 7.6에 제시되어 있다.

상자 7.6 증례 보고의 주제

이전에는 설명된 적이 없는 임상 양상
알려져 있는 임상 양상이지만 환자의 증상이 특이하며 보고된 적이 없는 경우
예상치 못한 유익한 치료 반응
이전에는 보고된 적이 없는 치료의 부작용
잘못된 검사나 특이적 증상으로 인한 진단 오류
진단 도구의 새로운 사용 또는 새로운 진단 도구의 사용
새로이 발견된 유전자와 연관된 표현형

주제에 상관없이 증례 보고는 새로운 정보를 제공해야 한다. 예컨대, *Gut*라는 학술지는 "대단히 흥미롭거나 임상적 관련성이 높은 증례 보고"를 환영하지만, 그러한 보고에는 "질병의 병인론이나 발병기전에 관한 이해를 현저하게 진보시켜주는 측면이 포함되어 있어야 한다."는 기준이 있다. 증례 보고의 양식은 아주 다양하기 때문에 증례 보고를 작성하기 전에 투고지침(www[7])을 확인해보는 것이 바람직하다.

대부분의 학술지는 증례 보고의 분량에 제한을 둔다. 예를 들어, *Gut*는 분량을 1,500단어, 15개의 참고문헌, 한 개의 표와 두 개의 그림으로 제한한다. Journal of *Gastroenterology and Nutrition*은 그림, 표, 참고문헌을 포함하여 원고지 8매로 제한한다. 전형적인 증례보고는 문헌고찰을 함께 하기도 한다. 하지만 대부분의 증례 보고의 주요 목적은 단순히 환자 및 관련 임상양상을 기술하는 것이기 때문에 보통은 서론이나 고찰 부분에서 문헌고찰을 할 필요는 없다.

*New England Journal of Medicine*은 다양한 유형의 증례 보고를 발표한다. 3례 이하의 환자 상태에 대한 보고를 할 때는 최대 2,000단어로 간략하게 기술하지만, 임상 문제 해결에 대한 보고를 할 때는 최대 2,500단어와 20개의 참고문헌을 사용할 수 있다. 이러한 보고서는 영상과 병리 결과를 포함하며 임상에서 실제로 검사 결과를 이용할 수 있도록 단계적으로 제시하는 것이 좋다. 환자의 병태생리와 이에 대한 진단을 고찰하는 내용의 보고서는 좋은 교육 자료가 된다. 웹(www[8])에 의학 영상과 퀴즈를 제공하는 선별된 증례 보고가 올려지기도 한다.

환자를 증례가 아닌 인간으로 기술하는 것은 매우 중요하다. 어떤 경우에도 환자의 익명성을 유지해야 하며 검사 결과나 이미지에 나타난 환자의 이름은 모두 가려야 한다. 임상 사진을 사용할 때는 반드시 환자 본인이나 환아의 부모 또는 보호자의 동의를 얻어야 한다.

학위논문

글쓰기 계획은 오직 글쓰기에 관한 것 뿐이다. 개요작성... 조사... 하고 있는 일에 대해 사람들에게 이야기하기, 이 중 어느 것도 글쓰기에 포함되지 않는다. 글을 쓰는 것만이 글쓰기이다.
Planning to write is about writing. Outlining ... researching ... talking to people about what you' re doing, none of that is writing. Writing is writing.

EL Doctorow
(www.bartelby.com)

석사나 박사 학위를 위해 학위논문을 작성하는 데는 엄청난 시간과 노력이 필요하다. 대학원 학위논문에 요구되는 분량은 각기 다르지만 박사학위의 경우 일반적으로 35,000~50,000단어이며 상한선은 대개 80,000단어 정도이다. 만일 논문의 분량에 대해 잘 모른다면 기관의 지침을 확인해 보아야 한다. 사용하는 단어가 40,000개이든 80,000개이든 상관없이 학위논문을 작성하는 일은 길고 어려운 작업이어서 어느 정도 끝이 보일 때까지는 만족할 수 없을 것이다. 하지만 계획을 세우고 작성해 나간다면 좀 더 의미 있는 작업이 될 것이다.

학위논문 작성을 시작할 때 지도교수 및 대학원, 본인의 책임에 대해 명확히 알고 있어야 한다. 대학원에서 공시하는 대학원 연구의 지도에 관한 규정에 대학원, 학과, 지도교수, 학위취득 대상자의 책임이 나와있다. 이 규정은 학위취득 대상자가 필요한 지원 및 교육 시설에 대한 제공을 받을 수 있도록 보장하려는 취지로 매우 상세하게 만들어졌다. 학위취득 대상자는 지도교수와 함께 연구 지침을 정하고 정해진 일정 내에서 프로젝트를 실행할 준비가 충분히 되어 있어야 한다. 대학원 규정을 숙지한 후 학위논문 작성을 시작하는 것이 좋다.

학위논문에 무엇을 포함시킬지를 결정하여 논문을 작성하고, 심사를 받는 것은 학생의 책임이다. 대부분의 대학원은 학위논문에 전적으로 의존하여 학위를 수여한다. 그러므로 내용이 풍부하고 연구자의 능력을 충분히 보여줄 수 있으면서 학문에 독창적인 기여를 할 것임을 증명할 수 있는 논문을 쓰는 것이 중요하다. 만약 학위논문을 작성하는 데 어려움이 있다면 웹(www[9-11])에서 정보를 얻을 수 있다.

혹은 12장에서 논의된 것처럼 저자 모임에 가입하거나 이러한 모임을 만들어 볼 수 있다. 학회에 참석하여 연구결과를 발표하는 것은 영감을 주기도 하고 소중한 상호검토 과정이 되기도 한다. 또한 학회에 정기적으로 참석하면 문헌에 대한 최신 정보를 계속 얻을 수 있어 새롭게 발표된 학술지 논문을 올바르게 평가할 수 있게 될 것이다.

학위논문의 문헌고찰을 작성하는 단계가 상자 7.7에 제시되어 있다. 대개의 경우 문헌고찰은 작성하기 어렵다. 문헌을 요약하는 효과적인 방법은 관련된 모든 연구결과를 표로 만들어서 정기적으로 업데이트하는 것이다. 대학원 학위논문의 문헌고찰은 대개 기술적 문헌고찰의 형태로 발표되기 때문에 상자 7.3에 제시된 지침을 염두에 두고 작성하면 도움이 될 것이다.

상자 7.7 학위 논문의 문헌고찰 작성법

생각을 논리적인 순서로 나열하라.
표제를 사용하여 서로 다른 주제를 다루는 주요 절을 만들어라.
부제를 사용하여 독자 및 심사위원의 이해를 도와라.
그래프, 표, 도형 등을 사용하여 정보를 요약하거나 강조하라.
요점을 요약하는 것으로 끝을 맺어라.
발표된 연구들의 한계를 밝혀라.
논문에서 답변을 제시할 질문을 제기하라.
답변이 무엇일지 독자가 궁금해 하도록 만들어라.

학위논문 작성 시에는 학술지 논문을 작성할 때보다 더욱 포괄적인 검토가 이루어진다. 문헌고찰의 주요 목적은 연구의 배경을 제시하고자 하는 것이다. 연구자는 연구를 역사적 맥락에 놓고 현재까지의 모든 관련 연구의 장단점을 분석하여 논문에서 다루고자 하는 모든 질문을 제기하고 싶어할 것이다. 연구자는 연구의 진행에 따라 문헌고찰을 계속 업데이트하고 재작성해야 한다. 학위취득 기간의 초반에 문헌고찰을 시작하여 진행에 따라 그것을 전개해 갈 수도 있지만, 확실한 연구 결과를 얻은 후에야 이 고찰을 최종적으로 끝낼 수 있게 된다.

학위논문의 일반적인 내용이 상자 7.8에 제시되어 있다. 문서 작성을 시작할 때 이 제목들을 각 장의 표제로 하여 각각 새로운 페이지에 작성해야 한다. 각 표제나 부제에 주석을 달거나 텍스트, 연구결과, 참고문헌 등을 추가할 수 있다. 한 번에 한

두 문단씩 분할하여 작업하면 논문 작성의 부담도 줄고 작업이 훨씬 쉬워진다. 이러한 분할 작업으로 여러 가지 방해요소도 일부 예방할 수 있을 것이다. 일부분을 완성하면 나머지 부분도 완성할 수 있다는 자신감이 생긴다.

상자 7.8 학위 논문의 일반적인 구성

표지
서약
윤리승인
감사의 글
초록
목차
그림과 표 목록
파생 출판물(논문 및 초록)
약어 목록
서론
목적 및 가설
문헌고찰
연구방법
연구결과
고찰
결론 및 행후 연구방향
참고문헌
부록

이전 장에서 논의한 논문 작성 지침과 앞으로 논의할 글쓰기 양식을 사용하여 본문을 구성할 수 있다. 수준 높은 학술지에 출판될 만한 높은 기준에 맞추어 작성된 학위 논문은 지도교수 및 심사위원에게 더 부각될 수 있을 것이다. 하지만 학위 논문은 학술지 논문보다 좀 더 많은 세부사항을 제공해야 한다. 또한, 각 장이 다음 장으로 순조롭게 이어지도록 끝까지 마무리를 잘 하는 것이 중요하다. 처음부터 완벽하게 작성할 필요는 없다. 계획을 잘 짜서 연구를 수행하고 논문을 다듬어 나간다면 논리적인 논문을 완성할 수 있을 것이다.

학위논문의 형식

나는 그저 타자기 앞에 앉아서 중얼거릴 뿐이다.
I just sit at the typewriter and curse a bit.

PG Wodehouse
(www.bartelby.com)

처음에 설정했던 연구의 목적이나 가설을 학위취득 과정 중에 수정할 수도 있다. 학위논문 초두에 연구의 주요 목적 및 가설을 포함한 서론을 작성해 두는 것이 좋다. 서론은 두 페이지를 넘지 않는 분량으로 논문의 나머지 부분에 대한 예비지식을 제공하며 심사위원들이 연구가 무엇에 관한 것인지를 파악하게 해 주어야 한다.

문헌고찰을 작성하는 형식과 구성법은 경우에 따라 다를 수 있다. 가장 중요한 부분인 고찰로 논문을 시작하여 연구결과의 각 장 첫머리에 간략한 고찰을 더하는 방식으로 기술하기도 하고 주요한 모든 문헌의 고찰을 한번에 싣고 연구결과의 각 장 첫머리에 아주 간략한 소개만을 넣기도 한다. 가장 적합한 방식을 결정하는 것은 연구자와 지도교수의 몫이다.

연구방법과 연구결과 섹션이 논문의 핵심이 되어야 한다. 어떤 연구자는 사용한 각 기법에 관한 명확한 정보를 상세히 연구방법에 제시하고 이어서 몇 개의 연구결과 섹션을 배치한다. 이 경우에는 연구결과 부분의 각 섹션이 개별 연구 질문에 대한 대답을 제시하는 것이겠지만 필요에 따라서는 연구방법을 다시 언급해야 할 것이다. 대안적 접근방식은 모든 장과 관련이 있는 연구방법 섹션을 작성한 다음 각 연구 질문에 관한 특이한 방법은 각 장 안에 포함시키는 것이다. 극단적인 경우 주요 연구방법 섹션 없이 연구결과의 각 장이 고유의 연구방법을 포함할 수도 있다. 가장 적합한 양식을 선택하여 진행하되 진행 중 양식을 지나치게 여러 번 바꾸는 일은 없도록 해야 한다.

고찰과 결론을 작성하는 데에는 두 가지 구성방식이 있다. 각각의 연구결과에 고찰을 상세히 기술하고 요점을 강조하기 위해 상대적으로 결론을 간략히 기술하는 방법과 반대로 각각의 연구결과에 고찰을 간략히 기술한 후 고찰 및 결론에 비교적 상세히 고찰하는 방법이다. 여기서도 구성방식은 연구의 유형에 따라 좌우되겠지만 어떤 구성방식을 채택하든 결론이 서론에서 기술한 최초의 목적과 가설에 부합되는지 확인해야만 한다. 마지막에 모든 연구결과가 종합되는지 확인하여 심사위원들이 연구의 중요성과 활용가능성에 대하여 신뢰할 수 있도록 해야 한다.

대부분의 학위논문에는 독자 및 심사위원들이 연구방법과 연구결과를 보다 충분히 이해할 수 있도록 도와주는 정보를 열거하는 부록이 실려 있다. 부록에는 사용된 설문지, 동의서 서식, 사용된 방정식의 수학적 유도과정, 원 데이터 등이 실린다. 이러한 정보는 논문을 보다 완벽하게 해주고 후일 다른 연구자가 세부사항을 참고하고자 할 때 활용될 수 있다. 하지만 심사위원들은 보통 부록을 잘 읽지 않으므로 연구결과를 해석하는 데 필수적인 정보를 부록에 삽입해서는 안 된다.

학위논문의 완성을 위한 조언

논문작성은 태아를 품고 있는 것과 같다.
Writing is like carrying a fetus.

Edna O' Brien
(www.bartelby.com)

논문 작성에 관한 몇 가지 조언이 상자 7.9에 제시되어 있다. 대학원생은 지도교수와 공동연구자로부터 상호검토 및 전문가의 의견을 쉽게 얻을 수 있고 이는 연구의 견고한 토대가 된다. 12장에서 다시 다루겠지만 한 명 이상의 멘토를 갖는 것이 이상적이다. 하지만 논문을 작성하는 일과 진행 과정에서 충분한 상호검토과정을 거치는 것에 대한 책임은 전적으로 학생에게 있다. 따라서 한꺼번에 논문의 많은 부분, 심지어는 논문 전체를 지도교수에게 논평해달라고 하지 말고 논문을 조금씩 완성해 나가며 지도 받도록 한다. 또한, 검토자에게 논문을 읽고 이해할 시간을 충분히 주는 것도 중요하다. 각 장마다 최소한 1~2주의 시간이 필요하며 검토자가 여러 명이라면 더 오랜 시간이 걸릴 수도 있다. 검토자를 존중하여 검토 과정과 시간을 적절히 계획하면 질 높은 피드백을 받을 수 있을 것이다.

상자 7.9. 학위논문 완성을 위한 조언

탄탄한 계획을 가지고 시작하라. 그리고 명확한 목적을 가지고 서술하라.
문헌고찰 시 최신의 정보를 반영하라.
적절한 완료 일정을 설정하라.
논문의 개괄적 윤곽을 정기적으로 검토하라.
본인의 학위논문 작성 과정에 관련된 책임자들을 확인하라.
지도교수와 얼마나 정기적으로 연락을 취할 것인지를 정하는 일정표를 만들어라.
지도교수와의 약속을 미리 정하고 반드시 지켜라.
진행해가면서 연구방법을 자세히 서술하라.
윤리 서약, 약어 목록, 부록, 감사의 글 등을 포함한 논문의 기본구성 파트는 최대한 빨리 완성하라.
각 섹션의 초안을 되도록 빨리 작성하라.
진행해가면서 각 장의 초안을 다듬고 지도교수에게 전달하라.
친한 전문가, 연구자, 박사학위 취득자, 친구, 가족 등을 포함한 다양한 사람들에게서 자문을 구하라.
내용에 관한 거시적 피드백 또는 문서의 외관, 문체, 문법 등에 관한 미시적 피드백을 구체적으로 요청하라.
검토자에게 초안을 읽고 조언해 줄 충분한 시간을 주어라.
참석할 수 있는 모든 교육 세미나와 수련 과정에 참석하라.
지역, 전국, 국제 학회에서 연구결과를 발표하라.
제출 일정을 정하라.
진행 과정에서 연구결과 장을 학술지 논문 형식으로 출판하라.

대학원생은 광범위한 교육의 기회를 반드시 확보해야 한다. 학문적 역량을 증진시키기 위해서는 관련된 모든 교육과정에 참석하여 연구를 널리 발표해야 한다. 데이터를 학회에 발표함으로써 사고가 명확해지고 분야의 전문가들로부터 유익한 피드백을 얻을 수 있다. 진행 과정에서 논문의 일부 장들이 학술지 논문으로 출판된다면 이는 연구가 외부 상호검토 과정에서 건재했으며 출판될 만한 가치가 있는 것으로 인정받았다는 의미로 받아들여질 수 있다. 따라서 심사위원들이 연구를 호의적으로 평가할 가능성이 더 높아지고 학위논문을 쉽게 불합격 처리할 수 없게 될 것이다.

기관, 대학원 교학과, 지도교수는 학생이 학위논문을 기준에 맞추어 작성하도록 돕고 제출 및 채점 과정을 처리하기 위한 구체적인 지침을 가지고 있다. 학생은 학위논문의 최대 분량, 필요한 여백 크기, 간격, 폰트 크기 등을 알고 있어야 한다. 대학 도서관이나 기록보관소에 보관되어 있는 이전의 학위논문들을 살펴보고 다른 대학원생들과 교류해보는 것도 좋다. 또한, 제출 및 채점 시스템도 숙지하여 논문의 제출이 쓸데없이 늦어지게 하지 말아야 한다. 시스템을 알면 합격여부를 통보 받기까지 걸릴 시간을 예상해 볼 수 있다.

학위논문 심사 후 논문의 수정을 요구 받을 수도 있는데 이때 논문은 수정 후 다시 대학원 위원회에 의해 평가되거나 재검토를 위해 심사위원들에게 보내지게 된다. 일부 대학원 학위의 경우 수정이나 재제출의 기회가 없으므로 완벽한 상태로 논문을 제출해야 한다. 심사 과정이 종료되기 전까지의 채점 과정은 상당히 복잡할 수 있다. 지도교수에게 논문을 제출할 대학원에서 사용하는 시스템을 설명해달라고 부탁하면 부정적인 결과나 예기치 못한 지연을 피할 수 있다.

감사의 글

모든 참조용 인용문은 허가를 받고 사용됨.

웹사이트

1 Learner Associates
http : //www.learnerassociates.net/proposal/
Access to documents “Guide for writing a funding proposal” by Dr J Levine, Michigan State University

2 Faculty of Education, University of Sydney
http : //sydney.edu.au/research/about/research_centres/index.shtml
Links to various websites around the world that give tips for writing grant proposals

3 Plain English Campaign
http : //www.plainenglish.co.uk
Guides to writing medical information including letters and reports

4 Cochrane Collaboration
http : //www.cochrane.org
Access to Cochrane reviews

5 Cochrane Collaboration
http : //www.cochrane.org/training/cochrane-handbook
Guidelines for authors and contributors for preparing systematic reviews of the effects of health care interventions

6 Cochrane Collaboration
http : //www.cochrane.org/cochrane/revman.html
Access to Cochrane Collaboration's program RevMan for preparing and maintaining Cochrane reviews

7 Medical College of Ohio, Raymon H. Mulford Library
http : //mulford.meduohio.edu/instr/
Links to websites that provide instructions to authors for over 2000 journals in the health sciences

8 *New England Journal of Medicine*
http : //www.nejm.org/image-challenge
Access to case reports and educational "What's the diagnosis" and "Clinical Medicine Quiz" sites

9 Australasian Society for Medical Research
http : //www.asmr.org.au/conferences/thesis.html
Guide to how to prepare a postgraduate thesis

10 Learner Associates
http : //www.learnerassociates.net/dissthes/
Access to documents "Writing and presenting your thesis or dissertation" by Dr J Levine, Michigan State University

11 University of New South Wales, School of Physics
http : //www.phys.unsw.edu.au/~jw/thesis.html
Access to "How to write a PhD thesis" by Joe Wolfe

참고문헌

1 Hall GM. Structure of a scientific paper. In : *How to write a paper*. London: BMJ books, 1994; pp 1-5.
2 Crombie IK, du Florey CV. *The pocket guide to grant applications.* London: BMJ Books, 1998.
3 Goldblatt D. How to get a grant funded. *BMJ* 1998;317:1647-8.

4 Peat JK, Mellis CM, Williams K, Xuan W. Grantsmanship. In : *Health science research. A handbook of quantative methods*. London: Allen and Unwin, 2001; pp 278-82.

5 Murphy E. *Effective writing* : plain English at work. Melbourne: Pitman, 1989;p 131.

6 Angell M, Kassirer JP. Editorials and conflicts of interest. *N Engl J Med* 1996;335 : 1055-6.

7 Strunin L. How to write a review. In : *How to write a paper*. Hall GM, ed. London: BMJ Books, 1994; pp 71-7.

8 Delamothe T. Forthcoming issues and how we chose them. *BMJ* 2001;323:766.

9 Borriello P. Bugs and the gut : breaking barriers to understanding. *Gut* 2001;48:443-7.

10 Cox P, Scott R. Perinatal pathology in 2001. *Arch Dis Child* 2001;84:457-8.

11 Smith A. The diagnosis of Prader-Willi Syndrome. *J Pediatr Child Health* 1999;35:335-7.

12 Byard RW, Krons HF Suffocation, shaking or sudden infant death : can we tell the difference? *J Pediatr Child Health* 1999;35:432-3

13 Bower C, Werler MM. Folate before pregnancy : are we doing enough? *Med J Aust* 2001;174:619-20.

14 Shmakov AN, Ghosh S. Prion proteins and the gut : une liaison dangereuse? *Gut* 2001;35:419-26.

15 Ellaway C, Christodoulou J. Rett syndrome: cinical update and review of recent genetics advances. *J Pediatr Child Health* 1999;35:419-26.

16 Siebers RW, Fitzharris P, Crane J. Beds, bedroom, bedding and bugs: anything new between the sheets? *Clin Exp Allergy* 1996;26:1225-7.

17 Massel D. Similar, the same or just not different: a guide for deciding whether treatments are clinically equivalent. *Can J Cardiol* 1999;15:556-62.

18 Book review. Of mice, men and microbes : hantavirus(letter). *N Engl J Med* 2000;342:666.

19 Ellard J. How to make an editor's life easier. *Australasian Psychiatry* 2001;9 : 212-14.

20 Cochrane AL. *Effectiveness and efficiency. Random reflections on health services*. London : Nuffield Provincial Hospitals Trust, 1972.

21 Clarke M, Langhorne P. Revisitng the Cochrane Collaboration. *BMJ* 2001;323:821.

22 Olsen O, Middleton P, Ezzo J, *et al.* Quality of Cochrane reviews: assessment of sample from 1998. *BMJ* 2001;323:829-32.

23 Elkan R, Kendrick D, Dewey M, *et al.* Effectivness of home based support for older people: systematic review and meta-analysis. *BMJ* 2001;323:719.

24 Goldsmith JAW. How to write a case report. In : *How to write a paper*. London : BMJ Books, 1997; pp 64-70.

8. 문체

글을 명확하게 써야 하는 이유가 두 가지 있다. 첫 번째는 내가 뜻한 바를 스스로가 확실히 알기 위해서이며, 두 번째는 그 메시지를 독자들에게 분명하게 전달하기 위해서이다.
There are two good reasons why it is desirable to write clearly: first, to be sure that you yourself know what you mean and second, to be sure that you get your message across to your readers.

Mimi Zeiger[1]

학습 목표

- 목적을 가지고 각 문단을 시작하기
- 문장의 기본 형식을 이해하기
- 글을 간결, 명료, 정확하게 쓰기
- 읽기 쉽게 작성하기
- 문장을 구성할 때 흔히 발생하는 문제에 주의하기

알맞은 문체의 선정은 글을 간결하고 명료하게 쓰는 데 있어 기본이 되는 중요한 요소이다. 문서로 메시지를 효과적으로 전달하기 위해서는 문단 사이와 문단 내의 구조가 유기적이어야 한다. 이번 장에서는 그 방법에 관한 몇 가지 조언을 하고자 한다. 글을 명료하고 효과적으로 쓰는 방법과 다음 장에서 다룰 내용에 대한 부가적인 교육 자료는 웹사이트(www[1-5])에서 찾아볼 수 있다.

쉬운 영어

산문은 — 음식과 마찬가지로 — 조금씩 섭취해야 소화가 잘 된다.
Prose - like food - is more easily taken in small bits.

호주 정부 출판부(Australian Government Publish Service)[2]

쉬운 영어로 글을 쓴다는 것은 '독자들이 한번 읽고도 이해하고 실행할 수 있는 언어를 사용하는 기술' (www[3])이다. 이러한 노력은 여러 정부와 법률 조직에 의해 이루어져 왔으며, 새로운 법안을 만들 때도 쉬운 영어로 작성하고자 하고 있다. 캠브리지 대학교에는 심지어 이를 전문으로 하는 담당 교수도 있다. 1979년에 시작된 쉬운 영어 운동의 일환으로 분명하고 투명한 언어의 사용을 장려하며 전문용어, 까다로운 표현, 기타 혼란스러운 표현에 대해서는 반대하는 운동이 있어 왔다. 이 운동은 보여지는 모양 또한 내용 못지 않게 중요하여 의미의 전달에 있어서 디자인, 서체, 용지 레이아웃이 사용된 언어만큼이나 중요할 수 있다는 것을 강조한다. 쉬운 영어 운동의 웹사이트에서는 쉬운 영어 무료 가이드, 훈련 과정에 대한 상세정보, 그리고 '전혀 쓸모없는 사족(utter drivel)' 이라는 제목의 까다로운 표현 모음집을 포함한 일련의 예제들을 제공하고 있다. 또한 웹사이트에는 학술논문 작성에 관한 조언도 포함되어 있다. 이번 장에서는 쉬운 영어를 쓰는 요령과 예시에 대해 대략적으로 다루어 보고자 한다.

주제문

> *효과적인 글쓰기는 효력을 발휘하는 글쓰기를 말한다. 이러한 글은 추가적으로 필요한 설명없이 효력을 발휘한다. 만약 정보를 제공하는 글이라면 글이 너무나 명료하기 때문에 독자는 더 이상의 정보를 요구할 필요가 없다.*
>
> *Effective writing is writing that works. It does the job without anyone having to ask for further explanation. If it informs, it does so clearly - the reader does not have to ask for more information.*
>
> Elizabeth Murphy[3]

문단을 쓰기 시작하기 전에 무엇에 관해 얘기할 것인지 명확한 개념을 가지고 있어야만 한다. 정해진 주제를 중심으로 문단을 조직하지 않으면 구조를 보기 좋게 꾸민다 해도 막상 내용은 이해하기 어려워진다. 주제문을 이용하면 생각을 각 문단별로 짜임새 있게 조직할 수 있다. 즉 주제문은 문단을 시작하며 문단이 무엇에 관한 것이 될 것인지를 설명한다. 주제문은 문단이 무엇에 관한 것인지에 대한 예상을 가능하게하고, 뒷받침 하는 문장들이 이를 뒷받침한다. 이러한 이유로 주제문은 문단을 조직하고 논문의 가독성을 높이는데 있어서 필수적인 도구이다. 일단 주제문이 올바르게 쓰여지면 독자가 알아야 할 나머지 정보를 제공하는 뒷받침 문장들로 문단이 완성된다. 주제문은 서론과 고찰을 작성할 때 특히 유용하며 결과를 작성할 때도 꽤 유용하다. 연구방법과 초록에서는 소표제가 주제문을 대체하는 경향이 있다.

문단을 명료한 주제문으로 시작하면 어떤 정보가 이어질지 즉각적으로 파악할 수 있다. 예를 들어 Enterovirus infections in the neonatal period are common and are associated with significant morbidity and mortality와 같은 문장은 문단의 내용을 명확히 해준다. 문단이 무엇에 관한 것이 될 것인지를 한 문장으로 명료하게 작성할 수 없다면 그 문단은 불필요한 것일 수 있다. 문단에 여러 개의 메시지를 한 번에 집어 넣지 말고 문단을 여러 개로 분리하거나 메시지들을 하나의 주제로 묶는 것이 좋다. 상자 8.1은 밑줄 친 주제문이 문단의 맥락을 어떻게 요약해 줄 수 있는지, 또 그것을 뒷받침하는 다수의 문장들이 어떻게 이어지는지를 보여준다.

상자 8.1 주제문과 뒷받침 문장을 사용하여 문단을 작성한 예시

<u>It is unlikely that bias or confounding would account for a large proportion of the clinically important differences that we found between our study groups.</u> The participants were selected randomly from the electoral role, we achieved a high response rate, and we used objective measurements to collect our main outcome data. Although, for safety reasons, our observers could not be blinded to the health status of the participants, objective measurements are more reliable than self-reported symptom history that is subject to recall bias. Moreover, by using multivariate analyses, we were able to adjust for any effects of major confounders. In these ways , we were able to minimize selection bias and measurement error, and we were able to control for confounding.

주제문은 독자가 문단이 무엇에 관한 것인지를 파악하게 해줄 뿐만 아니라 필자에게도 자료를 논리적으로 조직하게 하는 원동력이 된다. 생각을 분리하여 조직한 다음 분리된 생각들로 각 문단의 내용을 설명하는 주제문을 작성하면 글이 명확하고 목적이 분명한 구조를 갖게 된다. 주제문은 독자들이 알고 싶은 정보의 위치를 알려주는 푯말의 역할을 하는 일종의 소표제라 할 수 있다. 주제문을 훑어보기만 해도 해당 섹션에 어떤 정보가 포함되어 있는지 알 수 있어야 한다. 이러한 표준

양식으로 논문을 구성하는 것은 독자를 당신의 생각 속으로 안내해가는 작업이다. 상자 8.2는 고찰 섹션을 이루는 각 문단의 주제문을 순서대로 보여준다. 주제문을 훑어 내려가면 고찰의 대상이 되는 주요 논점이 분명하게 파악된다.

상자 8.2 고찰 섹션의 주제문들 예시[6]

This study has important implications for both the prevention and treatment of asthma.

To estimate allergen exposures, we analysed dust from homes using an immunoassay that is sensitive and specific for measuring housedust mite allergens.

The data from the current studies add strength to the evidence that there is a causal relation between housedust mites and asthma.

We have been able to evaluate the independent effects of exposure to housedust mites by presenting the data as adjusted odds ratios that take account of sensitisation to other common allergens.

The evidence that housedust mite allergens have an important association with asthma morbidity continues to accumulate.

There is encouraging evidence that reduction of housedust mite allergen exposure can reduce asthma morbidity.

Because the prevalence of asthma has increased substantially in recent years, it is important that all avenues of preventing asthma are explored.

주어, 동사, 목적어

드라마는 지루한 부분을 잘라낸 인생이다.
Drama is life with the dull bits cut out.

Alfred Hitchcock(1899-1980)

가장 단순하고 이해하기 쉬운 문장은 주어-동사-목적어 형식으로 구성된 문장이다. 주어는 문장을 시작하는 명사(명사군)이며 목적어는 문장을 끝맺는 명사(명사군)이다. 두 부분은 중간에 위치한 동사(동사군)에 의해 결합된다. However, cases are difficult to ascertain through retrospective population studies. 라는 문장을 예로 들어보자. 이 문장은 접속사(However), 주어(cases), 동사군(are difficult to ascertain), 그리고 명사군인 목적어(through retrospective population studies)로 이루어져 있음을 알 수 있다. 유사하게, Hospital statistics show that respiratory infections occur mostly in winter. 라는 문장은 주어(hospital statistics), 동사(show), 그리고 목적어(that respiratory infections occur mostly in winter)를 갖고 있다. 여기서 주어와 목적어는 모두 명사군이다.

문장을 보다 효과적이고 부드럽게 쓰기 위해서는 이러한 구조를 이해하는 것이 중요하다. 물론 형용사, 형용사구, 절 등이 삽입될 수는 있지만 주어-동사-목적어 형식에서 지나치게 벗어난다면 문장은 너무 많은 메시지의 무게에 눌리게 될 것이다. 문장이 두 개의 단문으로 이루어져 있는 경우나 중문을 만들기 위해 부가적인 구와 절이 추가되는 경우에는 문장이 더욱 복잡해진다. 이러한 유형의 문장 구조는 다음 장에서 보다 자세히 논의하겠다.

애매한 표현 없애기

> *글을 쓸 때 가장 주의 해야 할 것은 볼품 없어 보일 것 같다는 이유로 쉬운 단어를 어려운 단어로 바꿔 치장하는 것이다. 이것은 애완동물에게 이브닝드레스를 입히는 것과 같다.*
>
> *One of the really bad things you can do to your writing is to dress up the vocabulary, looking for long words because you' re maybe a little bit ashamed of the short ones. This is like dressing up a pet in evening clothes.*
>
> Stephen King[7]

글쓰기에서 안개를 걷어내는 것은 필수적이다. 여기서 말하는 안개란 짧고 직접적인 표현보다는 모호한 개념과 분명치 않은 단어가 포함된 애매한 표현을 말한다. 모든 문장을 간결히 하고 의미하는 바를 명확히 함으로써 모호함을 최소화할 수 있다. 이를 위해서는 각 문장을 분석하여 불필요한 구절을 제거하고 선택한 단어를 점검하는 일이 필요하다. 안개가 끼지 않은 글쓰기란 어려운 전문용어 없이 최소한의 단어와 구절로 된 간결한 문장을 구사하는 것을 의미한다. 독자들은 글이 말하고자 하는 바를 이해하기 위해 문장을 되풀이해서 읽거나 추가적인 정보를 찾아 헤매길 원치 않는다. 형편없는 글을 뜯어 살피고 모호한 표현에 대해 곰곰이 생각하면서 저자가 무슨 생각을 하면서 글을 썼는지를 풀어내려는 수고를 하려는 독자는 아무도 없다.

안개 낀 글쓰기를 피하면 장점이 많다. 가장 기본적인 장점은 스스로의 생각을 명확하게 정리할 수 있다는 점이다. 처음에는 말하려는 바를 스스로 잘 알고 있다고 생각하지만 막상 그것을 명료하게 글로 옮기는 것은 어려울 수 있다. 그러나 생각을 글로 옮기는 과정에서 말하고자 하는 바와 목적을 빠르게 발견할 수 있다. 또 자신의 생각에 불일치점과 모순된 개념이 있음을 발견할 수도 있다. 안개가 걷힌 글을 쓰려고 노력하면 스스로의 생각이 명확해지고 당신이 말하고자 하는 바를 다른 사람들에게 더욱 분명하게 표현할 수 있게 될 것이다.

모호한 문장이나 적절한 결론이 없는 문장을 써서 독자를 혼란스럽게 하지 말아야 한다. 이러한 유형의 문장은 독자의 생각을 공중에 붕 뜨게 만들어 버린다. 안개를 걷기 위해서는 불분명한 표현과 불필요한 전문용어를 모두 제거해야 한다. 상자 8.3은 문장에서 안개를 걷어내는 것에 대한 몇 가지 예를 보여준다. 단어 수는 첫 번째 예문에서 39개에서 28개로 28% 감소하였고, 두 번째 예문에서는 40개에서 35개로 줄었다. 안개를 제거하면 문장의 의미가 훨씬 더 분명해진다. 세 번째 예문에서 두 개의 긴 단어군은 보다 직설적으로 서술될 수 있다. 네 번째 예문에서는 문장을 짧고 명료하게 하기 위해 15개의 단어(원래 문장의 43%)가 삭제되었다. 다섯 번째와 여섯 번째 예문에서는 각각 57%와 31%의 단어가 삭제되었다. 수정된 문장이 보다 간결하고 직설적이다.

상자 8.3 안개 걷어내기(밑줄 친 부분 참고)

1	✖	Bias is likely to occur if the only subjects who are enrolled are those who are chosen specifically on the basis of the presence

or absence of disease so that potentially "false positive" or "false negative" cases are excluded.

✓ Bias can occur if participants are chosen on the basis of the presence or absence of disease so that potential "false positive" or "false negative" cases are excluded

2 ✖ Although adults with severe obesity reported more symptoms of wheeze and shortness of breath, this was not associated with an increase in the prevalence of atopy or AHR suggesting that the prevalence of asthma is not increased in this group.

✓ Although severely obese adults experienced more wheeze and shortness of breath, this was not associated with a higher prevalence of atopy or AHR, suggesting that this group does not have a higher prevalence of asthma.

3 ✖ Observer variation is due to the inability of researchers to administer tests in a standardised way.

✓ Observer variation is caused by differences in the ways in which researchers collect data.

4 ✖ In considering diseases that might be ameliorated by gene therapy, a setting in which a selective advantage is conferred by a transgene expression in association with long-lived transduced cells such as T-lymphocytes may prove critical.

✓ The selective advantage conferred by transgene expression and long-lived transduced cells may be critical to the success of gene therapy.

5 ✖ The results of this randomised, double-blind, placebo-controlled trial demonstrated that this drug is effective for the treatment of seizures in children and adults. This is the first study to demonstrate a statistically significant effect of this drug compared with a placebo in patients with seizures.

✓ This is the first time that this drug has been shown to be effective for the treatment of seizures.

6 ✖ Patient compliance with medication regimens is an area that is seen as being important because of the relationship between health-related behaviors and the short- and long-term outcomes of disease.

✓ Compliance with medication regimens is an important research area because health behaviours are related to short- and long-term disease outcomes.

다른 사람에게 개념을 설명할 때 글보다 말로 하면 보다 사고가 분명해지는 경우가 많다. 무엇을 써야 할지 확신이 서지 않는다면 키보드에서 잠시 손을 내려 놓고 생각을 정리할 수 있는 누군가를 찾아보는 것이 현명하다. 아니면 눈을 감고 나의 연구에 대해 전혀 모르는 주변 사람들에게 설명을 하는 스스로의 모습을 떠올려 보라. 간단하고 직설적인 방법으로 내 생각을 말하고 나면 이후에 이것을 글로 명확하게 쓰는 것이 훨씬 쉬워진다. 학회에서 발표했던 연구를 논문으로 작성하는 것이 그렇지 않은 연구의 논문 작성보다 쉬운 이유가 여기에 있다.

정확하게 표현하기

본인 뿐 아니라 누구도 이해할 수 없는 책을 쓴 한 남자가 있다.
There goes the man that writes a book that neither he nor anybody else understands.

(아이작 뉴턴과 수학에 관한
그의 기념비적인 책 The principia에 대한 한 학생의 비평)

학자는 언제나 명확하고 확실하게 내용을 전달해야 한다. 스스로가 의도하는 바를 잘 알고 있어서 질문에 답할 수 있다 하더라도 막상 논문을 작성하는 것은 쉽지 않다. 의학 논문에서는 뜻이 명확하고 복합적이지 않은 단어를 선택하는 것이 중요하다. Being exposed to environmental tobacco smoke and sex were important risk factors for childhood infections. 이라고 써도 의미를 알 수 있지만 sex라는 단어 대신에 gender나 being male을 선택하는 것이 더 낫다. 단어를 재배열하는 것도 도움이 되는데 Gender and being exposed to environmental tobacco smoke were important risk factors for childhood infections. 라고 표현할 수 있다.

상자 8.4처럼 모호하지 않은 표현을 사용해야 한다. 각각의 예에서 모호한 단어를 명확한 단어로 바꾸어 문장의 뜻이 좀 더 명료해졌음을 볼 수 있다. 첫 번째 예에서 한 환자를 여러 번 진단하는 것이 아니기 때문에 less often diagnosed라는 표현은 부적절하다. 두 번째 예에서는 쥐가 한 번 이상 죽을 수 있는 것처럼 표현되었다. 세 번째 예에서는 비만한 사람에서 유병률이 높다는 것을 말하고자 했는데 마치 아토피, 천명과 숨가쁨 증상, 천식이 체중을 증가시키는 것처럼 표현되었다.

상자 8.4 정확하게 표현하기

1 ✗ Dermatitis in the first year of like was less often diagnosed in the active intervention group.
✓ A diagnosis of dermatitis in the first year of life was less prevalent in the active intervention group.

2 ✗ Professor Jones has agreed that we can have access to some of his rats that are culled on a regular basis.
✓ Professor Jones will provide a regular supply of tissue from culled rats.

3 ✗ Although adult with severe obesity reported increased symptoms of wheeze and shortness of breath, this was not associated with an increase in atopy or asthma.
✓ Severely obese adults have a higher prevalence of wheeze and shortness of breath but do not have a higher prevalence of atopy or asthma.

4 ✗ After five days, the symptoms had improved.
✓ After five days, the symptoms had abated.

5 ✗ Not all cases of this illness occur in the presence of a family history and these sporadic cases present some further difficulties to the clinician.
✓ Sporadic cases of this illness that occur in the absence of a family history may be difficult to diagnosis accurately.

6 ✗ This test has long been used as a surrogate estimate of disease severity and despite being called into question has remained in widespread use.
✓ This test has been used to measure disease severity since the early 1970s and, despite having poor prognostic value, remains in widespread use.

7 ✗ The calves are thin due to muscle hypertrophy around the lower leg, although adipose psuedohypertrophy has also been reported in rare cases and should be considered when evaluating the clinical picture.
✓ Muscle hypertrophy and, in rare cases, adipose psuedohypertrophy results in thin lower legs and important clinical signs for making a diagnosis and evaluating prognosis.

8	✖	Positive controls have been a problem for all units around the world.
	✓	All research units have found it difficult to recruit positive controls.
9	✖	As a comparator between cases, family history and the frequency of symptoms are not well correlated with clinical disease severity.
	✓	Because family history and the frequency of symptoms are not related to disease severity, they cannot be used to identify subtypes of this disease.

상자 8.4의 4번부터 8번까지의 예에서 밑줄 친 단어들은 다양한 해석이 가능하기 때문에 좀 더 분명한 표현으로 바꾸었다. 예문 9에서 correlated는 적절한 동사가 아니다. 단어 correlate는 특별한 통계적 의미를 갖기 때문에 통계적 표현에만 사용해야 한다. 즉 단순히 두 요소가 관련되어 있다는 뜻을 표현하는 일반적인 상황에서는 사용해서는 안 된다.

단어 배열

> *타고난 작가도 적절한 단어를 잘 배열하는 것 이외에 다른 특별한 글쓰기 기술은 없다.*
>
> *For your born writer, nothing is so healing as the realization that he has come upon the right word.*
>
> Catherine Brinker Bowen
> (www.bartelby.com)

문장 내에서 단어를 적절하게 배열하는 것은 매우 중요하다. 단어를 올바른 순서로 배열하지 않으면 전달하는 바가 논리적으로 전개되지 않아서 한번에 뜻을 파악하기 어렵다. 다음의 지역 신문의 광고 문장은 단어의 순서가 잘못 배열된 좋은 예이다. Stock horse stallions standing at stud: Reverlee and Frechles Oak. Foals can be viewed by the above stallions.

독자가 정확한 뜻을 알기 위해서 단어를 재배열해야 하는 상황을 만들어서는 안 된다. 또 문장을 끝까지 읽다가 다시 처음으로 돌아가게 해서도 안 된다. 상자 8.5는 단어를 재배열했을 때 읽기가 좀 더 수월해지는 예문을 보여준다. 첫 번째 예에서는 asthma라는 단어가 형용사로 잘못 사용되었다. 문장의 주제가 유병률의 증가에 관한 것이기 때문에 이 구절을 처음에 배치하는 것이 좀 더 적절하다. 이 문장에서는 한 개의 주절을 만들고 일부 전치사는 생략하는 것이 좋다.

상자 8.5 단어의 배열이 중요하다.

1 ✖ Although it is well recognised that asthma prevalence is increasing, this has occurred only in children and not in adults.

✓ An increase in the prevalence of asthma has been documented in children but not in adults.

2 ✖ Because objective measurements are prone to less observer error and reporting bias, they are preferred for use as primary outcome measures.

✓ Because objective measurements are less prone to observer error and reporting bias, they are preferred for use as primary outcome measures.

3 ✖ The prevalence of atopy to rye grass pollen was 24% in indigenous people who attended the emergency department.

✓ In indigenous people who attended the emergency department, the prevalence of atopy to rye grass pollen was 24%.

4 ✖ There is, however, currently no information about the burden of cerebral palsy in NSW.

✓ However, there is no current information about the burden of cerebral palsy in NSW.

두 번째 예문에서는 단어 less가 error를 수식하는 것 보다는 prone을 수식하는 것이 더 적절하다. 세 번째 예문에서는 결론에 이르기 위해 문장을 끝까지 읽을 필요가 없도록 in indigenous people who attended the emergency department를 문장의 앞에 배치하는 것이 적절하다.

네 번째 예문에서는 접속사 however가 문장의 중간에 잘못 배치되었다. 주어-동사-목적어의 흐름을 가진 문장에서 접속사를 문장 중간보다는 문장 앞에 두는 것이 문장의 흐름을 유지하면서 제 역할을 하게 할 수 있다. 게다가 부사 currently가 동사를 수식하는 것보다 형용사 current가 information을 수식하는 것이 더 적절하다.

각 문장에 정보를 제시하는 순서는 문맥과 독자에 따라 달라지기도 한다. 가장 효과적인 문장은 문장의 주어가 연구의 주요 주제인 문장이다. 이 경우 문장의 시작에서 가장 중요한 정보를 제공할 수 있고 문맥을 올바르게 유지할 수 있다. 예를 들어 아동에서의 위장관 감염과 모유 수유와의 관계를 알아 보는 단면연구를 수행한다고 가정해보자. 상자 8.6은 소화기내과 학술지, 영아수유 학술지, 역학 학술지에 보고할 때 각각 문장의 주어가 어떻게 달라지는지를 보여준다. 같은 연구에서 나온 데이터라도 독자에게 명확한 메시지를 전달하기 위해서는 단어의 순서를 신중하게 배치해야 한다.

상자 8.6 주제문의 단어 순서 바꾸기

소화기내과 학술지	Gastrointestinal infections were less common in infants who were breastfed.
영아수유 학술지	Breastfeeding significantly reduced the incidence of gastrointestinal infections in infancy.
역학 학술지	There was a lower incidence of gastrointestinal infections in breastfed infants.

단어를 재배열하는 것은 숫자를 재배열하는 것만큼 재미있을 수 있다. 숫자 1부터 9까지를 가로, 세로, 대각선 모두 합이 15가 되도록 마법의 칸 속에 배열해보라. 오래 걸리지 않을 것이다(정답은 이 장의 마지막에 있다). 이 마법의 칸은 Lo Shu라고 불린다.

흐름 만들기

> *제대로 쓰면 글이 되지만, … 제대로 쓰지 못하면 이야기의 또 다른 이름이 될 뿐이다.*
>
> *Writing, when properly managed, … is but a different name for conversation.*
>
> Laurence Sterne(1713-1768)

글의 명료성은 사고의 부드러운 흐름과 문장과 문장 및 문단과 문단 사이의 부드러운 전환에 달려있다. 문단을 멋지게 만들고 싶다면 문단에 흐름을 만들어서 그냥 읽다보면 무엇을 말하는지를 바로 이해할 수 있도록 해야 한다. 한 문장에서 다른 문장으로 넘어갈 때마다 이야기가 어떻게 흘러가는지 알기 위해서 멈추고 생각해야 한다면 독자가 힘들어지게 된다. 이야기에 흐름이 있어서 읽기 쉬운 글이 언제나 높이 평가된다.

한 문장에서 다음 문장으로 이야기를 전개할 때 흐름을 유지하는 데는 두 가지 방법이 있다. 하나는 접속사 혹은 전환어를 사용하는 것이다. although, therefore, however와 같은 전형적인 접속사는 문장을 연결하는 데 유용하게 사용된다. 그러나 문단 전체에 계속해서 접속사를 사용할 수는 없다. 상자 8.7은 한 가지 접속사가 매 문장에 쓰인 문단의 예이다. 문단의 의미는 비교적 명확해지나 과다한 접속사의 사용이 읽기를 불편하게 한다. 비록 접속사를 사용하는 것이 적절할 때도 있지만 흐름을 원활하게 하기 위해서는 다른 방법도 필요하다.

상자 8.7 문장의 시작마다 접속사를 사용한 예

In addition, it is widely recognised that most cases of child sexual abuse are not reported to authorities. Therefore, prevalence rates that include reported and unreported cases more accurately describe the extent of the problem of child sexual assaults in communities. However, cases are difficult to ascertain through retrospective population studies. For example, there is an inverse association between study response rates and the estimated prevalence of child sexual abuse.

문장 사이의 흐름을 좋게 만드는 또 하나의 방법은 문장의 시작(또는 주어)을 이전 문장의 끝(또는 목적어)에 연결시키는 것이다. 주어를 목적어에 연결시키는 것은 문장이 끝날 때 갑자기 이야기가 바뀌지 않도록 하여 독자가 생각을 유지하도록 해준다.

상자 8.8의 예문은 문장 사이에 목적어-주어 연결을 통하여 이야기를 전개하여 생각이 새지 않도록 해 준다. 예문 1~3에서 두 번째 문장은 단순히 첫 번째 문장을 재배열한 것이다. 연결어가 문장의 제일 앞에 올 수 없는 경우에는 연결어를 가능한 한 앞으로 빼내는 것이 좋다. 예문 4에서는 prevalence를 문장의 앞으로 옮기고 새로운 단어 incidence를 뒤로 옮겨서 뜻을 명확히 하였다.

상자 8.8 문장 간에 흐름 만들기

1 ✖ Obesity is a key risk factor cardiovascular disease. In Australia, over 50% of adults are overweight or obese.
✓ In Australia, over 50% of adults are overweight or obese. Being overweight is s significant risk factor for the development of cardiovascular disease.

2 ✖ We conducted a study of children of whom 10% had diabetes. We found a higher incidence of obesity in children with diabetes.
✓ We conducted a study of children of whom 10% had diabetes. Children with diabetes have a higher incidence of obesity.

3 ✖ We found that 43% of parents smoked. Children were at a higher risk of having respiratory infections if their parents smoked.
✓ We found that 43% of parents smoked. Children with a parents smokes are at a higher risk of having respiratory infections.

4 ✖ Prevalence is calculated from the total number of cases of disease in a population at a specified time. Unlike the incidence rate, the number of remissions and deaths that occur influences the prevalence rate.
✓ Prevalence is proportion of a population with a disease at a specified time. The number of remission and deaths influences prevalence rates but not incidence rates.

글의 연속성을 위해 접속사를 사용하는 것과 더불어 문단 내에서 주제어를 반복 사용하는 것도 유용하나 한 문장 내에서 같은 단어를 여러 번 사용하는 것은 피해야 한다. 한 문장 안에서 단어가 반복된다는 것은 문장의 주어와 목적어가 같다는 뜻으로 문장 구조상에 문제가 있음을 의미한다. 상자 8.9는 반복 사용된 단어를 없애고 단어를 재구성하면 문장이 얼마나 정돈되는지를 보여준다.

상자 8.9 단어의 반복 사용 피하기

1 ✖ We need reliable screening procedures for identifying the signs and symptoms to identify children who are at greatest risk.
✓ We need reliable screening tools to identify children who are at greatest risk.

2 ✖ No adequate clinical measures for quantifying back abnormalities in the clinical setting are currently available.
✓ There are no adequate methods for quantifying back abnormalities in the clinical setting.

3 ✖ The results of this study suggest that control of neonatal infections is possible through good infection control practices.

✓ The results of this study suggest that neonatal infections are being reduced by current infection control practices.

간결하게 쓰기

쓸모 없는 것을 잘라내면 정보가 더 분명해진다. 1900년대 초 William Strunk 교수는 학생들에게 "불필요한 단어를 생략하라. 불필요한 단어를 생략하라. 불필요한 단어를 생략하라."고 말했다(한 번이면 충분한데 그 역시 반복하였다).

Cutting dross allows your information to shine more clearly. In the early 1900s, Professor William Strunk used to tell his students : "Omit needless words, omit needless words, omit needless words." (Once should have been enough, but he was keen.)

Martin Cutts

간결한 글쓰기란 짧고 정확한 문장을 사용하여 글을 간결하게 만드는 기술이다. 글쓰기에 관한 모든 책과 기사에서 간결한 글쓰기를 강조하는데도 그러한 노력을 하는 작가가 소수라는 점은 아이러니하다. 독자들은 최소한의 단어로 필요한 정보만을 전달하는 문장과 문단을 좋아한다.

독자를 기쁘게 하고 싶다면 글을 간결하게 써야 한다. 독자들은 바쁘기 때문에 논문을 빨리 이해하길 원하지 두서 없는 문장을 애써 이해하며 시간을 허비하고 싶어하지 않는다. 간결한 글쓰기는 단순한 작업이다. 생각을 한 문장에 넣고 가장 비판적인 관점에서 얼마나 많은 단어를 그 문장에서 삭제할 수 있는지 고민해야 한다. 마침내 모든 문장이 짧고 간결해지면 문장들을 논리적인 순서로 배열하여 흐름을 만들어내면 된다. 이 방법을 통해 견해를 가장 간결하게 이야기하는 방법을 배우게 될 것이다. 출판을 생산적으로 하길 원한다면 이는 충분히 가치 있는 작업이다. 당신은 이 작업을 통해 독자와 심사위원, 그리고 출판업자를 기쁘게 할 수 있을 것이고 스스로를 평판 좋은 '좋은 저자'로 인정할 수 있게 될 것이다. 상자 8.10은 길고 장황한 구절을 삭제하면 얼마나 글이 읽기 편해지는지를 보여준다.

상자 8.10 길고 장황한 구절 삭제하기

1 ✖ Sexual assault against a child presents a significant problem to society and there is much evidence that sexual assault impacts negatively on the psychosocial development of children.
✓ Sexual assault has a negative impact on the psychosocial development of children.

2 ✖ It may be expected that the prevalence of relatively mild asthma could be underestimated.
✓ The prevalence of mild asthma could have been underestimated.

3 ✖ The severity of this disease has been demonstrated to be associated with age.
✓ The severity of this disease increases with age.

간결하게 글쓰기가 어렵다면 원고를 얼마 동안 미뤄두었다가 나중에 자신의 글을 좀 더 객관적으로 볼 수 있을 때 다시 읽어보는 것도 좋은 방법이다. 원고를 수정할 때에는 가능한 한 문장을 간결하게 만들어야 한다. 긴 문장을 찾은 후 그 문장에 과다한 부사, 형용사, 전치사, 대명사가 쓰이진 않았는지 살핀다. 한 문장을 두 개로 분리할 때는 짧은 각 문장이 옆 문장이나 문단의 나머지 부분 없이도 분명한 뜻을 지니도록 해야 한다.

문장을 짧게 하는 것이 어렵다면 문장의 주어-동사-목적어 형식을 찾고 나머지 부분을 정리해 보는 것도 좋은 방법이다. 문장을 짧게 수정한 후에는 동사 구조를 살피고 이 문장이 더 짧아질 수 있는지 다시 확인해 본다. 예를 들어 has been shown to 라는 동사 구조는 내용이 확실할 경우에는 is로 바꿀 수 있고 조금 확신이 덜 들 경우는 may be로 바꿀 수 있다. 불필요한 단어와 반복되는 단어를 제거하면 글 읽기가 훨씬 수월해진다.

문장을 짧게 만들 때에도 너무 극단적으로 해서는 안 된다. 꼭 필요한 부분까지 삭제해서는 안 된다. 만일 과도하게 문장을 단순화하여 주요한 뜻이 생략되었다면 문장을 간결하게 한다는 명분 하에 명료성을 희생시킨 것이 된다. 예를 들어 We are doing a study of preventive health services for children with Down syndrome. 란 문장 보다 We are planning to conduct a study of preventive health services for children with Down syndrome. 이란 문장이 낫다. 두 번째 문장은 사실적으로 정확한 의미를 전달하는 반면 처음 문장은 비록 짧지만 마치 현재에도 연구가 진행되고 있는 것처럼 보인다.

상자 8.11은 단어 수 줄이기, 의미 간결화하기, 필요 없는 구절 삭제하기가 주제문과 본문을 얼마나 간결하고 읽기 편하게 하는지를 보여준다. 한 문장에 사용한 단어 수는 원문에서는 19~37개, 평균 29.6개이고, 수정한 문장에서는 22~35개, 평균 29.0개로 한 문장의 단어 수가 크게 감소하지는 않았다. 하지만 총 단어는 205개에서 114개(46% 감소)로 감소하였고 문장의 수는 7문장에서 4문장(44% 감소)으로 감소하였다. 글을 간결하게 바꾸는 것은 독자가 글을 쉽고 즐겁게 읽을 수 있도록 해주며 동시에 바쁜 동료나 심사위원에게도 희소식이 될 것이다.

상자 8.11 단어 수를 줄여 간결하고 명확해진 문단의 예시

✘ Original version

Development of a composite, criterion-based, observational, clinical rating system for the quantification of back posture

There are a number of existing methods for assessing back posture in the clinical setting but all have significant limitation. Many measures have been criticised for poor reliability, and few have been subjected to adequate validation, furthermore most extant measures are based on quantification of a single plane or segment. While such measures are widely used, they cannot describe the complexity of back function, and there is a consensus in the literature that there is not an adequate, quantitative method for assessing, back posture in routine clinical practice. The 1997 report of the Research Council of the American Physical Therapy Society rated development of such outcome measures as the third most important research area out of 40 separate categories. This study represents the second of six stages in constructing such a clinically applicable tool, the Back Posture Rating(BPR). Emphasis has been placed on clinical measures that could be conducted easily, are time-efficient, do not require costly technology, are readily understandable to the clinician, and yield quantitative data ar a minimum of ordinal level. The combination of measures comprising the BPR is also sensitive to posture in all of the three body planes and can provide separable information on the high, mid, and lower segments.

✓ Revised version

Clinical assessment of back posture

Methods for quantifying back posture have lacked reliability, have not been validated and, because they are based on quantification of a single plane or segment, do not take account of the complex nature of back function. As a result, the American Physical Therapy Society rated the development of a back function measurement as its third most important research goal. The aim of conducting this study was to test the reliability of a new Back Posture Rating(BPR) that is practical to administer in a clinic setting. Because this rating measures movement in all three planes, it is a sensitive measure of back posture and can provide separable information on the high, mid, and lower segments.

간결한 글쓰기를 할 때에는 항상 한번만 말해야 한다. 한 문장에서 같은 내용을 두 번 언급하는 것은 금기이며 옥스퍼드 영어 사전에서는 이를 '잘못된 문체' 라고 표현했다. 예를 들어 the subsequent development of infection이라고 말할 필요는 없다. development는 연속적일 수 밖에 없기 때문에 subsequent라는 단어는 불필요하다. 또한 어떤 것이 equally as important에서는 equally가 중복어이기 때문에 불필요하다. 비슷하게 There is no need to repeat the tests again이라는 문장에서 repeat를 conduct로 바꿔 쓰거나 again을 생략해야 한다. 과학자들은 단어를 필요 이상으로 사용하는 경우가 생각보다 많은데 꼭 필요한 단어만 쓴다면 문장이 훨씬 더 명확해질 것이다.

상자 8.12는 중복된 단어를 사용한 문장의 예시이다. 단면 연구는 대규모 무작위 인구 조사이기 때문에 첫 번째 예문에서 두 개의 구 중 하나만 필요하다. 또한 이 문장을 재배열함으로써 수식어 obese가 명사 adults와 떨어지지 않도록 하였다.

상자 8.12 중복된 단어가 사용된 예시

1 ✖ In adults, cross-sectional studies in large random population samples have shown a higher prevalence of asthma among obese subjects.

√ Evidence from cross-sectional population studies suggests that the prevalence of asthma is higher in adults who are obese.

2 ✖ This questionnaire is likely to produce very inaccurate estimates of dietary intake.

√ Most dietary measurements will be inaccurate if this questionnaire is used.

3 ✖ We studied our subjects over a considerable period of time.

√ We continued to follow our participants for 12 years.

4 x When designing a study, the primary key issue is to articulate the aims.
√ When designing a study, the key issue is to articulate the aims.

5 ✖ To date, no recent information is available about children who present to hospital with this condition.
√ No information is available about children who present to hospital with this condition.

두 번째 예문에서는 inaccurate에는 정도가 없기 때문에 very를 생략하였다. 또한 이 문장은 주제어인 measurement of diet를 주어로 쓰는 것이 적절하다. 세 번째 예문에서는 시간은 기간만이 될 수 있기 때문에 a considerable period of는 중복어이다. 학술논문에는 구체적인 표현을 해야 하기 때문에 for 12 years가 더 적절하다. 네 번째와 다섯 번째 예문에서는 중복된 단어를 삭제하였다.

긴 문장 나누기

작가의 의도는 한 번에 이해되어야 한다. 작가는 명확하게 글을 쓸 의무가 있다 - 애매모호하기 그지 없는 글을 독자가 해독하게끔 해서는 안 된다.

The writer' s aim should be to be understood at first reading. It is your responsibility to be clear - not your reader' s to unscramble your muddled message.

Elizabeth Murphy[3]

의학 논문 잘 쓰기의 핵심은 문장 짧게 쓰기이다. 적은 단어로 이루어진 문장은 의미를 한 눈에 이해할 수 있다. 본인이 글을 길게 쓰는 경향이 있다면 뱀 같이 긴 문장을 나누는 방법을 익혀야 한다.

긴 문장은 한 가지 요점만을 전달하지 못하고 한 번에 너무 많은 정보를 제공한다. 긴 문장은 읽기 어렵고 사고의 용량을 빨리 소진시킨다. 긴 문장은 독자로 하여금 부가적인 주제들을 기억하는 동시에 요점을 찾도록 요구하기 때문에 독자들을 부담스럽게 한다. 만약 한 문장이 너무 많은 절과 구로 이루어졌다면 끝까지 읽을 때까지 독자는 모든 정보를 기억하기가 힘들다. 긴 문장은 예외적인 경우에만 필요하다.

얼마나 길어야 긴 문장이라고 할 수 있는지를 일괄적으로 말하기는 어려우나 경험적으로 문장이 두 줄을 넘어가거나 30단어를 넘으면 길다고 할 수 있다. 긴 문장은 지루하고 읽기가 힘든 반면 20단어 이하의 문장은 읽기가 편하다. 긴 문장을 나누면 독자가 문장을 좀 더 쉽게 이해할 수 있다. 긴 문장은 짧은 문장으로 바꾸고 동사를 줄이고 불필요한 절을 삭제하여 요점만을 말하라. 이는 짧게 쓰기 위해서가 아니라 명확하게 쓰기 위하여 꼭 필요한 노력이다.

상자 8.13에는 불필요한 단어를 삭제하고 문장들 사이에 마침표를 넣은 예를 실었다. 이로써 독자들은 숨을 돌리고 문장의 마지막까지 읽으면서 충분히 내용을 이해하고 다음 문장을 읽을 준비를 할 수 있다. 63개의 단어로 된 뱀 같은 문장을 두 문장으로 나누고 각각 32개, 25개 단어(총 57개 단어)로 구성하였다.

상자 8.13 긴 문장 나누기

✗ We did not collect any precise information about infections but we found that having bronchitis before the age of two was a strong, independent risk factor for both wheeze and diagnosed asthma in indigenous children although it is possible that indigenous children who had bronchitis in early life were more likely to be diagnosed with asthma than no-indigenous children who had bronchitis.

✓ We did not collect object information about infections but we found that bronchitis before the age of two was a strong risk factor for both wheeze and diagnosed asthma in indigenous children. Although we have no evidence, it is possible that indigenous children who had bronchitis in early life were more likely to be diagnosed with asthma.

병렬구조

읽기 쉽도록 하려면 말하고자 하는 바를 단순하고 직접적으로 분명하게 써야 한다. 명확한 글은 읽기는 쉽지만 쓰기는 어렵다.

To be easy to read, your text has to be clear and say what you mean in a simple and straight forward way. It has been said that clear text is easy to read but hard to write.

JS Lilleyman[11]

문장 내 혹은 문장 사이에 동일한 일련의 단어군을 사용하면 병렬 문장 구조가 된다. 병렬구조를 사용하면 흐름이 매끄러워져 보다 읽기 쉬워지게 된다. 일관된 반복되는 형식을 사용함으로써 생각을 효과적으로 제시할 수 있다.

일관되지 않고 비병렬적인 구조는 생각을 방해한다. 단어의 순서가 서로 다른 비병렬적인 구조의 문장 속에 너무 많은 의견을 제시하면 글이 퍼즐처럼 될 수 있다. 상자 8.14는 문법 구조를 어떻게 바꾸면 병렬구조의 문장을 만들 수 있는지를 보여준다.

상자 8.14 병렬 문장의 예시

1 ✗ To study mechanisms and investigate risk factors will provide useful information.
✓ Studying mechanisms and investigating risk factors will provide useful information.
✓ To study mechanisms and to investigate risk factors will provide useful information.

2 ✗ Dr smith' s idea is brilliant, original, and will work.
✓ Dr smith' s idea is brilliant, is original, and will work.
✓ Dr smith' s idea is brilliant, original, and practical.

첫 번째 예문에서는 다른 형태의 두 가지 동사(to study, to investigate)가 사용되었다. 동사형을 통일시킴으로써 문장이 병렬구조가 되었다. 두 번째 예문에서는 나열된 부분을 통일할 필요가 있다. 동사를 나열할 수도 있고 동사가 아닌 항목을 나열할 수도 있다. 하지만 나열한 것들 사이에는 일관성이 있어야만 한다.

상자 8. 15 문장을 병렬구조로 만들기

1 ✖ One study found that only 15% of overweight men and 5% of overweight women considered their weight to be acceptable and the other study found that 25% of men and 45% of women of acceptable weight considered themselves to be overweight.

✓ In one study, 15% of men and 5% of women who were overweight considered their weight acceptable whilst in another study, 25% of men and 45% of women with acceptable weight considered themselves overweight.

2 ✖ Longitudinal studies are most useful if the cohort is selected as a random sample of the general population, if follow up continues from childhood to adulthood, and if several follow up assessments of the cohort are undertaken during the study and if the outcomes include objective measurements.

✓ Longitudinal studies are most useful if the cohort is selected as a random sample of the general population, if follow up continues from childhood to adulthood and are conducted at regular intervals, and if the outcomes include objective measurements.

3 ✖ Disability was reported by 58% of the respondents as interfering with their professional capacity and to be restricting leisure activities in 70% of the group.

✓ In the study, 58% of the participants reported that their disability interfered with their professional capacity and 70% reported that their disability restricted their leisure activities.

4 ✖ The prevalence of asthma was higher in non-indigenous children but the prevalence of infections was higher in indigenous children.

✓ The prevalence of asthma was lower but the prevalence of infections was higher in indigenous children.

상자 8.15는 병렬구조가 아닌 문장을 병렬구조로 수정한 문장을 보여준다. 첫 번째 예문은 남자와 여자의 결과를 제시하는 방법이 달라서 이해하기가 어렵다. 첫 번째 절의 overweight을 형용사가 아닌 목적어로 바꾸어 두 연구의 결과를 통일시켜서 설명함으로써 의미를 좀 더 이해하기 쉽게 하였다.

두 번째 예문에는 네 가지 항목이 열거되어 있다. 처음 두 가지 항목과 마지막 항목은 주어-동사-목적어 형식으로 일관성이 있다. 그러나 세 번째 항목은 주어

(follow up)-목적어(cohort)-동사(are undertaken) 구조로 이루어져 다른 항목들과 병렬 구조를 이루지 못하고 있다. 이렇게 되면 같은 순서로 문장을 읽어가던 독자들이 혼란에 빠지게 된다. 세 번째 문장을 수정하여 각 절을 같은 형식으로 끝내고 같은 주어(follow up assessment)를 가진 두 문장을 합치면 문장이 좀 더 명확해진다. 마지막으로 during the study라는 구는 중복어이며 생략할 수 있다. 단 네 단어를 줄였지만 문장은 병렬 구조가 되어 읽기도 훨씬 수월해진다.

세 번째 예문에서도 한 절에서는 앞부분에, 다른 절에서는 뒷부분에 있던 percentage를 각 절 모두에서 앞부분에 놓으면 문장이 보다 명확해진다. 두 군을 비교하는 연구를 할 때는 네 번째 예문에서처럼 항상 한 그룹을 대조군으로 설정하는 것이 좋다. 수정한 문장에서 토착민 어린이(indigenous children)가 관심을 갖고 있는 그룹이기 때문에 비토착민 그룹(non-indigenous group)이 대조군이 된다. 이렇게 하면 어느 그룹의 질병 유병률이 더 높거나 낮은지 이해하기 수월해진다.

문장들을 서로 짝을 이루게 함으로써 병렬구조를 만들 수도 있다. 두 그룹간의 결과를 비교한다면 항상 그룹을 같은 순서로 나열하라. 예를 들면 소아와 성인에서의 유병률을 연구한다면 글 전체에서 항상 소아의 결과를 성인 결과의 앞에 언급하라.

문체

문체란 적절한 단어를 적절한 위치에 배열하는 것이다.
Proper words in proper places make the true definition of a style.

Jonathan Swift(1667-1745, in Letter to a young clergyman)

명확하고 간결한 글을 쓰는 방법은 몇 가지 원칙으로 요약할 수 있다. 이번 장에서 이야기한 몇 가지 팁을 표 8.1에 정리하였다. 이를 따른다면 문체가 향상되어 출판 가능성이 높아지고 동료들로부터 존경 받을 수 있게 될 것이다.

표 8.1 의학 논문에서의 문체의 원칙

Tip	Action
주제문을 쓰라.	✓ 각 문단을 주제문으로 시작하고 논문의 주제를 문장의 주어로 사용하라.
문단의 나머지부분의 밑그림을 그리라.	✓ 주제문 다음에 뒷받침 문장을 쓰라.
문장을 정확한 순서로 배열하라.	✓ 당신이 제시하는 생각을 논리적으로 쓰라.
불분명한 것을 제거하라.	✓ 사고와 문장을 단순화하라. ✓ 은어와 약어를 피하라. ✓ 상용어를 사용하라.
정확하게 말하라.	✓ 단어의 순서와 뜻을 살피라.
문장 사이의 흐름을 살피라.	✓ 한 문장의 끝과 다음 문장의 시작을 연결하고 접속사를 사용하라.
간결하게 쓰라.	✓ 불필요한 단어, 구, 절을 없애라.
긴 문장을 나누라.	✓ 20~30단어로 이루어진 짧은 문장을 쓰라.
비병렬 문장을 찾아내라.	✓ 문장 내와 문장간에 일관된 관점과 순서를 유지하라.
독자를 고려하라.	✓ 동료 연구자들에게 당신의 연구를 설명한다고 상상해보라.
논문을 매력적으로 만들어라.	✓ 불필요한 부분을 잘라내고 주제의 비주얼(새 문단), 주제의 오디오(새 주제문)에 변화를 주라.

마법 상자의 답

마법 상자 퍼즐의 답은 다음과 같다.

4	9	2
3	5	7
8	1	6

감사의 글

히치콕, 스턴, 스위프트의 인용문은 *Collins Concise Dictionary of Quotation, 3rd, end.* London : Harper Collins, 1998(p 160, 307, 311)에서 허락 하에 게재하였다. 아이작 뉴턴에 관한 학생의 낙서는 Horvitz, LA. ed. *The Quotable Scientist*. New York : McGraw-Hill Companies, 2000(p 115)에서 인용하였다. 왕의 인용문은 Scribner, a Division of Simon & Schuster, Inc.의 *On writing : A Memoir of the Craft* by stephen King.에서 허락 하에 인용하였다.

웹사이트

1 Bartelby Online Books
http : //www.bartelby.com
Access to online books such as the *American Heritage dictionary, American Heritage book of English usage, Roget's thesaurus, Strunk's elements of style, Gray's anatomy*, etc.

2 Modern Language Association(MLA) of America
http : //www.mla.org
http : //www.mla.org/main_stl.htm#sources
Information about the *MLA style manual* which documents the style recommended by the Modern Language Association for preparing scholarly manuscripts and student research papers. Concerns itself with the mechanics of writing, such as punctuation, quotation, and documentation of sources. Also includes guidelines for citing sources from the World Wide Web

3 Plain English Campaign
http : //www.plainenglish.co.uk
Guides to writing medical information including letters, reports, alternative words, etc. for writing in plain english

4 The Critical Writing Program, University of Pennsylvania
http : //writing.upenn.edu/critical/writing_center/resources_for_critical_writers.php
Access to online reference texts and resources including *Grammar Style and Notes by Jack Lynch, Strunk's Elements of Style, Oxford English Dictionary, Webster's Dictionary, Roget's Thesaurus*, citation styles, etc.

5 Yahoo
http : //dir.yahoo.com/Social_Science/Linguistics_and_Human_Languages/Languages/Specific_Languages/English/Grammar__Usage__and_Style/
Access to resources for grammar, English usage and style, including books and rules of grammar, common errors, and tips to improve your writing

참고문헌

1 Zeigar M. Essentials of writing biomedical research paper. Maidenhead : McGraw-Hill, 1991; p 3.
2 Australian Government Publishing Service. Spot on. Correspondence and report writing with guidelines in plain English. Canberra : AGPS, 1996;p 2.
3 Murphy E. *Effective writing.* : Longman Cheshire Pty Ltd, 1989; pp 1, 5.
4 Zeiger M. Paragraph structure. In *Essentials of writing biomedical research papers.* Maidenhead : McGraw-Hill, 1991.
5 Eisenhut M, Algawi B, Wreghitt T, *et al.* Fatal coxsackie A9 virus infection during an outbreak in a neonatal unit. *J Infection* 2000;40 : 297-8.
6 Peat JK, Tovey ER, Toelle BG, *et al.* House-dust mite allergens : a major risk factor for childhood asthma in Australia. *Am J Respir Crit Care Med* 1996;153 : 141-6.
7 King S. *On writing.* London : Scribner, 2000; p 117.
8 Spencer A. Book of numbers. London : Penguin Books, 2000.
9 Cutts M. *The plain English guide.* Oxford : Oxford University Press, 1996; p 40.
10 Cutts M. Writing shorter sentences ... or chopping up snakes. In : *The plain English guide.* Oxford : Oxford University Press, 1995.
11 Lilleyman JS. How to write a scientific paper - a rough guide to getting published. *Arch Dis Child* 1995;72 : 268-70.

9. 문법

글을 쓸 때 중요한 것은 매일 조금씩이라도 써 내려가는 것이다. 이 때 중요한 것은 부딪치는 어려움을 차례차례 요령껏 해결해 나가는 것이다.
So much of writing is about sitting down and doing it every day, and so much of it is about getting into the custom of taking in everything that comes along, seeing it all as grist for the mill.

Anne Lamott[1]

학습 목표

- 문법적으로 올바른 문장 쓰기
- 사용해야 할 문장구조가 무엇이고 왜 그것을 사용해야 하는지 인식하기
- 단어의 분류와 그 분류의 타당성 인식하기
- 흔히 범할 수 있는 문법적 실수 예방하기
- 완벽한 영어 구사하기

문장은 단어들의 집합으로 생각을 완전한 형태로 전달하는 역할을 한다. 이를 위해서는 단어를 구성하기 위한 일정한 법칙, 즉 문법에 맞게 문장을 써야 한다. 문법이라고 하면 학생 때 암기했던 이해할 수 없는 규칙들을 떠올리는 사람도 있을 것이고, 아직도 문법을 불가사의한 것으로 여기는 사람도 있을 것이다. 학교에서 문법을 배우지 못했거나 배운 문법을 잊어버렸다면 기초적인 용어와 규칙을 다시 한 번 복습해 보는 것이 좋다.

문법이 올바른 문장은 이해가 잘 되고 쉽게 읽히나 문법이 틀린 문장은 이해하기 어렵고 잘 읽히지도 않는다. 단어를 정확히 사용하지 않고 글을 잘 쓴다는 것은 불가능하다. 이 장에서는 문법의 용어와 규칙을 설명함으로써 간단하고 정확한 방법으로 단어를 정렬하여 문장을 구성할 수 있도록 도와줄 것이다. 또한 문장 각 부분들의 명칭을 알아보고 3장 상자 3.2에 사용된 단어들의 범주를 설명할 것이다.

명사

겁내지 마라. 문법책이 항상 꺼림칙하고 딱딱한 것만은 아니며 어려운 용어로만 꽉 차 있는 것도 아니다. 어려운 용어를 모두 알 필요는 없다. 차의 부속품 이름은 몰라도 운전은 잘 할 수 있는 것처럼.
Don' t be intimidated. Grammar books aren' t as forbidding and textbooky as they used to be, and not all of them bristle with technical terms. You don' t need to know the heavy terminology anyway. You can be a good driver even if you can' t name all the parts of a car.

Patricia O' Conner[2]

명사는 사람이나 물체처럼 존재하는 것을 묘사하는 단어이다. 명사라는 말은 이름(name)이라는 라틴어에서 기원하였다. 명사 혹은 명사형만이 주어와 목적어가 될 수 있다.

명사에는 학생, 참여자, 연구자, 저자 등과 같이 사람을 묘사하는 것과 컴퓨터, 자, 설문지, 분광계와 같이 물체를 묘사하는 것이 있다. 실험실, 병원, 집과 같이 장소를 묘사하는 명사도 있고, 건강, 시간, 온도와 같이 무형의 실체를 묘사하는 명사도 있다. 고유명사는 명사의 특수한 형태이다. 고유명사는 사람이나 장소 등의 명칭이며 London, America, James와 같이 항상 대문자로 시작한다. 때로 명사는 peer review, research study처럼 명사와 명사가 결합된 복합명사의 형태를 취하기도 한다.

명사는 문장의 구체적인 요소로 동사나 조사와 함께 사용되고 형용사가 수식한다. 상자 9.1은 3장의 상자 3.2에서 사용된 명사를 보여준다. 일부 문장은 investigated와 같은 동사나 reliable과 같은 부사로 끝나지만 대부분의 문장에서 주어와 목적어는 명사 혹은 복합명사로 이루어진다. National Nutrition Survey와 같이 두 개의 형용사 뒤에 명사가 오는 복합명사는 공식 명칭이기 때문에 대문자로 써야 한다. 또 Australia는 고유명사이기 때문에 대문자로 써야 한다. 복합명사는 유용하기는 하나 명사를 빽빽하게 나열하면 읽기 어려워질 수 있기 때문에 각각 띄어 써야 한다.

상자 9.1 서론 섹션에 사용된 명사(밑줄 친 부분)

Introduction

People who are overweight or obese are at increased risk of developing many illnesses including hypertension, cardiovascular disease and non-insulin dependent diabetes. However, many adults continue to be overweight. In 1995, results from the National Nutrition Survey in Australia suggested that 63% of men and 47% of women were either overweight or obese.

Despite the impact of excess body weight on health, self-perception of body mass in the general population has not been properly investigated. The only information comes from small, unrepresentative samples of women, particularly younger women, or from national studies in which self-reported weights may be unreliable. Until reliable information of self-perceptions of body mass is collected, it is difficult to design effective weight loss intervention strategies.

In 1998, we conducted a large cross-sectional survey of adults in which we accurately measure height and weight. In this paper, we report information about adults' perceptions of their own body mass.

상자 9.1의 명사들은 표 9.1과 같이 다양한 유형으로 분류할 수 있다. 사람, 물체 또는 장소를 묘사하는 명사는 존재하는 것을 묘사하기 때문에 매우 쉽게 구분할 수 있다. 그러나 실체가 없는 것을 묘사하는 경우는 구분이 어렵다. 동사 형태에서 명사를 추려내기 어렵다면 a나 the를 앞에 붙여보아 자연스러우면 명사일 가능성이 높다. 확신이 서지 않으면 사전을 찾아 보는 것이 좋다.

표 9.1 상자 9.1에 사용된 명사의 분류

명사의 종류	사용된 명사
사람을 묘사하는 명사	People, adults, men, women
사물을 묘사하는 명사	Factors, results, survey, information, samples, studies, strategies, survey, paper
장소를 묘사하는 명사	Australia
무형의 존재를 묘사하는 명사	risk, illnesses, impact, hypertension, disease, diabetes, impact, weight, health, self-perception, mass, height, perceptions

어려운 복수형

몇 년 전 영국 왕실의 후계자인 찰스 왕자가 어렸을 때 타임지에 그에 대한 기사가 실린 적이 있다 : 'Charles' tonsil out' 이란 오자를 보자 내 머릿속에는 바로 첫 번째 법칙이 떠올랐다. '단어의 마지막 자음이 무엇이든 간에 소유격 단수 명사에는 's' 를 붙여라.' 즉 'Charles' s friend' 같이 쓰는 것이 맞다.

Some year ago, when the heir to the throne of England was a child, I noticed a headline in The Times about Bonnie Prince Charlie : "Charles' tonsil out". Immediately Rule 1 leapt to mind : "Form this rule whatever singular of nouns by adding' s. Follow this rule whatever the final consonant." Thus, write "Charles' s friend".

William Strunk Jr[3].

명사를 복수형으로 사용할 때는 일반적으로 단어의 끝에 s를 붙인다. 따라서 단수 명사 interval의 복수형은 intervals이다. 단수명사를 사용할 때는 The interval is 와 같이 단수형 동사를 사용하고 복수 명사를 사용할 때는 The intervals are와 같이 복수형 동사를 사용한다.

하지만 라틴어와 그리스어에서 기원한 단어는 복수형을 만들 때 일반적인 법칙을 따르지 않는다. 예를 들어 formulae는 formula의 복수형이며 criteria는 criterion의 복수형이다. medium의 복수형 media와 잘 쓰이지 않는 라틴어 datum의 복수형 data와 같이 일부 애매한 복수형들에 주의하여야 한다. data의 동사를 the data is처럼 단수형으로 써서는 안 되며 문법적으로 the data are가 맞다. 그러나 data bank에 관한 글을 쓸 때는 bank라는 명사가 단수형이기 때문에 the data bank is stored here이라고 써야 한다.

police와 children과 같은 명사는 사람들의 집단을 뜻하는 복수형의 집합명사이다. 문법적으로 이러한 집합명사들은 the children are와 같이 복수형 동사를 사용하여야 한다. 그러나 복잡하게도 일부 집합명사들은 the team has나 the government is와 같이 단수형 동사를 취한다. 문장을 쓸 때 주어와 동사가 단수형인지 혹은 복수형인지를 정확하게 파악하여야 한다. 만일 확신할 수 없으면 명사

앞에 'a' 를 붙여보면 된다. 자연스럽다면 단어가 단수형인 것이고 이때는 단수형 동사를 사용하는 것이 옳다. 틀리기 쉬운 복수형의 예는 상자 9.2에 실었다.

상자 9.2 어려운 복수형의 예시

1. ✖ Data is presented as means with their 95% confidence intervals
   ✓ Data are presented as means with their 95% confidence intervals

2. ✖ A random sample of sixty homes were selected to have dust collected
   ✓ A random sample of sixty homes was selected to have dust collected
   ✓ Dust was collected from a random sample of 60 homes

3. ✖ When you decide where to publish your paper, you should obtain the list of instructions to authors and read them carefully
   ✓ When you decide where to publish your paper, you should obtain the list of instructions to authors and read it carefully

첫 번째 예에서 복수명사 data에 맞는 동사는 are이며 is가 아니다. 두 번째 예에서 명사 sample에 속하는 동사는 단수형이어야 한다. 이 문장은 dust가 주어로 문장 제일 앞에 나오고 a random sample of 60 homes는 목적어로 문장의 제일 뒤에 배치되는 형태가 더 적절하다. 세 번째 예에서 대명사 them이 의미하는 것은 the list이지 introductions가 아니므로 마찬가지로 단수형이어야 한다.

명사 사용에서 주의할 점

명사를 동사나 형용사로 사용해서는 안 된다. 예를 들면 명사 impact를 쓸 때에는 Your talk impacted on the audience. 라고 하는 것보다 Your talk had an impact on the audience. 라고 하는 것이 적절하다.

명사를 형용사로 사용하는 데서 몇 가지 실수가 발생할 수 있다. 예를 들어, in the study undertaken in Colorado 혹은 in American study 대신에 in the Colorado study라고 쓰면 안 된다. American은 형용사이지만 Colorado는 고유명사이기 때문에 형용사로 사용해서는 안 된다.

유사한 예로 correlation은 명사이기 때문에 This correlation study indicated a significant relation between drug concentration and markers of renal function에서와 같이 correlation을 형용사처럼 사용하면 안 된다. 3장에서 소개된 다양한 연구 중에 correlation study는 포함되어 있지 않다. 이는 correlation 란 말을 사용함으로써 올 수 있는 혼란을 피하기 위하여 상관계수를 사용하여 얻은 결과를 보고할 때만 correlation이라는 단어를 사용해야 한다.

특정 인종 그룹을 표현할 때에는 명사의 자리에 형용사를 사용하지 않는 것이 바람직하다. 예를 들어 Aborigines에 대하여 쓸 때 Aboriginals란 단어를 사용해서는 안 된다. Aborigines는 복수명사이며 토착민들을 표현하는 용어인 반면 aboriginal은 형용사이며 복수형으로 사용할 수 없기 때문이다.

마지막으로 relation은 We examined the relation between height and weight. 에서와 같이 어떤 것이 다른 것과 관계가 있음을 묘사하는 단어이다. 하지만 relationship은 친척관계 또는 사람들 사이의 유대감을 표현할 때에만 사용하는 단어이므로 적절히 사용해야 한다.

형용사

정확한 비유를 할 수 있을 때 비로소 정말 그것에 대해 안다고 할 수 있다.
You don' t see something until you have the right metaphor to let you perceive it.

Robert Stetson Shaw(물리학자)

형용사는 명사를 묘사하거나 수식할 때 사용하는 단어이다. 문장에서 형용사를 찾는 것은 매우 간단하다. 예를 들어 a random sample이라는 구에서 random이라는 단어는 sample의 유형을 묘사하는 형용사이다. 엄격히 말하면 a와 the 역시 형용사이지만 일반적으로는 정관사와 부정관사로 통한다. a와 an은 부정관사라고 불리는데 불특정의 물체를 나타낼 때 쓰인다. 반면에 the는 정관사로 불리며 특정한 물체를 나타낸다.

small, unrepresentative samples나 large, cross-sectional survey처럼 두 개

이상의 형용사를 함께 사용할 때는 쉼표로 구분해야 한다. 그러나 non-insulin dependent diabetes나 effective weight loss intervention strategies와 같이 형용사가 명사구를 만들기 위해 명사와 함께 쓰였을 때는 쉼표를 사용할 필요가 없다. 형용사가 목적어로 사용된 일부 문장에서는 형용사가 명사의 역할을 한다. 예를 들어 self-reported weights may be unreliable과 같은 구에서 unreliable이라는 단어는 self-reported weight을 묘사하는 형용사이지만 이 문장에서는 목적어의 역할을 한다.

상자 9.3은 3장의 상자 3.2의 글에서 명사 군이 형용사를 이룬 경우에 밑줄을 그은 것이다. 형용사 없이도 문장이 성립될 수는 있겠지만 정확한 뜻을 전달하기 위해서는 형용사가 필요하다.

상자 9.3 서론 섹션에 사용된 형용사(밑줄 친 부분)

People who are overweight or obese are at increased risk of developing many illnesses including hypertension, cardiovascular disease and non-insulin dependent diabetes. However, many adults continue to be overweight. In 1995, results from the National Nutrition Survey in Australia suggested that 63% of men and 47% of women were either overweight or obese.

Despite the impact of excess body weight on health, self-perception of body mass in the general population has not been properly investigated. The only information comes from small, unrepresentative samples of women, particularly younger women, or from national studies in which self-reported weights may be unreliable. Until reliable information of self-perceptions of body mass is collected, it is difficult to design effective weight loss intervention strategies.

In 1998, we conducted a large, cross-sectional survey of adults in which we accurately measured height and weight. In this paper, we report information about adults' perceptions of their own body mass.

형용사 사용에서 주의할 점

형용사는 올바른 위치에 배치해서 의미를 정확하게 전달해야 한다. 예를 들어

I was the only one who could use the cell sorter. 에서 only라는 단어는 명사 one을 수식하는 형용사이다. 그러나 I was the one who could only use the cell sorter. 에서는 only가 동사 use를 수식하는 부사로 사용되었다. only의 위치가 바뀌면 문장이 뜻이 완전히 달라지게 된다.

모든 연구는 unique하며 어떤 두 연구도 동일하지 않기 때문에 형용사 unique를 과학 연구를 기술하는 용어로 사용하는 것은 무의미하다. 게다가 유일성에는 심하고 약한 정도가 없기 때문에 very unique와 같이 unique를 부사와 함께 사용하지 말아야 한다. 어떤 기관에 연구결과를 보고하든지 간에 This is a truly unique cohort with a long follow up and objective outcomes. 와 같은 표현은 사용하지 않는 것이 좋다.

동사

> *동사는 문장 내 어떤 요소보다 많은 역할을 한다. 동사는 모든 것들이 이루어지도록 한다. 동사 없이는 어떤 사건도 일어나지 않고 문장을 만들 수도 없다.*
> *Here' s to the verb! It works harder than any other part of the sentence. The verb is the work that gets things done. Without a verb, there' s nothing happening and you don' t really need a sentence at all.*
>
> Patricia O' Conner[2]

동사는 문장의 핵심을 형성하는 '수행 단어(doing word)' 이다. 옥스퍼드 영어 사전에서는 동사를 행동을 서술하고 주장하는 언어, 문장을 시작하게 하는 것이라고 설명하고 있다. 동사는 행동이나 생각을 묘사하기 때문에 쉽게 구분할 수 있다. 만일 동사 앞에 to를 놓으면 부정사 형태가 된다. 예를 들어 The study has not been continued. 에서 continue는 동사이며 이는 to continue라는 to 부정사 형태로 만들어 봄으로써 확인할 수 있다. to 부정사 형태로 만들 수 있는 단어는 모두 동사이다.

동사에는 다양한 형태가 있다. 기본동사는 홀로 사용할 수 있는 동사이다. 기본동사의 형태는 I conducted a study, I am conducting a study. 혹은 I will conduct a study. 처럼 행동이 과거에 수행되었는지, 현재에 수행되는지, 혹은 미래에 수행될 것인지에 따라 변화된다. 위의 세 동사 구절에서 기본 동사는conduct이다. conduct는 시간을 나타내는 조동사 am 또는 will과 결합되어 사용되었다. 기본 동사, 1차 조동사, 2차 조동사의 예를 표 9.2에 실었다.

문장이나 절에서 동사를 포함한 서술에 관련된 단어들을 술어라고 한다. 술어는 문장에서 주어가 한 일을 묘사한다. 예를 들어 The study was continued for a number of years. 라는 문장에서 밑줄 친 단어들이 술어이고 이 부분이 연구에서 무슨 일이 일어났는지를 설명해준다. 주어를 묘사하는 단어 혹은 구절을 보어라고 하는데 이는 보통 명사나 형용사이며 술어를 완성한다. 위의 문장에서는 for a number of years라는 구절이 보어이다. The man was embarrassed. 라는 문장에서처럼 보어는 보통 한 단어이다. 이 문장에서 was embarrassed는 술어이며 embarrassed는 보어이다.

좀 더 자세히 살펴보면 동사에는 능동형과 수동형이 있다. 다행스럽게도 수동형 동사를 사용하게 되면 컴퓨터 문법 체크 프로그램이 이를 알려준다. 수동형 동사

표 9.2 동사의 종류

동사 형태	동사	예문
기본 동사	write	I write journal articles
	writes	He writes journal articles
	writing	He is writing a journal article
	wrote	He wrote a journal article
	written	A journal article is being written
1차 조동사	am	I am writing a journal article
	have	I have written a journal article
	do	I do want to write a journal article
2차 조동사	Can, could	I could write a journal article
	May, might, must	I may write a journal article
	Shall, should, will, would	I shall write a journal article
1차와 2차가 다 될 수 있는 조동사	May and be	I may be writing a journal article

는 보통 여러 단어들의 조합으로 주어가 문장을 이끌기 보다는 동사 뒤에 오기 때문에 컴퓨터 프로그램을 사용하지 않고도 알아볼 수 있다. 예를 들어 People are considered to be at higher risk for having heart disease if they are obese. 라고 쓸 수도 있고 Obesity is a risk factor for heart disease. 라고 쓸 수도 있다. 첫 번째 문장에서 주어는 people이고 are considered to be는 수동형 동사구이다. 반대로 두 번째 문장에서는 주어는 obesity로 문장의 처음에 나왔고 능동형 동사 is를 사용하였다. 일반적으로 수동형 동사보다 능동형 동사를 사용하는 것이 적절한 경우가 많다.

능동형 동사를 사용한 논문이 보다 읽기 쉽다. 긴 수동형 동사 구조를 짧은 능동형 구조로 바꾼 예들이 상자 9.4에 있다. 첫 번째 예에서 동사형 has been shown to be는 수동형인데 이는 is 또는 다른 be 동사구로 쉽게 바꿀 수 있다. 이 예제의 또 다른 오류는 학업수행과 교우관계에 문제가 있는 것이 주의력 결핍 아동의 문제인데 마치 질환 자체의 문제인 것처럼 표현하였다는 점이다. 수정한 문장이 더욱 합리적이고 좋은 문장이다. 이와 같이 문장 구조에 오류가 있는지 살펴보는 것은 매우 중요하다. 두 번째 예에서는 동사가 의미의 훼손 없이도 더 짧아질 수 있다.

상자 9.4 짧은 형태의 동사 사용하기

1. ✗ Attention deficit disorder has been shown to be associated with a wide range of problems such as poor school performance and poor peer relations
   ✓ Attention deficit disorder is associated with a wide range of problems such as poor school performance and poor peer relations
   ✓ Children with attention deficit disorder have a wide range of problems including poor school performance and poor peer relationships
2. ✗ In this study, we have sought to minimise the risk of recall bias by investigating preschool age children
   ✓ We have minimized recall bias by electing to study preschool children

논문을 쓸 때 사용하는 동사 시제들이 표 9.3에 기술되어 있다. 연구의 목적, 연구 참여자, 연구 결과에 대해서 설명할 때에는 과거 시제로 써야 한다. 그러나 현존하는 증거나 이들이 가설이나 결과와 어떤 관계가 있는지를 설명하는 경우에는 서론과 고찰의 일부를 현재형으로 작성할 수 있다.

표 9.3 논문에 쓰이는 동사 시제

부분	동사 시제	예문
서론	현재 시제(현재 존재하는 증거를 기술할 때) 과거시제(목적이나 가설을 설명할 때)	It is know that… There is no evidence that… Therefore, we investigated whether…
연구방법	과거시제	Participants were recruited from…
연구결과	과거시제(결과를 설명할 때) 현재시제(표 등을 설명할 때)	We found that… Figure 1 shows that…
고찰	현재시제(질문에 답할 때) 현재시제(문헌을 고찰할 때) 과거시제(결과를 고찰할 때)	Our findings suggest that… Evidence from cohort studies shows that… We found that…

상자 9.5는 3장의 상자 3.2에서 사용된 동사들을 보여준다. 대부분의 동사는 문장의 중앙에 있으며 짧다. 실제로 continue to be라는 동사구 역시 are로 대체할 수 있다.

상자 9.5 서론 섹션에 사용된 동사(밑줄 친 부분)

People who are overweight or obese are at increased risk of developing many illnesses including hypertension, cardiovascular disease and non-insulin dependent diabetes. However, many adults continue to be overweight. In 1995, results from the National Nutrition Survey in Australia suggested that 63% of men and 47% of women were either overweight or obese.

Despite the impact of excess body weight on health, self-perception of body mass in the general population has not been properly investigated. The only information comes from small, unrepresentative samples of women, particularly younger women, or from national studies in which self-reported weights may be unreliable. Until reliable information of self-perceptions of body mass is collected, it is difficult to design effective weight loss intervention strategies.

In 1998, we conducted a large cross-sectional survey of adults in which we accurately measured height and weight. In this paper, we report information about adults' perceptions of their own body mass.

분리부정사

> *만일 문장을 좀 더 단호하게 쓰고 싶다면 부정사들을 지우거나 분리하라. 이는 문법적으로도 문제가 없다. 분리하는 것이 더 나은 문장들도 있다. 그러나 'to' 와 동사 사이가 너무 멀어서 독자들이 의미를 찾지 못하는 일이 없도록 주의해야 한다.*
>
> *If you think a sentence will be more emphatic, clear or rhythmical, split your infinitive - there is no reason in logic or grammar for avoiding it.(Some sentences) seem better split than not. Take care though, lest the gap between "to" and the verb word becomes too great, as the reader could lost track of the meaning.*
>
> Martin Cutts[5]

부정사형 동사는 매우 세심하게 다루어야 하며 함부로 분리해서도 안 된다. 많은 이들이 이 사실을 알면서도 부정사를 잘못 사용하기도 한다.

표 9.4에서는 어떻게 부정사와 분리부정사를 알아보는지를 보여준다. 부정사를 가장 쉽게 알아보는 방법은 to write와 같이 to와 함께 시작되는 동사를 보는 것이다. 또 다른 방법은 동사구의 마지막 단어로 알아보는 방법이 있다. 예를 들어 I must write에서 must는 조동사이며 write는 다른 단어와 동반되지 않은 원형 부정사이다. 분리부정사를 보여주는 예문에서 more than은 부정사 to double 중간에서 부정사를 분리시킨다. 이어지는 예문에서 비슷하게 carefully가 조동사와 부정사 사이에서 둘을 분리시키고 있다.

영어 문법 참고서에서는 분리부정사는 to—형태에서 기원하기 때문에 to와 동사 사이에서만 사용하도록 제한하고 있다[6].

부정사를 분리시키지 않으려면 종종 문장을 재구성해야 한다. 표 9.4 중 분리부정사에 대한 첫 번째 예문은 I want to make the review that I am writing more than double its present length. 로 다시 쓸 수 있다. 물론 모든 사람이 부정사가 분리되어서는 안 된다고 생각하는 것은 아니며 많은 위대한 작가 중에서 부정사를 일부러 분리하기도 한다.

표 9.4 부정사와 분리부정사

형태	예문
"To"부정사	I would like *to write* this paper
원형부정사	I *must write* this paper
분리부정사	I want *to more than double* the length of the review that I am writing
	I want you *to carefully consider* my amendments to your paper
분리되지 않은 부정사	I happily *began to write* the journal article

누가 무엇을 하는가?

> *동사는 다른 단어에 극적인 효과를 더하며 이벤트, 사건, 흥미로운 순간을 만든다.*
> *Verbs add drama to a random grouping of other words, producing an event, a happening, an exciting moment.*
>
> Constance Hale[7]

주어가 사람일 때에만 사용되는 동사들이 많이 있다. 이런 동사들은 주어가 사람이 아닐 경우에는 동작이 실제로 일어날 수 없기 때문에 사용할 수 없다. 표 9.5는 주어가 사람일 경우에만 사용할 수 있는 동사와 사람 혹은 사물 주어를 모두 사용할 수 있는 동사들을 보여준다. 연구결과나 연구와 관련된 사물 명사를 쓸 때는 표의 왼쪽에 예시된 동사는 사용할 수 없다. 반대로 표 오른쪽의 동사는 자유롭게 사용할 수 있다.

연구가 마치 사람인 것처럼 직접 무언가를 조사한다고 표현되는 동사를 선택해서는 안 된다. 예를 들어 A study that collects information from the time of diagnosis is needed. 라는 문장에서 동사 collect는 명사 study와 함께 쓰일 수 없다. 이 문장은 A study is needed in which data can be collected from the time of diagnosis. 로 수정되어야 한다. 이 문장이 study란 단어가 주체가 아닌 우리의 가

표 9.5 사람만을 주어로 받는 동사와 사람과 사물 모두를 주어로 받는 동사

Human subject only	Human or non-human subject
Observe	Show
Record	Demonstrate
Compare	Indicate
Identify	Suggest
Describe	Support
See	Confirm
Speculate	Imply
Conclude	Need
Believe	
Know	
Collect	
Aim	

설을 검증하기 위한 도구로서 옳게 표현된 것이다.

비슷한 실수를 한 예들은 다음과 같다. This study seeks to……, This study will determine……, This research aims to……, This study has looked at……. 특히 마지막 문장은 터무니없는 표현이다. 최근 텔레비전 다큐멘터리를 보면 As winter releases its icy grip이라는 표현을 사용하는 등 점점 시적으로 변화되어 가고 있다. 이런 파격은 시나 방송에서는 허용될 수 있지만 분명한 사실을 기술하여야 하는 의학 논문에서는 허용될 수 없다. 상자 9.6에서는 흔히 잘못 사용하는 동사와 이를 수정한 문장을 나열하였다.

상자 9.6 사물 명사에 맞지 않는 동사의 사용

1. ✗ To gather this information, a study which collects information from the time of diagnosis is needed.
   ✓ To collect this information, data must be collected from the time of diagnosis.
2. ✗ This study aims to detect a relation between disease severity and clinical outcome.
   ✓ The aim of conducting this study was to investigate whether clinical outcome is related to disease severity.

3. ✗ Previous studies have found that most of the increase in the prevalence of asthma has occurred in children.
   ✓ Most of the increase in the prevalence of asthma has been in children,
4. ✗ Previous studies have looked at an association between family history of disease and clinical outcome.
   ✓ Previous researchers have investigated association between family history of disease and clinical outcome.
5. ✗ Houses that used evaporative coolers for air conditioning had over three times more Derpl in both bed and floor dust
   ✓ Houses with evaporative air coolers had over three times more Derpl in both bed and floor dust
6. ✗ This study aims to measure the prevalence of several childhood illnesses.
   ✓ The aim of conducting this study is to measure the prevalence of several childhood Illnesses.
7. ✗ Table 2 compares exposure levels in the cases and controls
   ✓ Table 2 shows exposure levels in the cases and controls
8. ✗ Final estimates of effect were made using a logistic regression model that adjusted for seasonality and overdispersion
   ✓ We used logistic regression to calculate the final estimates of effect which were adjusted for seasonality and overdispersion

동사 사용에서 주의할 점

동사와 전치사의 자리를 바꿔서는 안 된다. 예를 들어 Participants with allergy who have seasonal symptoms라는 문장은 Participants who have allergy with seasonal symptoms로 동사를 문장의 올바른 위치에 두어야 한다. 철자가 비슷한 경우 동사와 명사가 혼동되는 경우가 있다. 즉 affect는 동사이고 effect는 명사이다. When you affect something, you have an effect on it. 이라는 문장은 동사와 명사가 모두 정확하게 쓰였다.

어떤 일의 가능성을 표현하는 문장에서 may나 might 중 어느 것을 사용해야 하는지 질문하는 학생들이 가끔 있다. 예를 들어 Babies who are allergic may develop severe skin rash. 라는 문장에서 may를 사용하는 경우보다 가능성이 더 떨어질 때는 might를 사용한다. 하지만 일반적으로 가능성을 설명하는 문장에서는 둘 사이에 큰 차이가 없는 것으로 간주해도 좋다. 물론 may는 때때로 허락을 의미하기도 하지만 두 단어는 서로 바꾸어 사용될 수 있다.

의학논문에서 종종 사용하는 동사 중 performed가 있다. 예를 들어 Lung function tests were performed in 21 infants. 라는 문장을 쓸 수 있다. 문맥상 performed의 1차적인 의미는 '실행하다' 이다. Twenty-one infants had lung function tests. 나 Twenty-one infants underwent lung function testing. 이라고 정정하는 것이 더 간단하고 바른 문장이다.

동사 사용에서 주의할 마지막 사항은 문장을 동사로 끝내지 말라는 것이다. 예를 들어 We found that atopy to cat dander was not associated with asthma but that atopy to house dust mites was. 라는 문장과 Children who live in rural areas have a lower prevalence of allergy than those who do not. 라는 문장은 읽기 나쁘다. 동사를 문장의 중심에 배치한 전형적인 주어-동사-목적어 구조의 문장이 훨씬 읽기 쉽다. 첫 번째 문장을 Atopy to house dust mites, but not to cat dander, was associated with asthma. 라고 고치는 편이 훨씬 낫다. 두 번째 문장의 마지막 who do not은 생략될 수 있다.

부사

폴 매카트니의 노래 가사 "Yesterday, all my troubles were so far away" 에서 부사 'yesterday' 는 폴 매카트니의 괴로움이 언제 멀리 있는 듯 보였는지를 말해준다.
In "Yesterday, all my troubles were so far away" the adverb "yesterday" tells when Paul McCartney's troubles seemed so far away.

Constance Hale[7]

부사는 동사, 형용사나 다른 부사를 수식하는 단어이다. 부사를 알아채려면 언제? 어디서? 무엇을? 왜? 어떻게? 라는 질문에 대한 답이라는 관점에서 보아야 한다.

따라서 부사는 시간(immediately, now, soon), 장소(here, there, everywhere), 방법(boldly, hopefully, ideally), 정도(quickly, quite, very) 등을 묘사한다. 위의 예에서 많은 부사들이 '~ly' 로 끝나지만 '~ly' 로 끝나는 모든 단어가 부사인 것은 아니다. 예를 들어 westerly 나 friendly는 형용사이다.

부사 뒤에 콤마를 붙여 문장을 시작할 수 있는데 이로써 문장의 어조를 형성하게 된다. 예를 들어 Ideally, your references will have been entered into an electronic filing database. 라는 문장에서 ideally는 부사이고 동사 enter를 수식한다. 부적절한 부사 사용은 동사의 뜻을 단지 반복할 따름인 경우로 이를테면 shouted loudly, ran quickly, mixed together 등이 있다. 이런 구절에서 부사는 중복어이다. We are prospectively measuring growth and diet. 라는 문장은 부사 prospectively를 연구 디자인을 묘사하는 형용사형으로 바꾸어 We are measuring growth and diet in a prospective study. 로 다시 쓰는 것이 좋다.

However, although, thus와 같은 접속사들은 부사 혼성어이다. 제8장에서 설명하였듯이 접속사는 문장을 연결하기 위해 쓰인다. 일부 단어들은 부사와 접속사의 역할을 동시에 할 수 있다. 예를 들어 He has only just arrived. 에서 단어 only는 동사 arrive를 수식하는 부사이다. 반면에 I would write the paper only I have several tests to complete first. 에서 only는 이어지는 절 I have several tests to complete first. 를 연결하기 위한 접속사로 쓰였다. 단어가 문장 안에서 어떠한 기능을 하는지 알면 문장을 수정할 때에 도움이 된다.

문장 안에 수식어구를 넣는 것은 중요하지만 문장을 살리기 위한 목적으로 수식어구를 사용해서는 안 된다. 의학논문에서는 수식할 필요가 없는 동사를 선택하여 부사를 가능하면 쓰지 않는 것이 좋다. 상자 9.7에 제3장의 상자 3.2에서 사용된 부사를 표시하였다. 오직 세 개의 부사만이 사용되었으며 모두 '~ly' 로 끝난다. 부사 particularly는 접속사로도 쓰이는 부사 혼성어이다. 부사 accurately가 사용된 문장은 accurately를 명사 measurements를 수식하는 형용사 accurate로 바꾸어 in which we made accurate measurements of height and weight라고 하는 것이 더 낫다.

상자 9.7 서론 섹션에 사용된 부사(밑줄 친 부분)

People who are overweight or obese are at increased risk of developing many illnesses including hypertension, cardiovascular disease and non-insulin dependent diabetes. However, many adults continue to be overweight. In 1995, results from the National Nutrition Survey in Australia suggested that 63% of men and 47% of women were either overweight or obese.

Despite the impact of excess body weight on health, self-perception of body mass in the general population has not been properly investigated. The only information comes from small, unrepresentative samples of women, particularly younger women, or from national studies in which self-reported weights may be unreliable. Until reliable information of self-perceptions of body mass is collected, it is difficult to design effective weight loss intervention strategies.

In 1998, we conducted a large cross-sectional survey of adults in which we accurately measured height and weight. In this paper, we report information about adults' perceptions of their own body mass.

대명사와 한정사

대명사를 조리 있게 사용하는 것은 항해 중에 방향키를 잡은 손을 꽉 쥐고 있는 것과 같다. 대명사를 사용하는 데 있어 가장 큰 문제는 선행사와 의미가 이어지지 못하는 것이다. 즉 대명사가 선행사와 따로 놀게 되면 마치 바다 한가운데에서 길을 잃는 것과 같이 전체 문장의 의미를 잃어 버리게 된다.

Keeping pronouns straight is as important to writing as keeping a firm hand on the rudder is to sailing. Your biggest problems with pronouns will come if you lose sight of the antecedent : when a pronoun drifts away from its antecedent, the entire message get lost as sea.

Constance Hale[8]

대명사는 명사를 대신하는 말이다. 의학 논문에서는 직접적으로 표현하는 것이 바람직하기 때문에 암시하거나 대신하는 단어는 잘 사용하지 않는다. 대명사가 언급하는 분명한 명사가 있을 때만 대명사를 사용할 수 있다. 이 장에서는 대명사를 구분하고 대명사의 사용을 줄이는 방법에 관하여 설명한다. 지칭하는 명사의 뜻이 불분명한 대명사를 사용하면 혼란을 가져올 수 있기 때문에 가정문에는 대명사를 사용하지 말아야 한다. 표 9.6은 1차 대명사들과 이들이 주어와 목적어로 사용될 때 각각 취하는 형태를 함께 열거하였다.

소유를 의미하는 데 사용되는 대명사를 '한정사' 라 하며 이것들이 때로는 명사 바로 앞에서 명사를 수식하여 형용사와 비슷한 역할을 하므로 지시 형용사라고 부르기도 한다. After the woman had completed her tests, she collected her result에서 단어 *her*는 한정사이다. 표 9.7은 표 9.6 이 외의 대명사와 한정사의 조합을 보여준다.

부정대명사는 불특정의 사람이나 물건을 가리키는 낱말이다. 지시대명사는 this나 that처럼 단수일 수도 있고 these나 those같이 복수일 수도 있다. 일반적으로 this와 these는 가까운 것을 가리키고 that과 those는 멀리 있는 것을 가리킨다.

대명사가 가리키는 명사는 대명사 앞에 오기 때문에 문법용어로 선행사라고 부른다. 대명사와 선행사는 반드시 사람, 숫자, 성별에서 일치해야 한다. 예를 들어 After the woman had completed her tests, she collected her results. 라는 문장에서 대명사 she는 선행사 woman을 지시하는 것이므로 단수이고 여성이다. 두 개의 대명사 her도 역시 여성단수인데 소유격이므로 한정사이다.

표 9.6 문장에서 주어(주격)나 목적어(목적격)가 될 수 있는 대명사

주어 또는 주격	목적어 또는 목적격
I	Me
You	You
He	Him
She	Her
It	It
We	Us
You	You
They	Them

표 9.7 주요 대명사와 한정사

주요 대명사 또는 한정사	my, mine myself, herself, himself, ourselves
Wh-대명사 또는 한정사	what, whose who, which whatever, whichever
부정 대명사 또는 한정사	some, somebody, anybody, any, anything, everyone, none, nothing few, many, all
지시 대명사	this, that these, those, they

대명사를 사용할 때 의미가 애매모호해지지 않도록 거듭 확인해야 한다. 가장 중요한 것은 대명사가 선행사를 잃어버려서 문장의 명료성이 떨어져서는 안 된다는 것이다. 상자 9.8에 제멋대로 사용된 대명사의 예가 나와 있다. 첫 번째 예에서 대명사 they는 실제로 febrile seizures를 가리키지만 선행사와 너무 멀리 떨어져서 명사 illness를 가리키는 것처럼 오인될 수 있다. 두 번째 예시에도 비슷한 문제가 있어서 독자들은 선행사를 찾기 위해 한참 뒤로 돌아가야 한다.

상자 9.8 제멋대로 사용된 대명사[8]

1 ✖ Febrile seizures are the commonest form of neurological illnesses. They occur between the ages of six months to five years and present with seizures, usually the convulsive type, in association with fever

✓ Febrile seizures are the commonest form of seizure disorder in children aged from six months to five years. Such seizures are usually convulsive and are usually associated with fever

2 ✖ Comparisons of the prevalence of asthma have been restricted to those where identical methods were used

✓ In comparing the prevalence of asthma, we have only selected studies in which identical methods were used

3 ✖ There was no difference in a family history of diabetes between those with

complete follow up data and those without. Those with complete follow up data tended to have mothers with more years of education than those without

✓ There was a similar prevalence of a family history of diabetes in the participants and in the children who were lost to follow up, but the mothers of participants tended to have more years of education

4 ✗ Wild type mites and those from culture can differ in their responses to temperature and humidity

✓ Wild type and cultured mites can differ in their responses to temperature and humidity

세 번째 예문은 대명사 those를 너무 많이 사용해서 각각의 those가 무엇을 가리키고 있는지 혼란스럽다. 마지막 예문에서 those는 wild type mites를 가리키는 것 같아 보이나 이는 말이 되지 않는다. wild type mites는 culture로부터 올 수 없기 때문이다.

짧고 분명한 글을 쓸 때는 한정사를 사용하지 말아야 한다. 예를 들어 Only those children whose parents gave written consent were included in the study. 라는 문장에서 한정사 those는 명확한 용어인 the로 교체하고 문장을 Only the children with parental consent were studied. 라고 다시 쓰는 것이 낫다.

의학 논문 작성에서 두 가지 중요한 규칙은 those는 절대 사용하지 말라는 것과 these와 they는 가능하면 사용하지 말라는 것이다. those를 사용하면 문장구조가 상당히 엉성해 보이기 때문에 잘 해봐야 애매한 문장이 되고 최악의 경우에는 문법이 틀린 문장이 된다.

또 한 가지 가능하면 피해야 할 대명사는 it이다. it이라는 단어를 사용할 때 가장 주의해야 할 것은 절대로 문장을 시작할 때 사용하지 말라는 것이다. it은 때로 '또 it이네' 라는 생각을 독자가 갖게 하여 글의 권위를 떨어뜨리게 되므로 학술 논문과 같은 정확한 글을 쓸 때는 거의 사용되지 않는다. it으로 시작되는 문장을 읽을 때 독자들은 it이 무엇을 가리키는지를 찾기 위해서 이전 문장을 훑어보아야 한다. Lack of exercise is a specific indicator of high blood pressure. It is associated with breathlessness on exertion and long term heart disease. 라는 문구에서 두 번째 문장을 시작하는 it이 선행명사인 high blood pressure를 가리키는 것처럼 보이나 실제로는 lack of exercise를 가리키고 있다. 이런 유형의 문제는 조금만 수정하면 쉽게 만들 수 있다.

예외적으로 문장을 시작하는 몇몇 it은 선행사가 필요 없다. 예를 들어 It is important that you use the correct statistical test. 같은 문장에서 대명사 it은 가주어로 쓰인 것이다. 이러한 대명사는 가장 중요한 부분, 즉 that you use the correct statistical test. 라는 명사의 집합을 문장의 시작에 두기보다는 끝에 두고 싶을 때 문장의 균형을 맞추기 위해서 사용된다. 문장은 Using the correct statistical test is important. 라고도 쓸 수 있다. 두 가지 문장 모두 괜찮다. 선택은 글을 쓰는 문맥에 달려 있다. 제 3장의 상자 3.2에서 4단어만이 명사, 동사, 부사, 선치사가 아닌 대명사이다. 즉 단락 1의 that과 단락 2의 it은 올바르게 사용된 대명사이다. 세 번째 단락의 this와 their는 한정사로 사용된 대명사이다.

대명사 사용에서 주의할 점

his나 hers와 같은 성 특이적 대명사를 피하기 위하여 복수 대명사를 가진 단수 명사를 사용할 때가 있는데 이는 최악의 문법 실수이다. 상자 9.9는 복수 대명사를 잘못 사용한 문장의 예이다. 이런 문제를 해결하는 가장 간단한 방법은 예문 1과 3에서처럼 명사를 복수로 만들거나 예문 2에서처럼 대명사를 단수로 만드는 것이다. 다른 방법으로는 대명사를 모두 없애고 명사를 반복하는 방법, 대체 가능한 대명사를 사용하는 방법, 아예 대명사를 사용하지 않는 방법 등이 있다. 가능하다면 성 특이적 의미를 피하기 위해서 his나 her와 같은 용어는 사용하지 않는 것이 좋다.

상자 9.9 성 특이적 대명사에 주의하기

1 ✖ Mentoring is a process in which a senior researcher shares their experience with a junior researcher

✓ Mentoring is a process in which senior researchers share their experiences with junior researchers

2 ✖ A team leader may select a junior researcher because they have shown insight into some of the research processes

✓ A team leader may select a junior researcher who has shown insight into some of the research processes

3 ✖ Publishing research results has benefits to the team leader and his/her research unit

✓ Publishing research results has benefits to team leaders and their departments

접속사와 전치사

방향을 올바르게 가리키는 데 도움을 주려는 단어들이 종종 혼란을 일으켜 독자가 불필요하게 우회하거나 심지어 잘못된 방향으로 가게 된다. 전치사 on이 문장에서 두 가지 매우 다른 의미를 어떻게 시사하고 있는지에 주목하라 : 존은 에베레스트 산에서 책을 썼다. / 존은 에베레스트 산에 관한 책을 썼다.

Words that help point us in the right direction(prepositions such as on, about and around) sometimes give confusing signals. The reader might take an unnecessary detour or even a wrong turn. Notice how the preposition on can give a sentence two very different meanings : Jon wrote a book on Mount Everest.

Patricia O' conner[2]

접속사는 구, 절, 문장을 연결하는 데 사용된다. 접속사는 접착제처럼 글을 한데 묶어준다. and, but, or, yet, so, either, or 등이 흔히 사용되는 접속사들이다.

한편 전치사는 방향을 지시하기도 한다. 전치사는 as, in, on, of, among같이 짧은 단어이기 때문에 잘못 사용하기 쉽다. 이런 작은 말들이 큰 문제를 일으킬 수 있으므로 독자들에게 방향을 알려주는 전치사를 올바르게 사용해야 한다. 예를 들어 participants are recruited into a study가 맞고 onto a study는 아니며, you conduct a study of diabetes가 맞고 study in diabetes는 아니다. 또 being on them보다는 people take medications이 낫다. In children who survived to

5 years, 11.2% had a disability라는 문장이 Among children who survived to 5 years, 11.2% had a disability보다 더 낫다. 첫 번째 문장이 더 짧을 뿐만 아니라 일부가 아닌 모든 아이들 중에 일어나는 빈도를 뜻한다는 점에서 더 정확하다.

전치사를 사용할 때는 그 전치사의 방향성을 떠올려보고 적절한지 생각해 봐야 한다. Cats sit on mats, go into rooms, are part of a family, or roam amongst the flowers. 표 9.8에서 흔히 사용하는 전치사의 의미를 보여주고 있다. 전치사 사용에 대해 확신할 수 없다면 고양이가 어떻게 할지를 스스로에게 물어보라.

문장에서 전치사는 이유 없이 삽입되기도 한다. 예를 들어 A prospective study of walking as compared with aerobic exercise in the treatment of obesity라는 제목에서 전치사 as는 제목에 혼란만 줄 뿐 아무런 기능도 하지 않는다. Infant and maternal outcomes in the pregnancies of women with asthma라는 제목에서 임산부 안에 결과가 존재하는 것이 아니기 때문에 전치사 in을 사용하는 것은 적절하지 않다. Infant and maternal outcomes in a study of pregnant women with asthma 또는 Infant and pregnancy outcomes of mothers with asthma라고 쓰는 것이 좋다. 두 번째 버전이 더 간단하고 전치사도 꼭 필요한 한 개만 사용되었다.

The value of your property as at 8th August was $700,000라는 문장에서 전치사 'as at' 은 단일 전치사인 on으로 바꾸는 것이 좋다. All of the라고 시작되는 구절에서 of는 생략할 수 있다. 문장에 전치사를 과다하게 사용할 필요는 없다.

표 9.8 전치사의 의미

전치사	의미
in, into	포함 또는 제한된 범위 내 위치(*We enrolled participants <u>in</u> our study.*)
on	지지되거나 덮고 있는(*The equipment was <u>on</u> the bench.*)
among, amongst	가운데 또는 사이(*There is honour among thieves.*) 정확한 위치나 명확한 개별적인 관계를 가리키지 않는다면 2개 사이는 between, 2개 이상은 *<u>among</u>*을 사용. (*Consensus guidelines between France, Germany, and Italy.*)
with	함께(*This goes <u>with</u> that.*)
as	정도나 수단을 나타내기 위해서 사용(*It is not as easy <u>as</u> you think.*)
of	관계를 가리킴(*Many <u>of</u> the participants withdrew from the study.*)

상자 9.10은 전치사를 삭제하여 문장을 더 분명하고 바르게 만들 수 있음을 보여주고 있다. 1번 예문에서 전치사 with는 as a result of라는 뜻을 나타내기 위해 잘못 사용되었다. 나쁜 자세나 잘못된 들어올리기를 할 때 동시에 통증이 생긴다는 뜻이 아니라 나쁜 자세나 잘못된 들어올리기를 한 이후에 통증이 생긴다는 것을 말한 것이다. 2번 예문에서 as to는 애매하므로 of을 쓰는 것이 더 낫다. 이 문장은 정보를 순서대로 나열하지 않아서 문장을 다 읽고 제일 끝에 가서야 이 질문이 interesting하다는 것을 알 수 있게 만드는 나쁜 문장의 예이다.

상자 9.10 전치사 사용에서 주의할 것들

1 ✗ Back pain can occur with poor sitting or standing posture or with incorrect lifting techniques
✓ Back pain can result from poor posture or incorrect lifting techniques

2 ✗ The question as to whether RSV infection induces a Th1 or Th2 inflammatory response is interesting
✓ The question of whether RSV infection induces a Th1 or Th2 inflammatory response is interesting
✓ It would be interesting to know whether RSV infection induces a Th1 or Th2 response

3 ✗ The risk of being diagnosed with asthma in children with negative skin prick tests is strongly related to exposure to early childhood infections
✓ The risk of non-allergic children being diagnosed with asthma is strongly related to exposure to early childhood infections
✓ Non-allergic children are more likely to have asthma if they have a respiratory infection during early childhood

4 ✗ The aim is to determine whether paediatric and adolescent patients with Crohn' s disease have as severe protein malnutrition as patients with anorexia nervosa
✓ The aim of conducting this study is to assess whether protein malnutrition is of similar severity in patients with Crohn' s disease or with anorexia nervosa

5 ✗ The remaining children were not available due to residence outside the study area
✓ The remaining children were not studied because they lived outside the study area

3번 예문의 with와 to, 4번 예문의 as처럼 전치사를 중복 사용한 문장은 반드시 수정해야 한다. 5번 예문에서 due to는 because의 뜻으로 사용되었는데 due라는 단어는 기차나 버스와 관련된 표현을 할 때만 쓰는 것이 적절하다.

상자 9.11은 상자 3.2에 사용된 접속사와 전치사를 보여준다. 전치사를 4개까지 사용한 문장도 있지만 모두 방향을 가리키는 데 필요한 전치사들이다.

상자 9.11 서론 섹션에 사용된 전치사(밑줄 친 부분)와 접속사(굵은 글씨)

People who are overweight **or** obese are at increased risk of developing many illnesses **including** hypertension, cardiovascular disease **and** non-insulin dependent diabetes. **However**, many adults continue to be overweight. In 1995, results from the National Nutrition Survey in Australia suggested that 63% of men **and** 47% of women were **either** overweight **or** obese.

Despite the impact of excess body weight on health, self-perception of body mass in the general population has not been properly investigated. The only information comes from small, unrepresentative samples of women, particularly younger women **or** from national studies in which self-reported weights may be unreliable. **Until** reliable information of self-perceptions of body mass is collected, it is difficult to design effective weight loss intervention strategies.

In 1998, we conducted a large cross-sectional survey of adults in which we accurately measured height **and** weight. In this paper, we report information about adults' perceptions of their own body mass.

구

사람들은 보통 생각을 할 때 하나의 단어로 생각하지는 않는다... 대부분 여러 개의 단어를 묶어서 생각한다. 그러므로 여러 단어를 묶어서 글을 써야 한다.

People do not think in single words as a rule .... Mostly we think in groups of words, and we certainly need to write in groups of words.

Elizabeth Murphy[9]

단어의 집합은 동사의 유무에 따라 구나 절로 분류된다. 구는 단독으로 존재할 수 없는 작은 단어의 집합으로 완전한 문장이 되는 데 필요한 조건을 만족시키지 못한다. 왜냐하면 구는 문장의 작은 부분을 세부적으로 설명하는 데 사용되어 단순한 단어의 집합(simple word groupings), 문장 속 완전한 의미의 조직화된 일부분(bits of organised thought that are part of the complete idea behind a sentence[10])으로 정의될 수 있기 때문이다.

다음의 두 문장은 under my chair, through the gate와 down the road라는 구를 가지고 있다 : I left my book under my chair; I walked through the gate and down the road.

구는 표 9.9에서 보여주듯이 전치사구, 동사구, 명사구가 있다. 구는 항상 짧고 참신해야 한다.

절

아무리 복잡해도 말로 명확히 설명할 수 없는 것은 없다. 다른 사람에게 설명할 수 없다면 스스로가 그것을 정확히 이해하지 못하고 있는 것이다.

No subject though is so complicated that it can' t be explained in clear English. If you can' t explain something to another person, maybe - just maybe - you don' t quite understand it yourself.

Paticia O' Conner[2]

표 9.9 구의 유형

구의 유형	예시
전치사구	on the chair behind the door in the book
동사구	has been seen to be done was reported
명사구	the long and winding road longitudinal cohort studies important confounders

표 9.10 절의 유형

절의 유형	특징	예시
독립절	완전한 문장으로 단독 사용가능	I would like to write a book
	삽입구로 사용되지 않고 콤마가 필요 없음	I would like to write a book but I do not want to write a journal article
	and, but, or 같은 접속사 중 하나를 사용해서 결합가능	
종속절	완전하지 않은 문장으로 단독으로 사용하지 못함	I would like to write a book when I can find time to do it
	독립절과의 분리를 위해서 종종 콤마가 필요	The book, which I will be working on soon, will be published next year
	문장에 정보를 추가	The book that I would like to write is being considered for publication
	보통 because, who, when, which, where, if, as, although 같은 접속사로 시작	Although I would like to write a book, I cannot find time to do.
전치사절	뒤에 목적어가 붙는 전치사절로 만듦	We recruited 50 participants into our research study

절은 주어, 동사, 목적어를 가지고 있기 때문에 문장에서 구보다 중요한 역할을 한다. 절은 하나의 완전한 문장을 이룬다. 아니면 두 개 이상의 절이 접속사에 의해서 연결되거나 구두점에 의해서 분리되어 문장을 만든다. 독립절은 단독으로 사용이 가능하나 종속절은 독립절의 지원이 필요하다.

두 개의 독립절이 결합하면 복문이 된다. 예를 들어 We used electronic scales to measure weight and used a stadiometer to measure height라는 문장은 and가 마침표에 의해 대체될 수 있고 두 개의 짧은 문장이 모두 단독으로 사용될 수 있기 때문에 복문이 된다. 독립절끼리 연결시킬 때는 보통 접속사 and, but, or를 사용한다. 종속절과 독립절을 연결할 때는 접속사 because, as, if, who, which, when,

표 9.11 구와 절의 예시

문장	구성성분
The fox jumped over the dog	over the dog이라는 전치사구를 사용한 독립절
The quick, brown fox jumped over the lazy dog	the quick brown fox라는 명사구, jumped라는 동사, over the lazy dog이라는 전치사구을 사용한 독립절
The fox that jumped over the lazy dog was quick and was brown	that jumped over the lazy dog이라는 독립적이고 중요한 형용사절이 The fox was quick and was brown에 삽입되어 있는 독립절
The fox, which was quick and was brown, jumped over the lazy dog	종속적이고 중요하지 않은 형용사절이 삽입된 독립절
The lazy dog was jumped over by a quick, brown fox	단 한 개의 동사를 가지고 있고 독립절
The lazy dog was jumped over by a fox, which was quick and was brown	종속적이고 중요하지 않은 형용사절이 뒤따르는 독립절
The lazy dog was jumped over by the fox that killed the chicken	종속적이고 중요한 형용사절이 뒤따르는 독립절

where 를 사용한다.

표 9.10은 절의 유형을 보여주고 있다. 독립절의 예에서 I would like to write a book은 완전한 문장인 반면 두 번째 예는 접속사 but에 의해 결합된 두 개의 독립절을 가지고 있다.

종속절은 보통 형용사절이다. 형용사가 수식하는 말인 것처럼 형용사절은 수식하는 말의 집합이다. 표 9.10의 종속절의 예에서 첫 문장은 독립절과 접속사 when으로 연결된 종속절을 가지고 있다. 다음 문장에서 종속절 that I would like to write는 대명사로 시작하고 독립절속에 끼워져 있다. 마지막 예는 전치사 into로 시작되는 명확한 전치사절을 보여주고 있다.

표 9.11은 다양한 유형의 구와 절을 사용하여 간단한 메시지를 어떻게 다시 쓸 수 있는지를 보여준다. 모든 문장들은 독립절을 가지고 있다. 첫 번째 문장을 제외한 모든 문장에서 구와 종속절이 독립절을 수식하고 있다.

제 3장의 상자 3.2에 사용되었던 독립절이 상자 9.12에 밑줄 그어져 있다. 텍스트

의 주요한 메시지는 독립절에 내포되어 있다. 텍스트의 나머지 부분은 종속절, 형용사절, 접속사로 구성되어 있는데 이들은 흐름을 원활히 하는 역할을 한다.

상자 9.12 서론 섹션에 사용된 독립절(밑줄 친 부분)

Introduction

People who are overweight or obese are at increased risk of developing many illnesses including hypertension, cardiovascular disease and non-insulin dependent diabetes. However, many adults continue to be overweight. In 1995, results from the National Nutrition Survey in Australia suggested that 63% of men and 47% of women were either overweight or obese.

Despite the impact of excess body weight on health, self-perception of body mass in the general population has not been properly investigated. The only information comes from small, unrepresentative samples of women, Particularly younger women, or from national studies in which self-reported weights maybe unreliable. Until reliable information of self-perceptions of body mass is collected, it is difficult to design effective weight loss intervention strategies.

In 1998, we conducted a large cross-sectional survey of adults in which we accurately measured height and weight. In this paper, we report information about adults' perceptions of their own body mass.

Which와 that

문어나 구어에서는 that 대신 which를 흔히 사용한다(Let us now go even unto Bethlethem and see this thing which is come to pass). 성경에서는 which가 that보다 종종 선호되는 것으로 보인다. 이 두 대명사가 정확하게 사용되었다면 모두가 편했을 것이다. 신중한 작가들은 which(witch는 마녀를 의미함)사냥에 나서서 whiches를 제거함으로써 작품을 향상시킨다.

The use of "which" for "that" is common in writtem and spoken language.("Let us now go even unto Bethlethem and see this thing which is come to pass.") Occasionally "which" seems preferable to "that" as in the sentence from the Bible... . But it would be a convenience to all if these two pronouns were used with precision. Careful writers, Watchful for small inconveniences, go "which" -hunting, remove the defining "whiches", and by doing so, improve their work.

William Strunk Jr[3]

which와 that은 형용사절을 시작할 때 흔히 사용하는 대명사이지만 언제 어느 것을 선택해야 하는지는 항상 문제가 되곤 한다. that 또는 which는 문장의 형식 구조에 따라 선택한다. that은 필수적인 형용사절을 시작할 때 사용한다. 필수절은 문장의 의미에서 근본적이고 중요한 것이므로 수식하는 단어 바로 뒤에 오고 구두점을 사용하여 분리시킬 필요가 없다. I would like to show you the book that I am writing라는 문장에서 I am writing이라는 절이 필수적인 형용사절이므로 that으로 시작한다. 물론 컴퓨터를 활용해서 둘 중 어느 것을 사용할지 결정할 수도 있다. 그러나 컴퓨터가 결정을 하도록 하는 것 보다는 어느 것이 정확한지 스스로가 명확히 알고 있는 것이 바람직하다.

which는 필수적이지 않은 형용사절을 시작하는 데 사용된다. 필수적이지 않은 절은 수식하는 단어 바로 뒤에 오지만 문장에 대한 흥미를 더하는 역할을 할 뿐이다. 이런 이유로 필수적이지 않은 절은 주요 메시지에 영향을 주지 않고 문장에서 뺄 수도 있기 때문에 보통 구두점에 의해 정리된다. I would like to show you my book, which is now on sale in the bookshops 라는 문장에서 which is now on sale in the bookshops은 종속적이며 필수적이지 않은 형용사절이다.

언제 which를 쓰고 언제 that을 쓸지가 분명하지 않을 때 컴퓨터에서 체크되지 않는다면 본인의 판단에 따라 문장을 구성하면 된다. 상자 3.2에는 which가 두 번 사용되었는데 두 번 다 형용사절을 시작하기 위해서 in과 결합하여 사용되고 있다. that은 단 한번 사용되었다. 절을 시작하기 위해 전치사 없이 which나 that이 사용된 예는 없다.

상자 3.2에서 명사, 형용사, 동사, 부사, 대명사, 전치사, 접속사들로 분류한 후에 남아 있는 것은 첫 번째 단락의 1995, 63%, 47%, 마지막 단락의 1998와 같은 숫자들 뿐이다.

문법과 관련된 문제

분명하고 직접적이며 능동적인 문체로 글을 써라.
Please write in a clear, direct and active style.

BMJ house style(www.*BMJ*.com)

알아야 할 간단한 문법 규칙이 상자 9.13에 요약되어 있다. 문법을 숙지하고 품사를 정확히 구분하여 단어를 쓰고 심사위원들이 문장을 수정하라고 하는 이유를 이해할 수 있어야 한다. 희망적인 것은 일단 이런 규칙에 익숙해지면 글쓰기가 훨씬 간단해진다는 것이다. 해야 할 일은 문제가 있는 문장을 분석하여 기본적인 구성성분으로 나누고 어떻게 그 문제를 해결할지 결정하는 것이다. 이러한 능력이 있다면 존경 받는 심사위원도 될 수 있을 것이다.

상자 9.13 문법규칙

명사를 형용사로 사용하지 않았는지 체크하라.
동사의 시제와 명사의 복수형이 일치하는지 확인하라.
전형적이지 않은 복수 형태를 올바르게 썼는지 확인하라.
동사가 사물을 주어로 가질 수 있는지 확인하라.

짧은 동사의 형태를 선택하고 능동태를 쓰라.
대명사를 올바르게 사용하라.
절대로 those를 사용하지 말고 these와 they의 사용을 가급적 피하라.
연구 참여자는 적절한 대명사로 표현할 수 있다.
전치사의 수를 최소화하라.
as, in, on, among, due를 뜻에 맞게 사용하라.

감사의 글

Shaw의 인용문은 Horvitz, LA ed. *The Quotable Scientist*. New York : McGraw-Hill Companies, 2000(p 18)의 허가 아래 사용되었다. O'conner의 인용문 : excerpts from

참고문헌

1 Lamott A. Some instructions of writing and life. London : Anchor Books, 1994; p 151.
2 O'Conner P. *Words fail me*. London : Harcourt, 1999; pp 9, 59, 65, 118.
3 Strunk Jr W. *The elements of style*. New York : Allyn and Bacon, 2000; pp xvii, 59.
4 Hale C. Verbs. In : *Sin and syntax*. New York : Broadway Books, 1999; p55.
5 Cutts M. *The plain English guide*. Oxford : Oxford University Press, 1996; pp 96, 97.
6 Greenbaum S. *Oxford English grammar*. Oxford : Oxford University Press, 1996.
7 Hale C. *Sin and syntax*. New York : Broad way Books, 1999; pp 44, 88.
8 Hale C. Pronouns. In : *Sin and syntax*. New York : Broadway Books, 1999; pp42-54.
9 Murphy E. *Effective writing*. London : Longman Cheshire Pty Ltd, 1989.
10 Hale C. Phrases and clauses. In : *Sin and syntax*. New York : Broadway Books, 1999; pp 169-81.

10. 단어 선택

다른 예술 활동처럼 논문작성도 기술이고 연습이 필요하다. 빨리 시작하면 할수록 단어를 선택하고 배열하여 생각을 표현하는 것에 능숙해지게 된다. 쉽지 않은 작업이지만 노력하면 가능하다.

Like all art forms, writing is a craft and takes practice. The sooner you start, the sooner you will become more proficient in choosing your words and arranging them on the page in a way that best express what you have to say. It' s not easy, but the effort is immensely rewarding.

Irina Dunn[1]

학습 목표

- 올바른 단어 선택하기
- 잘못된 단어에 주의하기
- 전달하고자 하는 바가 잘 드러나도록 깔끔하게 글쓰기

대부분은 생각을 구절 단위로 하기 때문에 독자의 편의를 위해서 글을 쓸 때도 구절로 글을 쓸 줄 알아야 한다. 이를 위해 모든 과학자는 글을 잘 쓰는 사람이 되어야 한다. 즉 목적에 맞게 단어를 선택하여 올바른 구문과 문법을 사용하여 결합할 줄 알아야 한다. 이 장에서는 학술논문에 적절한 단어를 고르는 법과 자주 발생하는 실수를 예방하는 방법에 대하여 설명하고자 한다.

명칭 통일하기

독자의 역할은 작가의 생각의 흐름을 따라가다가 이에 동의하거나 하지 않거나 하는 것이지 작품을 해독해내거나 재구성하는 일이 아니다. 독자들에게 원하는 메시지를 주고 싶다면 글을 명확하게 써야 한다.

The reader' s job is to follow the author' s thinking and to agree or disagree; it is not to decode and reconstruct the paper. Thus, if you want your readers to get your message, you will have to make it abundantly clear to them.

Mimi Zeiger[2]

논문에서 연구에 참가한 참여자, 사용한 장비, 측정된 값, 또는 도출한 결과에 대해서 이야기할 때 항상 동일한 용어를 사용해야 한다. 이것은 당연한 얘기 같지만 때로 저자들은 같은 의미의 다른 용어들을 빈번히 거리낌 없이 사용하곤 한다. 예를 들어 동일한 사람들에 대해 children, participants, respondents, persons, cases, controls와 같은 단어들을 혼용하는 것을 흔히 볼 수 있다. 단어를 바꾸면 마치 여러 그룹의 참여자들이 있는 것처럼 여겨져 혼란을 초래할 수 있다. 상자 10.1의 예문은 연구 참여자를 기술할 때 통일된 용어를 사용하면 얼마나 분명해지는지 보여준다. 수정된 버전에서는 연구그룹을 children이라고 기술하여 정의하고 일관되게 사용하고 있다.

상자 10.1 용어의 통일

✖ Meningococcal disease is most prevalent in children under 2 years of age. Approximately 400 healthy toddlers aged 12-15 months will be enrolled in this trial. Children will be randomised to receive either the new vaccine or a standard immunisation schedule. Children who are randomised to the control group will be offered the new vaccine at completion of the study .

✓ Meningococcal disease is most prevalent in children under 2 years of age. Approximately 400 healthy children aged 12-15 months will be enrolled in this trial. Children will be randomised to receive either the new vaccine or a standard immunisation schedule. Children who are randomised to the control group will be offered the new vaccine at completion of the study.

동일 논문에서의 다른 용어는 다른 것을 의미하고 따라서 별개의 정의를 갖게 된다. 같은 결과를 기술하면서 서로 다른 용어를 사용하지 마라. 예를 들어 atopy, allergic sensitisation, skin prick test positivity, allergen reactivity, clinical allergy라는 용어들은 의미는 동일하지만 서로 혼용되어서는 안 된다. MEDLINE

과 같은 데이터베이스를 검색해서 Methods에 정의되어 있으면서 일관되게 사용되는 가장 일반적인 용어를 선택하는 것이 바람직하다. 이는 작성중인 논문 내에서의 용어와 다른 용어를 사용한 문헌을 인용할 때도 매우 중요하다. 예를 들어 airway hyperresponsiveness라는 구를 사용했다면 인용한 논문에는 bronchial hyperreactivity로 나와 있어도 본인의 논문에서는 airway hyperresponsiveness로 쓰는 것이 좋다 .

용어를 표준화하는 데 있어서 적절한 용어를 선택하는 것은 매우 중요하다. 알레르기 질환(allergic disease) 전문 학술지를 대상으로 한다면 알레르기 비염(allergic rhinitis)이라는 용어를 사용해야 하지만 일반적인 학술지에 같은 논문을 제출하고자 한다면 고초열(hay fever)이라는 용어를 사용하는 것이 바람직하다.

더욱 중요한 것은 항상 동일한 관점을 유지하고 자료를 표현할 때도 같은 방법을 사용해야 한다는 점이다. 예를 들어 한 집단의 치사율을 다른 집단의 생존율과 비교하면 매우 혼란스럽다. 또 어떤 연구의 저체중 위험요소를 다른 연구의 과체중 위험요소와 비교해서도 안 된다. 이런 잘못된 비교는 논문의 흥미를 반감시키고 혼란을 가져오게 된다. 다른 연구자의 논문을 인용할 때는 항상 용어를 재정비하고 필요하면 결과도 다시 작업해서 직접적인 비교가 가능하도록 만들어야 한다.

연구 참여자는 사람이다

Individual은 보기 불편한 단어로 보통은 잘 쓰지 않는다. person이나 someone을 사용하라. Individual은 집단이나 단체에서 개인을 구별할 때만 사용하는 것이 좋다.
Individual. A yucky word. Usually unnecessary. Use person or someone. Use individual only when you mean to distinguish an individual from a group or corporation.

Jack Lynch(www[1])

연구 참여자는 사람이지 물건이 아니므로 항상 연구 참여자로 기술해야 한다. Subjects와 individuals라는 용어가 널리 쓰이지만 연구 참여자를 뜻하는

participants가 더 적절하다. 임상연구에서는 참여자를 case보다는 child나 patient로 지칭하는 것이 바람직하다. Three cases were admitted to hospital와 같은 문장을 쓰지 않도록 조심하는 것이 좋다. A case는 증상의 발현을 뜻하므로 A patient is admitted to hospital와 같이 표현해야 한다. psychotics나 schizophrenics 같은 폄하하는 용어나 asthmatics, diabetics처럼 참여자가 가진 질병의 상태로 사람을 정의하는 용어는 피하는 것이 좋다. 예를 들어 diabetic patients보다는 patients with diabetes가 더 좋은 표현이다. 또한 잘못된 명사나 대명사를 사용해서 참여자를 비인간화하지 않도록 주의해라. 예를 들어 participants that 가 아니라 participants who 라고 쓰는 것이 옳다.

상자 10.2는 문장 속에 숨어들 수 있는 잘못된 대명사와 그 수정 방법에 대해 보여주고 있다. 1번 예문에서 대명사 that은 children을 가리키므로 who가 되어야 한다. who reported having with이라는 구를 전치사 with로 바꿔서 문장을 더 짧게 만들 수 있다. 두 번째 예에서 대명사 that은 선행사 patients와 분리되어 있다. 재조합해보면 옳지 않다는 것을 명확히 알 수 있다. 세 번째 예에서 대명사 who가 that보다 더 적절하며 대명사를 사용하지 않고도 문장을 재배열할 수 있다. 네 번째 예에서 천명 증상으로 입원한 영아를 더 적합한 단어로 표현할 수 있다. 의사의 주된 관심은 적절한 치료를 선택하는 것이지 영아 자체가 아니다.

상자 10.2 감성적인 참여자를 나타내는 올바른 대명사와 수식어의 사용

1 ✖ There was an increase in the proportion of children that reported having asthma over the study period
✓ There was an increase in the proportion of children who reported having asthma over the study period
✓ The proportion of children with asthma increased during the study period

2 ✖ At present we have two patients who are waiting for testing that would be suitable
✓ We have two patients waiting for testing who would be suitable

3 ✖ Neonatal infections affected babies that were smaller and born more premature
✓ Neonatal infections affected babies who were smaller and more premature
✓ Small and premature babies were more susceptible to neonatal infections

4 ✖ The wheezy infant remains a conundrum for both primary care teams and hospital paediatricians
✓ Treatment for wheezy infants remains a problem for primary care teams and hospital paediatricians
✓ Consensus treatment strategies for wheezy infants have not been developed

단어 선택

짧은 단어를 사용할 수 있는 곳에 절대로 긴 단어를 사용하지 마라.
Never use a long word where a short one will do.

George Orwell(1903~1950)

명확하게 글을 쓰고 싶다면 정확한 단어를 선택해야 한다. 긴 단어 대신 짧은 단어를 사용하는 것이 이상적이다. 현학적으로 보이기 위해서 일부러 긴 단어를 사용하는 것은 좋지 않다. 학문적으로 잘못된 의미를 가진 긴 단어를 선택하는 것보다는 정확한 의미를 가진 짧은 단어를 선택하는 것이 좋다. 대부분의 독자들은 바쁘기 때문에 분명치 않은 단어의 의미나 표현 때문에 사전을 찾고 싶어 하지 않는다. 항상 짧고 분명하며 이해할 수 있는 단어를 선택하라. 표 10.1은 짧은 단어들로 대신할 수 있는 긴 단어와 단어구를 보여주고 있다.

긴 단어는 문장을 어지럽게 할 수 있다. 단어를 선택할 때는 짧은 것이 항상 더 좋다. 예를 들어 The centre has established an agreement with the museum to utilise either information collection system 이라는 문장에서 established an agreement는 has agreed로 utilise는 use로 대체될 수 있다. 따라서 이 문장은 보다 단순하고 더욱 사실적으로 교정된 The museum research committee has agreed that we can use their information collection systems 으로 쓸 수 있다.

긴 단어는 길 뿐만 아니라 잘못된 의미를 가지기도 한다. 예를 들어 methodology는 방법에 관한 연구를 의미하지 연구에 사용된 방법을 의미하지는 않는다. dosage는 일정 기간 동안 복용하는 약의 총량을 의미하지 한 번에 먹는 약의 총량을 의미하지 않는다. 또한 prevalence와 incidence는 의미가 다르므로 각각의 의미

표 10.1 올바른 단어의 사용

길거나 잘못된 단어	더 짧고 올바른 단어
Determine, detect	Assess, measure, investigate
Correlated	Associated
Due to the fact that, for the reason that, on account of, owing to the fact that, on the basis that	Because
Level	Concentration
Documentation	Documents
Taken into consideration	Considered
Dosage	Dose
Elucidate, Clarify	Explain
Functionality	Function
In the event of, in the eventuality of	If, when
Alleviate, moderate	Lessen, Ease
Methodology	Methods
In close proximity to	Near
At the present moment, at this point in time	Now
The majority of	Most
Dyads	Pairs
Prioritise	Rank
Revealed	Show, found
Abuse(substance drug)	Misuse
Symptomatology, complaints, events, clinical picture	Symptoms
Terminology	Term
In order to	To
Usage, utilize	Use

에 맞게 사용해야 한다.

감상적인 표현 삼가하기

> *왜 밤이 지고(falls) 동이 튼다(breaks)고 하고 시계에서 세 번째 바늘(third hand)을 초침(second hand)이라고 부르는 것일까?*
> *Why is it that night falls but day breaks, and that the third hand on a*

watch is called the second hand?

인터넷 게시판에서 가져옴

신중을 요하는 의학 논문의 저자는 감정적인 표현을 엄격히 제한해야 한다. 생각하거나 본 것에 대해서 감정표현이 아닌 사실적인 묘사가 필요하다. 글 안에 개인적인 관심을 드러낼 필요는 없다. 요통을 가진(have back pain) 참여자들에 관하여 연구를 하는 것이지 요통으로 힘들어하는(suffer back pain) 참여자들을 연구하는 것이 아니다. 또한 HIV에 걸린(have HIV) 혹은 거식증에 걸린 환자들(have anorexia nervosa)이라는 표현이 HIV로 고생하는 사람(HIV sufferers) 혹은 거식증으로 고생하는 사람(anorexia nervosa sufferers)이라는 표현보다 낫다. P값이 0.001 이하가 나왔더라도 흥분을 가라앉히고 powerful risk factor라고 표현하기보다는 strong risk factor라는 표현을 써야 한다. 감정적인 표현의 예와 그 수정 방법을 상자 10.3에 제시하였다.

상자 10.3 감상적인 표현 삼가하기

1. ✘ In order to capture clinically significant effect sizes with a power of 80% and a significance of 5%, 21 participants will be necessary in each group
   ✓ To show that the effects are significant at the 5% level with a power of 80%, 21 participants are required in each group

2. ✘ Surprisingly, it appears that feather pillows may protect against asthma
   ✓ There is good evidence that feather pillow protect against asthma

3. ✘ To plan effective interventions to arrest and reverse this trend, we need a better understanding of the risk factors that are involved
   ✓ To plan interventions to reverse this trend, we need a better understanding of ther risk factors involved

4. ✘ Unfortunately, with our questionnaire, we had no way of knowing if subjects had wheeze only on exertion
   ✓ Our questionnaire did not allow us to identify participants who only experienced wheeze on exertion

5. ✘ It is unethical to mislead others by broadcasting results that turn out to be a mistake at a later date

✓ It is unethical to mislead others by reporting results that may turn out to be incorrect

6. ✗ Yet it is precisely those children who reap the greatest benefit from treatment and have the highest risk of treatment failure
✓ The children who may receive the greatest benefit from the treatment have a higher risk of treatment failure

The present study reveals that more than half of the children studied were exposed to tobacco smoke in their homes 와 같이 reveal은 흔하게 사용되는 단어이다. reveal은 마술처럼(마술사가 망토를 걷으면 토끼가 모자 안에 있는 것과 같은) 갑자기 발견된 것을 제시하는 재미있는 단어이다. 의상업계에서도 이전에 소개된 적이 없는 것을 보여줄 때 revealing으로 묘사한다. 이와 같이 reveal이라는 단어는 과학적인 발견을 설명하기 보다는 폭로, 발각된다는 의미로 사용된다. 그렇기 때문에 연구 결과를 표현할 때는 showed 혹은 indicated와 같은 직접적인 단어를 선택하는 것이 바람직하다.

왜냐하면

정말 나쁜 글은 문법이 틀린 글이 아니다. - 이것은 편집자가 약간만 수정해도 교정할 수 있다. 흔하게 보는 나쁜 글들은 결과를 혼란스럽게 표현하는 글이다. 형편없는 작가는 짧은 단어보다 긴 단어가 더 깊은 인상을 준다고 생각하고 단어 뜻도 잘 모르면서 use 대신에 usage를 사용하거나 methods 대신 methodology를 사용한다. 이렇게 사실이 쓸모 없는 단어들 아래 묻히게 된다...

In fact, really bad writing is rarely a matter of broken rules - editors can clean these up with a few pencil marks. It' s more often the result of muddled thought. Bad writers consider long words more impressive than short ones, and the use of words like usage instead of use or methodologies instead of methods without knowing what they mean. The facts get buried under loads of useless words ...

Jack Lynch(www[1])

길고 감정적인 표현의 단어를 제한하는 것뿐만 아니라 간단한 단어를 바르게 사용하는 것은 매우 중요하다. 최근에 as라는 단어를 부적절하게 사용하는 경향이 늘어나고 있다. 잘못된 as의 사용에 대한 예는 상자 10.4에 나와 있다. 옥스퍼드 영어사전에서 because에 대해 for the reason that이라고 표현하고 있다. 첫 번째 예문에서 cases와 controls라고 참가자를 묘사한 것은 대상자를 폄하하는 표현이므로 바꾸어야 한다.

상자 10.4 이유를 나타내는 'because'의 사용

✗ There may be bias as the cases were visited more regularly than the controls
✓ There may be bias because participants in the case group were visited more regularly than participants in the control group

✗ It is the general belief that the complex needs of these children, both in acute crisis and long term, are not being met as there is a lack of available and appropriate services
✓ The complex needs of these children, both in acute crisis and long term, are not being met because appropriate services are not available

because의 의미로 as를 사용하기 시작한 것은 아주 최근의 일이다. 이러한 용법은 지엽적이어서 사전에 별로 나와 있지 않다. 휴대용 옥스퍼드 영어사전에서 아주 지엽적이고 보조적인 쓰임으로 as에 대해 다음과 같이 표현하였다.

> *As. "~한 이래로, ~처럼 보이는" "그가 거절한 이후 우리는 아무것도 할 수 없었다."*
>
> *As. "since, seeing that" "as he refuses, we can do nothing"*

since는 시간의 요소를 표현하기 때문에 상자 10.4에 나온 학술 문장에는 적절하지 않고 seeing that은 시각의 요소를 표현하기 때문에 역시 적절하지 않다. 옥스퍼드 영어사전에서 They stood as one man의 예와 같은 as의 부사적 용법에 대해 페이지의 반을 깨알 같은 글씨로 채우며 설명하고 있다. 그리고 두 번째 세로단 중간쯤에 가야 다음과 같은 짧은 언급을 발견할 수 있다 :

As. ~한 이유로.~한 경우이기에;~이므로;~때문에
As. of reason. It being the case that; inasmuch as; since

이 해석은 Jane Austen의 로맨틱한 글을 상기시키므로 학술논문에서 as를 because의 의미로 사용하는 것은 타당하지 않다.

의학 논문 작성은 연구 내용을 분명히 설명하며 결과를 간결히 기술하고 함축된 내용을 정확하게 그리는 예술이다. 여기서 because는 의미가 명확하고 문법적으로 정확하기 때문에 이유를 표현할 때 더 우선적으로 사용하는 단어이다. as는 부사, 관계부사 또는 관계대명사로만 사용하여야 한다. 다음 문장에서는 as를 because로 대체할 수 없다.

- *it occurred as a result of*
- *as quiet as a mouse*
- *act as you think best*
- *he fulfilled his duty as a research assistant.*

as if 또는 as cheap as과 같은 문구는 새로운 독립형의 회화체로 받아들일 수 있다. 이런 단어는 문법적으로 올바르며 최소한의 표현으로 강한 효과를 발휘하고 끝맺음을 하지 않아도 이해할 수 있다. 덧붙이자면 컴퓨터는 물음표를 생략한 채 save as라고 묻는다. 셰익스피어가 As you like it이라고 적었을 당시 이 표현이 옳았는지를 생각해보는 것은 흥미롭지만 그럼에도 예술적 허용과 의학 논문에서의 허용범위는 완전히 다르다.

Levels와 concentrations

concentration을 의미할 때 level을 사용하는 것은 구어체에서는 가능하지만 과학 논문에서는 사용해서는 안 된다. 이것은 목욕하며 휴식을 취할 때 튜브 안의 물의 높이(level)와 물 안의 염분의 농도(concentration)의 차이를 고려하는 것과 같은 문제이다.

Using "level" to mean "concentration" may be colloquial but is hardly scientific. This is a matter that is best contemplated at leisure in the bath where you have time to consider the difference between the level of the water in the tub and the concentration of the bath salts in the water.

Jeff Aronson[4]

의학논문에서 자주 접하는 잘못 사용된 단어의 예는 concentration 대신에 level을 사용하는 것이다. 예를 들면 면역학자는 종종 blood levels of protein과 plasma levels of IgE와 같이 표현하고 알레르기 전문의는 자주 housedust mite allergen levels이라고 표현하는 것과 같이 concentration을 써야 하는 경우에 level을 사용한다. 옥스퍼드 영어사전에 이 문제에 대한 해결책이 나와 있다. concentration의 의미는 상대적으로 나중에 사전에 포함되었다. level이 오래도록 사용된 것은 맞지만 level의 의미 중 어느 것도 concentration을 나타내지는 못한다. concentration이 적절하다면 반드시 이 단어를 사용해야 한다. 논문작성에서는 새로운 유행을 따라가기보다는 문법적으로 옳은 것을 선택해야 한다.

부정어 쓰지 않기

기본 개념이 너무 복잡하다면 이는 아마 틀린 것이다.
If the basic idea is too complicated to fit on a T-shirt, it' s probably wrong.

Leon Lederman(물리학자, 1984)

부정어는 피할 수 없을 경우에만 신중하게 사용해야 한다. 모든 사람들은 수학적으로 이중 부정이 긍정을 만든다는 기본적인 규칙을 알고 있다. 같은 규칙이 문장에도 적용된다. 그러나 이러한 부정의 표현보다는 바르고 긍정적인 용어를 사용하는 것이 더 좋다. 예를 들어 광고 슬로건 Don't let Australia down 란 이중부정 대신 Take Australia forward와 같이 동일한 의미의 긍정적 표현을 쓸 수 있다. 한 정치인은 최근 한 라디오 인터뷰에서 I am not ready to disagree with that, 이라고 하였는데 이는 정치적 발언으로 I agree를 나타낸다. 이와같이 광고업자나 정치인은 이중부정을 사용할지라도 의학 논문에는 이를 사용해서는 안 된다. 결국 Diet was not a risk factor for asthma in adults but was not in children은 문법적으로는 맞지만 사용해서는 안 되는 것이다.

부정적인 단어를 생략하면 문장의 의미가 보다 분명해진다. 예를 들어 We did not find a statistical interaction between the outcome and exposure는 한눈에 알아보기 힘들다. 이보다는 There was no significant interaction between the outcome and exposure variable (p=0.91) 와 같이 직접적인 표현을 쓰고 P 값을 언급함으로써 전달하고자 하는 내용을 더욱 분명히 할 수 있다.

이와 유사하게 논문에서 관계에 대한 검정을 하지 않았다는 것을 의미할 수도 있는 We did not find that weight loss was related to age와 같은 부정적인 문장구조도 사용하지 말아야 된다. There was no relation between age and weight loss와 같이 서술하는 것이 보다 말하고자 하는 바를 정확히 묘사하는 것이 된다. 같은 맥락으로 We found no evidence와 같은 문구도 We did not find any evidence that 과 같이 수정되곤 한다. 아무것도 존재하지 않는다고 증명할 수 있더라도 누군가는 무언가를 발견할 수도 있다.

부정어를 명료하지 못하게 사용한 몇 가지 예가 상자 10.5에 나와 있다. 첫 번째 예문에서는 patients가 nothing을 받을 수 없고 두 번째 예문에서는 no mechanism을 관찰할 수는 없다. 두 개의 문장 모두 부적절한 부정어를 제거하여 정확한 표현으로 다시 쓰는 것이 바람직하다. 세 번째 예문은 전형적인 이중부정 문장을 보여준다. 유전적 질환에 대한 인지를 묘사하기 위해 사용한 용어 onset은 적절하지 않다. 이전에 증상에 대한 인지가 없었더라도 유전자는 시간에 따라 변하는 것이 아니기 때문이다. 부가적인 단어를 사용할 때에도 이를 반영해야 한다.

상자 10.5 부정을 긍정으로 바꾸기

1. ✖ Two patients were excluded from the intention-to-treat analysis because they received no study drugs.
   ✓ Two patients were excluded from the intention-to-treat analysis because they did not receive the allocated treatment.

2. ✖ No mechanism was observed between airborne fungal concentrations and emergency department attendance.
   ✓ Emergency department attendance was not related to airborne fungal concentration
3. ✖ While the majority of cases onset in the first two weeks of life, later onset is not unknown
   ✓ The majority of cases have their onset in the first two weeks of life but later onset sometimes occurs
   ✓ In the majority of cases, the disease is evident in the first two weeks although some cases are not diagnosed until later in life
4. ✖ This drug will not only be invaluable in the treatment of children but may be valuable in adult also
   ✓ This drug will be valuable in the treatment of children and may be valuable in adults also
   ✓ This drug is effective for treating children and may also be effective in adults
5. ✖ A single outcome measurement will often be inadequate to assess the risks, costs and diverse benefits that may arise from the use of a new treatment
   ✓ The diverse benefits that may result from the use of a new treatment can rarely be measured by a single outcome variable
6. ✖ Authors of published abstracts were significantly less likely to believe that a journal would not publish their manuscript than authors of rejected abstracts
   ✓ Authors of published abstracts were significantly more likely to believe that a journal would publish their manuscript than authors of rejected abstracts

네 번째 예문에서는 이중부정을 제거하는 것이 좋고 valuable은 보다 구체적이고 명백한 용어로 바꾸는 것이 좋다. 근간이 되는 단어인 valuable을 포함하는 두 개의 문구들이 비병렬구조이기 때문에 이 문장은 좋지 않다. 덧붙이자면 valuable과 invaluable은 사물과 사람에서 비교하는 대상 간의 차이가 있거나 없음을 의미하는 반면에 effective는 효과를 표현하는 보다 정확하고 과학적인 단어이다. 5, 6번 예문에서도 부정어를 굳이 쓸 필요가 없으므로 긍정적인 단어로 바꾸는 것이 좋다.

약어

모든 것을 위한 공간, 그리고 그 곳의 모든 것.
A place for everything, and everything in its place.

Samuel Smith(1812-1904)

약어는 가능하다면 쓰지 않아야 한다. 사용한 약어가 cm 혹은 mm와 같은 표준 측정법을 나타낸다고 하더라도 글에 처음 제시할 때는 생략되지 않은 전체 용어를 명시해야 한다. 그러나 약어를 정의하면 글 안에서는 약어를 사용해야 한다.

원고 통일양식에 따르면 본문에서만 표준 약어를 사용할 수 있고 초록과 제목에는 약어를 사용해서는 안 된다. 본인만 아는 약어를 사용하여 독자가 원고를 읽는 동안에 계속 기억해야 하게 하는 것은 바람직하지 않다. 새로운 약어를 원고에 2~3개나 사용한다면 독자는 버거워 할 것이다. 표 10.2에서 표준 약어와 비표준 약어에 대한 예가 나와 있다.

표 10.2 표준 약어와 통용되지 않는 약어

Standard abbreviations : define and use	Non-standard abbreviation : do not use
DNA(deoxyribose nucleic acid)	DD(double dose)
ECG(electrocardiogram)	PAR(perennial allergic rhinitis)
IgE(immunoglobulin E)	FUO(fever of unknown origin)
SIDS(sudden infant death syndrome)	OPT(optic pathway tumour)
BMI(body mass index)	TAI(total allergy index)
FVC(forced vital capacity)	VPI(very preterm infants)

철자

사전 중에 단어사전이 있는 이유는 무엇이며, 단어사전의 철자가 틀렸다면 어떻게 알아낼 것인가? Webster는 정의를 어디서 찾아서 사전을 만

들었을까? 왜 우리는 '철자 순서 바꾸기'를 해서 새 단어를 조합할 수 없을까?
Why is the word dictionary in the dictionary and if it was misspelled, how would we know? where did Webster look up the definitions when he wrote the dictionary? Why can' t you make another word using all the letters in "anagram".

인터넷 게시판에서 가져옴

철자를 잘못 써서 의미가 달라지면 독자에게 혼란을 줄 수 있으므로 절대 철자를 틀리면 안 된다. 컴퓨터 사전 프로그램과 철자 확인 기능의 출현으로 이제 더 이상 틀린 철자에 대해 변명을 할 수가 없게 되었다. 영어가 모국어가 아닌 연구자의 논문을 심사하는 경우 심사위원은 이를 고려하기는 하지만 그래도 철자가 틀린 논문에 대해 좋은 인상을 받기는 어렵다. 만약 특정 단어의 철자를 자주 틀리는 경향이 있다면 원고에서 그 단어를 모두 찾아서 바르게 고쳐야 한다.

철자는 맞지만 적절치 않은 단어를 사용한 경우 컴퓨터 프로그램이 잘못 쓰여진 단어를 찾아내지 못할 수도 있다. 예를 들어 your 대신에 you 혹은 rats 대신에 rates라고 적을 수 있다. 어떤 것도 주의 깊은 편집자나 전문 심사위원의 교정을 대신 할 수는 없다. 또한 투고할 학술지에서 지정한 철자 규칙을 따라야 한다. 몇몇 학술지는 사용할 사전을 지정하기도 한다. 예를 들어 *BMJ*는 Chamber 21st century dictionary의 사용을 추천하고 의학용어에 대해서는 Dorlands dictionary를 사용하도록 권고하고 있다. 또한 Australia and New Zealand Journal of Psychiatry는 Macquarie dictionary를 사용하여 철자를 확인하도록 하고 있다.

단어에 따라 미국과 영국영어의 철자가 다른 경우가 있으므로 철자를 하나로 통일해야 한다. 예를 들어 미국에서는 minimise, organise와 같은 단어에서 z대신에 s를 사용하고 aetiology, paediatrics와 같은 단어에서 a를 생략하며 oestrogen과 같은 단어에서는 o를 생략한다. 또한 mould가 아닌 mold라고 쓴다. 미국식이든 영국식이든 철자를 통일해야 한다. 대부분의 워드프로세서 프로그램은 원고의 철자를 확인할 때 미국식 혹은 영국식 중에서 원하는 것을 고를 수 있도록 되어 있다.

단어와 관련된 문제

Parameter. 이 형편없는 유행어는 수학자, 과학자 또는 컴퓨터 프로그래머가 사용했을 때만 용서받을 수 있다.(설령 그렇더라도 기꺼운 일은 아니다.) 되도록이면 전문용어를 쓰지 않는 것이 좋다.

Parameter. Use this nasty vogue word and I' ll forgive you only if you' re a mathematician, a scientist, or a computer programmer.(Even then, I' ll probably forgive you only grudgingly.) The rest of the world can safely do without.

Jack Lynch(www[1])

단어를 바르게 선택하고 사용하는 것은 훌륭한 논문 작성의 핵심이다. 전문적인 저자가 되는 것을 도와줄 비법이 상자 10.6에 나와 있다.

상자 10.6 단어 사용의 요점

모든 용어들을 통일(표준화)하라.
순서와 관점의 일관성을 유지하라.
단어의 의미와 그 단어를 통해 전달하고자 하는 의미가 무엇인지 확인하라.
연구 참여자를 존중하고 감정에 치우친 표현들을 삼가하라.
이중 혹은 불필요한 부정은 삼가라.
표준 약어만을 사용하라.
철자를 확인하고 원고를 교정하라.

감사의 글

Smith의 인용문은 *Collins Concise Dictionary of Quotations, 3rd edn*. London : Harper Collins, 1998(p 299)으로부터 허가 하에 사용되었다. Lenderman의 인용문은 Horviz, LA ed. *The Quotable Scientist*. New York : McGraw-Hill Companies, 2000(p 23)으로부터 허가 하에 사용되었다. Orwell의 인용문은 Orwell 재단(Secker and Warburg)의 허가 하에 사용되었다. 모든 다른 참고 인용문들도 허가 하에 사용되었다.

웹사이트

1 The Critical Writing Program, University of Pennsylvania
http : //writing.upenn.edu/critical/writing_center/resources_for_critical_writers.php
Access to online reference texts and resources including *Grammar style and notes by Jack Lynch, Strunk's Elements of Style, Oxford English Dictionary, Webster's Dictionary, Roget's thesaurus*, citation styles, etc.

2 International Committee of Medical Journal Editors(ICMJE)
http : //www.icmje.org
Uniform requirements that provide instructions to authors on how to prepare manuscripts to submit to biomedical journals, including links to sites about sponsorship, authorship, and accountability

참고문헌

1 Dunn I. *The writer's guide*. Sydney : Allen and Unwin, 1999; p 5.
2 Zeiger M. *Essentials of writing biomedical research papers.* Maidenhead : McGraw-Hill 1991; p 2.
3 Boynton PM. People should participate in, not be subjects of, research. *BMJ* 1998;317 : 1521.
4 Aronson J. When I use a word Now concentrate. *BMJ* 1999;319 : 494.
5 International Committee of Medical Journal Editors. Uniform requirements for manuscripts submitted to biomedical journals. *Ann Intern Med* 1997;126 : 36-47.

11. 구두법

대부분은 마침표가 많은 문장보다 뱀처럼 긴 문장을 더 싫어한다. 다음 페이지까지 넘어가는 긴 문장을 읽다 보면 몸서리가 쳐진다.
More people fear snakes than fear full stops, which could explain why they recoil when a long sentence comes hissing across the page.

Martin Cutts[1]

학습 목표

- 바른 구두법 선택하기
- 부정확한 콤마(,)와 아포스트로피(')에 주의하기
- 문장에 구두점을 바르게 찍기

마침표와 줄임표

위대한 섹소폰 연주자인 존 콜트란(John Coltrane)이 솔로 연주를 하던 중 즉석 연주를 어디서 끝낼지 결정할 수가 없었다. 이때 친구인 마일즈 데이비스(Miles Davies)가 말했다. "존, 지금 바로 호른(horn)을 내려놔."
The great saxophonist John Coltrane was troubled because his solos were running way too long. He couldn' t 그림 out how to end his improvisations. His friend Miles Davies had a suggestion. "John" he said, "put the horn down."

Patricia O' Conner[2]

마침표의 사용은 간단하다 - 문장을 끝낼 때 사용한다. 문장을 짧고 간단하게 쓰면 마침표가 구두점 중 가장 많아질 것이다. 마침표는 감탄부호나 물음표에 의해 대체되기도 한다. 이 세 개의 구두점은 모두 문장을 끝내는 역할을 하기 때문에 한 번에 한 개만 사용해야 한다.

마침표를 사용하는 규칙은 많지 않다. 제목, 인명, 약어 뒤에는 마침표를 사용하지 않는다. 마침표를 확실히 생략할 수 있는 경우는 다음과 같다. : *Dr D Brown,*

DNA, 7 am, 160 cm, etc.

줄임표는 인용된 글의 생략을 나타낼 때 사용하며 마침표를 연달아 쓴 형태이다. 예를 들어 The patient had a stroke ... but after many months of treatment ... returned to work과 같은 문장에서 줄임표는 생략된 글을 대신한다. 학술지에는 줄임표를 잘 사용하지 않지만 리뷰나 편지 등의 문서에는 인용에 줄임표를 자주 사용한다.

물음표와 느낌표

> *좋은 작가가 되려면 현란한 문체로 유혹하기보다는 직설적이고 간결하고 힘이 있으면서 명쾌한 글을 쓰도록 노력해야 한다.*
> *Anyone who wishes to become a good writer should endeavour, before he allows himself to be tempted by the more showy qualities, to be direct, simple, brief, vigorous, and lucid.*
>
> HW Fowler(www.bartelby.com)

일반적으로 물음표는 What is the patient's diagnosis? 와 같은 직접의문문의 끝에 사용한다. 그러나 The patients were asked how they felt와 같은 간접의문문에는 끝에 물음표를 사용하지 않는다.

느낌표는 놀람을 나타낼 때 사용하기 때문에 논리적인 글인 학술논문에는 거의 사용되지 않는다. 물음표와 느낌표는 마침표를 대신하기 때문에 뒤에 마침표를 동반하지 않는다.

콜론과 세미콜론

> *경험이란 훌륭한 것이다. 경험을 통해 자신이 실수 했다는 것을 알게 된다.*
> *Experience is a wonderful thing. It enables you to recognise a*

mistake when you make it.

인터넷 게시판에서 가져옴

의학 논문에는 콜론을 잘 사용하지 않는다. 콜론의 주된 목적은 내용을 설명하는 것이다. 예를 들면 We collected data from the following four centres : Lismore, Belmont, Sydney, and Broken Hill. 같은 경우이다. 또 콜론은 제목에서 연구설계를 소개하기 위해 사용되기도 하는 데 이는 4장에서 이미 설명하였다.

세미콜론은 콜론보다도 더 드물게 사용된다. 세미콜론은 마침표보다는 약하고 콤마보다는 강한 구두점으로 문장을 길게 늘리는 역할을 한다. 문장을 길게 만드는 경향이 있는 세미콜론보다는 마침표를 사용하는 것이 더 나은 경우가 많다.

콤마

콤마를 아껴 써라. 콤마가 많아지면 문장구조를 이해하기 어려워진다.
Be sparing with commas. Putting them in every few words prevents the reader from getting the construction of the sentence.

Martin Cutts[1]

콤마는 함께 사용할 수 없는 문장을 나누는 데 사용되어 독자들이 잠시 쉬어 단어를 음미할 시간을 준다. 콤마는 두 개의 콤마, 콤마와 마침표, 또는 문장의 시작부터 콤마까지로 문장을 나누어 문장의 주 내용이 아닌 부가적인 내용을 차단한다. 하지만 과도하게 콤마를 사용해서는 안되며 마침표를 사용할 자리에 콤마를 사용해서도 안 된다. 두 개의 분리된 문장을 하나로 묶기 위해 콤마를 사용하는 것은 문법에 어긋난다. 그보다는 접속사를 사용해 하나로 묶거나 아니면 두 개의 짧은 문장으로 작성하는 것이 더 낫다.

또한 콤마는 명사를 앞에서 수식해 주는 형용사를 나열할 때 사용된다. 예를 들면 small, unrepresentative samples of women와 같이 사용된다. 그러나 질병을 묘사하는 복합단어나 복합명사를 형성할 때는 사용되지 않는다. 예를 들면 non-insulin dependent diabetes 또는 National Nutrition Survey와 같은 경우이다(3장

표 11.1 콤마를 사용할 때와 사용해서는 안될 때

	예문
콤마를 사용할 때	
1. 문장이 접속사로 시작할 때	However, we will need to order some new equipment
2. 문장이 필수적이거나 또는 꼭 필요하지는 않은 종속절로 시작할 때	Before the study begins, we will need to order some new equipment
3. 꼭 필요하지 않은 형용사절이 종속절로 끼어들어가거나 문장을 끝낼 때	The equipment, which we can order from the university supplier, will be needed before the study begins / We will need to buy new equipment, which we can order from the university supplier
4. 같은 의미를 지니는 두 개의 구가 나란히 사용될 때	Professor Brown, the vice chancellor, will attend the meeting
5. 목록 안에서 내용들을 분리하기 위해(미국 영어는 마지막 and 전에 콤마를 덧붙여 의미가 모호해지지 않도록 해준다)	Questionnaires will be used to measure demography, age, gender, and illness history
6. 의미가 모호해지지 않도록 하기 위해	When the final speaker finished, the keynote address will begin
콤마를 사용해서는 안될 때	
7. 독립절로 문장을 시작하고 필수 종속절이 뒤따를 때	✘ We shall need to buy new equipment, that can be used to measure anbient humidity ✓ We shall need to buy new equipment that can be used to measure anbient humidity
8. 독립절이 필수 종속절에 끼어들 때	✘ The new equipment that we shall need, can be ordered from the university supplier ✓ The new equipment that we shall need can be ordered from the university supplier
9. 두 개의 독립절을 분리시킬 때	✘ Many existing tools have been criticised for poor validity, furthermore, most are based on a single measurement ✓ Many existing tools have been criticised for poor validity. Furthermore, most are based on a single measurement

의 상자 3.2에서 볼 수 있다.).

콤마를 사용하기 적절한 문장과 사용하면 안 되는 문장의 예시가 표 11.1에 나와 있다. 1~6번은 콤마를 바르게 사용한 예문이다. but, and 또는 or가 문장 중간에 나왔을 때 절대로 뒤에 콤마를 사용하면 안 된다. 7~9번 예문에서는 콤마를 삭제해야 한다.

날짜에는 콤마를 사용하지 않는다. 날짜는 4 January 2002와 같이 연도 앞에도 콤마를 사용하지 않는다. 상자 11.1은 콤마가 잘못 쓰여진 문장과 이를 간단히 수정한 예를 보여준다.

상자 11.1 올바른 위치에 콤마 사용하기

1. ✖ After six days surviving colonies were counted, and expressed as a percentage of the number of colonies in the control group
   ✓ After six days, surviving colonies were counted and the number was expressed as a percentage of the number of colonies in the control group

2. ✖ For some diseases immunity, from infection and/or vaccination, may wane with time
   ✓ For some diseases, immunity induced by infection or vaccination may decrease with time

3. ✖ At four of the hospitals the research nurses placed screening questionnaires, in the medical records of people attending the clinic
   ✓ At four of the hospitals, the research nurses placed screening questionnaires in the medical records of potential participants

4. ✖ The therapeutic gene and the "advantage" gene would be delivered, to the liver, together in a single vector
   ✓ The therapeutic gene and the "advantage" gene would be delivered to the liver in a single vector

5. ✖ Provided that any biases remain reasonably constant over time the screening method may be used for monitoring of shifts in effectiveness over time, rather than for precise point estimates
   ✓ Provided that any bias remains reasonably constant, this screening method can be used for monitoring changes in effectiveness over time rather than for obtaining point estimates

6. ✗ The concept of self-management, which has at its core, an increase in patient autonomy is problematic
   ✓ The concept of self-management, which is based on patient autonomy, is problematic

7. ✗ Although we believe, or feel comfortable with the notion, that all patients want to control their own management many patients are reluctant to make their own treatment choices
   ✓ Although many practitioners are comfortable with the notion of patients controlling their own management, many patients are reluctant to make their own treatment choices

8. ✗ A total of 241 patients were seen at the clinic between November, 1999 and January, 2000
   ✓ A total of 241 patients were seen at the clinic between November 1999 and January 2000

콤마의 사용은 미국과 영국이 다르고 심지어 영국 내에서도 일관성이 없다. 몇몇 영국 학술지는 서론 문구나 절 뒤에 콤마를 생략한다. 그러나 나머지 학술지는 문구를 분리하여 쉽게 읽히도록 콤마를 그대로 둔다. 국제적으로 가장 큰 차이는 미국은 독립절 사이와 목록의 마지막 항목 앞에 모두 콤마를 사용한다는 것이다. 목록 마지막 항목 앞에 콤마를 사용하는 것은 옥스퍼드 콤마라고 하며 *BMJ*를 포함한 몇몇 영국 학술지에서도 사용하고 있다.

철자법을 선택할 때 두 가지 선택이 있다. 하나는 원고를 제출하고자 하는 학술지에 맞추어 미국식 혹은 영국식 구두점을 바르게 사용하는 것이고, 다른 하나는 완전히 한 가지 스타일에 맞추어 글을 쓴 후 학술지의 편집자가 콤마를 더하거나 제거하도록 하는 것이다. 어느 쪽이든 관계 없으나 독자들이 혼란스럽지 않도록 논문 안에서 두 개의 스타일을 혼용하는 것만은 피해야 한다.

아포스트로피

요즘 아포스트로피를 잘못 사용하는 경우가 많아서 한 칼럼니스트가 말한 것처럼 결국에는 아포스트로피가 사라질 수도 있을 것이다. 금연

지역을 나타내는 스티커처럼 조만간 회사들이 아포스트로피 사용 금지 구역을 지정할 수도 있다. 이는 유감스러운 일이다. 왜냐하면 아포스트로피를 잘못 사용하면 혼동을 주지만 잘 사용하면 글의 의미를 분명하고 바르게 전달할 수 있기 때문이다.
The apostrophe is now so widely misused - an errant tadpole one columnist calls it - that its eventual death seems inevitable. Alongside their no-smoking stickers, companies could soon be declaring themselves apostrophe free zones. This would be a pity, as the correct use of apostrophes conveys meaning and prevents ambiguity, while misplaced apostrophes make the reader stumble and backtrack.

Martin Cutts[1]

단어의 끝에 있는 s를 보고 아포스트로피를 써야할 것으로 착각하곤 한다. 다음 잡지에 실린 소제목에서 콤마와 아포스트로피는 모두 잘못 사용되었다. Advice on a perennial problem, from a top rider who has to cope with horses' . 이 문장에서 콤마와 마지막 아포스트로피는 삭제해야 한다.

아포스트로피의 사용은 일관된 규칙보다는 예외 규정을 많이 따른다. 명사와 대명사에서 소유를 나타낼 때 마지막 s 앞에 아포스트로피를 사용한다. 예를 들어 We measured the participant's height 라는 문장에서 participant's에서의 아포스트로피는 소유를 가리키는 of the의 의미로 사용되었다. 줄임말을 표시할 필요가 있을 때에도 흔히 사용한다. 예를 들어 it's는 it is혹은 it has의 짧은 형식이다. 다음 문장에서 아포스트로피는 바르게 사용되었다. When the equipment is overloaded, its instrumentation signals that it' s not recording information.

복수명사에는 숫자에 s를 덧붙이지만 아포스트로피는 필요하지 않다. 예를 들면 in the 1970s라고 쓴다. 다음 문장은 소유에 대해 단수와 복수명사를 쓸 때 아포스트로피를 바르게 사용한 예이다. Clear writing is easy on the reader's mind 또는 Clear paragraphs are easy on readers' minds.

s로 끝나는 복수명사의 소유격을 표현할 때는 아포스트로피를 덧붙이지만 그 뒤의 s는 생략한다. 마지막 규칙은 her's라고 쓰지 않고 hers라고 쓰는 것처럼 소유대명사에는 아포스트로피를 쓰지 않는다는 것이다. 너무 복잡한가? 그렇지 않다. 표

표 11.2 소유를 나타내는 아포스트로피의 사용

Condition	Example
"s" 로 끝나지 않는 단수나 복수의 명사에는 아포스트로피와 "s" 를 붙여라	The doctor's stethoscope The patient's belongings The children's toys
"s" 로 끝나는 복수 명사에는 아포스트로피를 붙여라	The patients' waiting room
"s" 로 끝나는 단수 명사에는 아포스트로피와 "s" 를 붙여라(마지막 음절이 발음되는 Jesus', Moses' 같은 몇 가지 단어는 예외로 한다.)	Dr Barnes's paper
구에서는 마지막 단어에 아포스트로피와 "s" 를 붙여라	The Chief of Staff's book
공동 소유권에는 마지막 이름에 아포스트로피와 "s" 를 붙여라	Barnes and Smith's paper
공동 소유가 아닐 때는 각각의 이름에 아포스트로피와 "s" 를 붙여라	Smith's and Miller's papers
소유격 대명사에는 아포스트로피가 필요 없다	His, hers, its, theirs, yours

11.2에 나온 규칙들을 공부한다면 평생 기억해 둘 수 있다.

둥근 괄호와 대괄호

중요한 생각을 괄호 안에 묻어두지 마라.
Don't bury important ideas in parentheses.

Jack Lynch(www[1])

소괄호, 즉 둥근 괄호(괄호)는 In this study, we measured systolic blood pressure(SBP) 같은 예처럼 약어를 처음 설명할 때 사용한다.

약어를 설명했으면 그 다음부터는 약어를 사용해야 한다. 가끔 사용하는 용어라면 항상 완전한 형태로 사용해야 한다. 단지 한두 번 사용될 용어에 약어를 사용함으로써 혼동을 가져올 필요는 없다.

또한 문장을 설명하기 위해 덧붙였지만 그다지 중요하지는 않은 구절을 구분할 때도 괄호를 사용한다. 학술논문에는 중요하지 않은 세부사항이 거의 없기 때문에 괄호는 보통 정의나 약어를 쓸 때만 사용한다. 다음 문장에서는 연구의 크기를 정의하고 약어를 나타내기 위해 괄호를 올바르게 사용하였다.

The rural towns chosen were Wagga Wagga (population 40 000) and Belmont (population 20 000) or In this study, we measured the prevalence of airway hyperresponsiveness (AHR), recent wheeze (wheeze in the 12 months prior to study) and atopy (a positive skin prick test to one or more inhaled allergens).

동사를 포함하는 긴 구나 절에는 괄호를 사용하지 않는다. 잘못 사용한 괄호를 수정한 예가 상자 11.2에 나와 있다.

상자 11.2 괄호 제거하기

1 ✘ Flow rates may be decreased for a number of different physiological reasons including loss of elastic recoil, large airways narrowing (as with smooth muscle contraction in asthma) and small airway narrowing (due to a small number of pathological processes including inflammation and changes in small muscle tone)

✓ Flow rates may be limited for a number of different physiological reasons - including loss of elastic recoil, large airway narrowing as a result of smooth muscle contraction, and small airway narrowing as a result of pathological processes, such as inflammation and changes in small muscle tone

2 ✘ The occurrence of thunderstorms was not associated with a significant risk of an epidemic of asthma (although it is acknowledged that the confidence interval around the estimate is broad)

✓ The occurrence of thunderstorms was not a significant risk factor for an epidemic of asthma, although there was a wide confidence interval around the estimate

3 ✘ Information was available for over 35 070 patient encounters (usually visits) resulting in 61 445 diagnostic contacts (patients can have more than one diagnosis) for the six years, 1978-1982 and 1985

✓ For the six years 1978-1982 and 1985, information was available for over 35 070 patient encounters, which were usually doctor visits. Because many patients had more than one diagnosis, there were 61 445 diagnostic contacts

대괄호는 학술논문에는 잘 사용하지 않는다. 때로 저자가 아닌 다른 누군가에 의해 덧붙여진 단어나 구를 포함할 때 사용된다. 예를 들면 원고정리 편집자가 다음과 같은 정보를 덧붙일 수 있다.

The pilot study was carried out in Newcastle [Australia] and the results show that there has been a significant decrease in infant mortality [turn to p.46].

슬래시, 대시, 하이픈

슬래시를 많이 사용하면 독자들이 읽기 불편해진다.
Slashes are far too common and almost always betray a lazy thinker

Jack Lynch(www[1])

슬래시는 두 단어가 연관되어 있는데 어떻게 연관되었는지 알지 못할 때나 두 개의 단어 중 선택하여 사용할 수 있을 때 쓰인다. 대부분의 경우 슬래시는 단어 or에 의해 대체될 수 있다. 예를 들어 We need to measure whether the prevalence of this illness has increased/decreased in the last five years. 라는 문장에서 슬래시를 or로 대체하거나 increased/decreased를 changed로 교체할 수 있다.

대시와 하이픈은 활판기술자 언어에서 em rule, two em rule, en rule로 묘사된다. 대시는 m의 폭을 가졌기 때문에 em rule로 알려져 있고 긴 대시는 두 배만큼 길기 때문에 two-em rule로 알려져 있다. en rule은 더 짧거나 em rule의 절반 길이이다. spaced en rule은 양측에 space를 가진 en rule이다.

긴 하이픈인 em rule이나 대시는 학술논문에서는 거의 사용하지 않는 구두점이다. 대시는 보통 괄호로 대체하거나 텍스트의 흐름을 가로막기 위해 사용한다. 예를 들어 Flow rates may be limited for many physiological reasons—including loss of elastic recoil—which need to be examined 같은 문장에서 대시는 콤마를 대신하기 위해 사용되었다. 이런 문장에는 콤마가 더 낫다. 그러나 만약 대시를 사용한다면 원고 정리 편집자는 그것들을 콤마로 대체하거나 spaced en rule을 사용할지를 결정해야 하는 데 이는 출판사의 스타일에 달려있다. en rule은 1972~1992나 May-July처럼 단어를 결합하거나 숫자를 결합할 때 사용하는 짧은 대시이다.

모든 구두점 중에서 특히 하이픈은 가능하면 사용하지 않는 것이 좋다. 하이픈은 non-essenstial, non-clinical 등의 단어에서처럼 non-으로 시작하는 단어에 사용하면 올바르다. out-lier보다는 outlier를 사용하듯이 하이픈은 종종 생략되기도 하지만 run-in phase같이 전치사를 포함한 복합단어나 self-management같은 복합명사를 만들 때는 반드시 사용한다. risk factor, breast feeding, birth weight같은 복합어에는 하이픈이 필요 없고 어떤 경우에는 하나의 단어로 합쳐진다. 몇몇 학술지는 가능한 하이픈을 적게 사용하는 경향이 있어서 re-write를 rewrite로, pre-school을 preschool로, follow-up은 followup으로 기재한다.

구두점

전문용어를 사용하여 학술논문을 작성해야 한다는 생각은 잘못이다. 논문은 쉽고 평이한 영어로 써야 한다. 사람들은 ambulate and take oral fluids 하는 것이 아니라 walk and drink 한다.
The notion that a scientific paper should be written in a special language is nonsense. It should be in good, plain English. People do not ambulate and take oral fluids; they walk and they drink.

John Ellard[4]

구두점의 사용법은 단순하며 이것을 올바르게 사용하면 글쓰기에 스타일을 더할 수 있다. 법칙을 습득하기 위해 노력하면 구두점을 알맞게 사용할 수 있으며 자신감을 얻을 수 있다. 콤마로 단어를 정확하게 분리하는 것만으로도 좋은 인상을 줄 수 있다. 상자 11.3은 논문에서 체크해야 할 구두점 사용의 네 가지 원칙을 보여준다. 더 많은 정보는 몇몇 웹사이트(www[2-3])에서 찾을 수 있다.

상자 11.3 구두점 사용의 네 가지 원칙

마침표로 문장을 끝내라.
콜론과 세미콜론은 피하라.
콤마와 아포스트로피는 맞는 위치에 배치하라.
하이픈과 괄호는 중요한 것을 제외하고는 모두 삭제하라.

감사의 글

O' Conner의 인용문 : excerpts from *Word Fail Me : What Everyone Who Writes Should know About Writing*, copyright © 1999 by Patricia O' Conner는 Harcourt, Inc의 허가 하에 사용되었다. 이 장의 다른 참고 인용문들은 모두 허가 하에 사용되었다.

웹사이트

1 The Critical Writing Program, University of Pennsylvania
http : //writing.upenn.edu/critical/writing_center/resources_for_critical_writers.php
Access to online reference texts and resources including *Grammar style and notes by Jack Lynch, Strunk's Elements of Style, Oxford English Dictionary, Webster's Dictionary, Roget's Thesaurus*, citation styles, etc.

2 Modern Language Association(MLA) of America
http : //www.mla.org
http : //www.mla.org/main_s.htm#sources
Information about the *MLA style manual*, which documents the style recommneded by the Modern Language Association for preparing scholarly manuscripts and student research papers. This website provides information about the mechanic of writing, such as punctuation, quotation, and documentation of sources. Also includes guidelines for citing sources from the World Wide Web

3 Plain English Campaign
http : //www.plainenglish.co.uk
Guides to writing medical information, letters, reports, alternative words, etc. for writing in plain English

참고문헌

1 Cutt M. *The plain English guide*. Oxford : Oxford University Press, 1995; pp 11, 85, 89.
2 O'Conner P. *Words fail me*. London : Harcourt, 1999; p 99.

3 Cameron H, Robertson A. The colon in medicine : nothing to do with the intestinal tract. *BMJ* 1997;315 : 1657-8.
4 Ellard J. How to make an editor's life easier. *Australasian Psychiatry* 2001;9 : 212-14.

12. 지지 체계

거인의 어깨 위에 있었기에 멀리 볼 수 있었다.
If I have seen further(than certain other men) it is by standing on the shoulders of giants.

Isaac Newton(British Physicist, 1642-1727)

학습 목표

- 논문의 새로운 소재 찾기
- 저자 모임을 통해 논문 향상시키기
- 새로 저자가 되는 이의 멘토 역할 하기

좋은 자전과 사전은 저자의 필수품이다. 글쓰기와 문법에 대한 유용한 정보가 담겨있는 참고서적이나 영감을 주는 기사 및 소재가 있다면 더욱 좋다(www[1-5]). 또 혼자 논문을 쓰는 것은 쉽지 않기 때문에 공동저자나 멘토, 저자 모임, 인터넷 등에서 도움을 받는 것이 좋다.

인터넷 검색

나는 검색하지 않는다; 다만 찾을 뿐이다.
Je ne cherche pas; je trouve. I do not search; I find.

Pablo Picasso(1881-1973)

인터넷에는 연구와 글쓰기에 유용한 과학적이고 교육적인 사이트가 여러 개 있다. 그러나 연구에 적절한 소재를 찾기 위해 인터넷을 헤매며 시간을 보내는 것은 효율적인 방법이 아니다. 구글(www[6])의 웹페이지는 1~6백만 개가 넘으며 계속 증가하고 있다. 이들 사이트를 돌아다니며 시간만 소비하고 유용한 정보를 얻지 못할 수도 있다. 인터넷으로 필요한 정보를 찾으려면 정확한 검색어를 이용해서 검색 엔진을 효율적으로 사용해야 한다.

구글, 알타비스타(Altavista), All-the-Web(www[6-8]) 같은 국제적인 검색 엔진에 용어를 정확하게 사용해서 검색하는 것이 효율적이다. 검색 엔진의 검색창에 단어를 입력하면 그와 관련된 웹페이지가 모두 펼쳐진다. 효과적인 검색 기술을 사용하면 적절한 범위로 검색결과를 줄일 수 있다. 검색 방법은 검색 엔진에 따라 약간씩 차이가 있다. 능력 있는 검색자가 되려면 가장 적절한 검색 엔진을 고를 수 있어야 하며 또 그 사용에 익숙해져야 한다.

대부분의 검색엔진은 기본부터 전문가용까지 다양한 수준의 검색방법을 제공한다. 검색을 돕기 위해 구글에는 검색 Tip(www[9])이 있고 알타비스타는 검색 컨닝 페이퍼(www[10])가 있다. 특히 알타비스타의 바벨피쉬(babelfish) 번역 도구(www[11]) 같은 검색 엔진을 통해 다른 형태의 검색엔진을 유용하게 사용할 수 있다. 검색 엔진의 형태는 주기적으로 바뀌기 때문에 변화에 익숙해지기 위해서는 검색 도움말을 참고하는 것이 좋다.

효과적인 검색을 도와주는 다양한 설명서를 제공하는 웹사이트도 있는데 예를 들면, Spire Project(www[12])와 Bright Planet(www[13])이 있다. 효율적으로 검색할 수 있다면 인터넷은 연구를 수행하여 데이터를 분석하고 결과를 출판하도록 돕는 중요한 도구가 될 것이다.

저자 모임

부딪쳐라. 글쓰기는 지옥과도 같다.
Let' s face it. Writing is hell

William Styron(US novelist, b. 1925)(www.bartelby.com)

동료에게서 피드백을 받는 것은 학문 연구에서 필수적이며 특히 논문 작성 시에는 매우 중요하다. 피드백을 받고 논문작성 기술을 향상시키는 효율적인 방법은 저자 모임을 만들거나 저자 모임에 가입하는 것이다. 저자 모임은 연구자끼리 초안을 작성하고 좋은 글을 받아들이고 나쁜 글은 탈락시키는 과정을 공유하는 좋은 방법이다. 또한 저자 모임을 통해 성공을 공유하거나 동료를 지지하고 격려해줄 수 있다.

일반적으로 연구팀은 논문을 오랫동안 작성해 온 경험이 있는 사람과 경험이 없는 초보자로 구성이 되어 있을 것이다. 저자 모임은 후배가 선배에게 논문작성 기술을 배우고 선배가 후배를 통해 연구의 최신경향을 접할 수 있는 좋은 기회가 될 수 있다. 연구 경험과 논문 작성 기술을 연마해야만 하는 대학원생과 박사 과정을 마친 연구자들에게 저자 모임은 특히 중요하다. 저자 모임을 통하여 저자는 자신의 연구에 동기를 부여할 수 있고, 생각을 명료하게 정리할 수 있으며 팀 차원의 검토를 시도해볼 수 있게 된다. 또한 현실적인 시간 계획을 통해 저자가 보다 신속하게 논문을 완성하고 출판하도록 도울 수 있다. 후배를 도와주면서 선배 연구자는 너 나은 연구자가 되고 더 나은 사람이 된다. 선배든 후배든 상관없이 다른 사람의 글쓰기를 도와 자신의 글쓰기를 향상시키는 것을 좋아하는 연구자도 있다. 용감한 사람은 자신의 글에 도움이 될 수 있는 솔직한 평론을 해달라고 동료들에게 피드백을 부탁해 볼 수도 있다. 자신의 논문을 대중이 평론하도록 하는 것에는 상당한 용기가 필요하다 - 이것은 사자 입에 머리를 넣는 것에 비유할 수 있다.[1] 동료 앞에서 비판을 받아들일 수 있는 의연함을 가져야 한다. 이러한 평론을 통해 교정 횟수를 줄이고 논문 출판을 보다 쉽게 할 수 있다.

상자 12.1은 저자가 모임에 참여하도록 광고하는 글의 예시이다. 저자모임의 구성원들은 논문작성 규칙에 따라 다른 이의 논문을 평하고 의견을 제시하는 등의 긍정적인 피드백을 해야 한다.

상자 12.1 저자 모임 구성하기

학술지 논문을 출판하려는 연구자를 위한 저자 모임을 만들려고 합니다. 회원들이 학술논문의 작성법과 평론 기술을 배울 수 있도록 정기적인 공개 토론자리를 마련할 것입니다.

모임에서 논문과 문법 규칙을 설계하는 방법에 대한 강의도 이루어지겠지만 대부분은 상호 교류의 장이 마련될 것입니다. 모임을 통해 회원들은 자신의 논문이 어느 학술지에 실릴 가능성에 있을지에 대해서도 의견을 나눌 수 있을 것입니다. 정기적으로 참여가 가능한 소수의 인원으로 인원이 제한될 예정이며 모임은 매달 첫 번째 화요일에 열릴 것입니다.

한 달에 한번 또는 매달 둘째 주에 만나는 4~6명의 저자 모임이 효율적이다. 회원이 8명 이상인 모임은 잘 돌아가기 위해서 두 개로 그룹을 나눠야 할 것이다. 정기적인 모임에서는 논문을 준비하거나 평론해야 할 비공식적인 마감기한을 정해 준다. 저자가 위원회에 제안을 하고 논문을 수정할 시간을 가질 수 있는 충분한 시간이 확보될 수 있도록 다음의 일정을 잡아야 한다. 회의를 위해 넓은 공간이 반드시 필요한 것은 아니지만 향기로운 커피와 맛있는 간식은 도움이 될 것이다. 무엇보다도 저자 모임은 생산적으로 토론하고 글쓰기를 향상시킬 기술을 공유할 수 있는 장소를 제공해 주는 흥미로운 모임이 될 수 있다.

연구자들이 용감하고 의욕적이라면 다른 이들이 논평한 자신의 글을 가져올 수도 있다. 더 나아가 수정된 최종 논문을 가져오는 것은 다른 이들에게 영감을 줄 것이다. 그러나 구성원들이 자신감이 없어서 자신의 글을 가져올 수 없다면 문헌에 있는 논문을 가지고 토론을 시작해볼 수 도 있다. 자신의 논문이 자신도 모르게 자신의 지역에서 공개적으로 비평 받는 것을 좋아하는 연구자는 없기 때문에 가능하면 다른 도시나 다른 나라의 논문에 대해 토의하는 것이 바람직하다.

학습 모임에는 기본 규칙을 정할 중재자를 정해 놓는 것이 좋다. 다른 사람의 논문을 평론할 때는 유연하게 해야한다. 이 때 연필을 사용하는 것이 좋은데 잉크로 쓰여진 평론보다는 이것이 더 부드럽게 보이기 때문이다. 특히 빨간 잉크는 무례한 명령으로 보일 수 있다. 물론 연필로 논평을 쓰면 팩스로 보내기 나쁘고 조명 상태에 따라 읽기 불편할 수도 있다. 심사자는 어떻게 하면 저자가 더 좋은 글을 쓰도록 도울 수 있는지 항상 고민해야 한다.

말로 피드백을 줄 때도 무례하거나 퉁명스럽지 않으면서 최대한 솔직하고 사기를 북돋아 줄 수 있도록 말하는 것이 중요하다. This section confuses me나 I can't understand what this means보다는 The reader may be confused here와 같이 부드럽게 표현하는 것이 좋다. 글의 단점을 지적하기 전에 먼저 그 글의 좋은 부분에 대하여 칭찬하는 것은 훌륭한 평론 기술이다. 또한 문제를 제기하되 저자 스스로가 이것을 수정할 방법을 찾도록 하는 것이 더 좋다. 논문에 대한 충고를 받아들일지 말지를 결정하는 것은 항상 저자라는 것을 잊지 말아야 한다.

심사자란 시간을 내어 문서를 읽고 이에 대한 유익한 제안을 하고자 하는 사람으로 정의할 수 있다. 저자는 심사자의 논평이 저자와 논문을 존중하는 마음으로 검토된 것임으로 논평을 겸허히 받아들여야 한다. 누가 옳고 그른지에 대하여 심사자와 싸우는 것은 좋지 않다. 학술논문에는 절대적으로 옳고 그른 것이 없다. 모두 선호와 균형의 문제일 따름이다.

저자 모임을 만들었다면 구성원이 알고 싶어 하는 것을 가르쳐주는 간단한 강연을 계획하는 것이 좋다. 강연내용이 무엇이든지 간에 그 수준이 구성원에게 맞아야 한다. 구성원이 모두 전문 연구자라면 그 수준에 맞는 예문을 사용해야 한다. 그러나 구성원의 수준이 일정하지 않다면 모든 사람들이 쉽게 이해할 수 있는 일반적인 주제를 선택해야 한다. 상자 12.2는 저자 모임에서 진행해 볼만한 활동을 보여준다.

상자 12.2 저자 모임 활동

좋은 논문 예시 모으기
고무적이고 동기를 부여하거나 교육적인 소재 나누기
논문을 평론하는 연습하기
2분 글쓰기 클리닉 갖기
초록이나 편지 분량 20% 줄이기
핵심 단어 찾기
생산적인 논문 작성법 공유하기
시간 관리 기술에 대한 워크샵 갖기

저자들은 모임을 통해 좋은 예시 논문을 공유하고 소재를 모을 수 있다. 자신이 발견한 영감을 주는 소재를 공유할 수도 있고 모임에서 평론해 볼만한 글을 찾아올 수도 있다. 학술지나 매체에 오점을 남긴 복잡한 제목이나 뜻이 불분명한 문장을 가져 와서 이를 수정해 보는 2분 글쓰기 클리닉을 진행해 볼 수도 있다. 제목을 다시 짓기 위한 2분 글쓰기 클리닉의 예시는 상자 12.3에 있다. 첫 번째 예에서 training이라는 단어가 두 번 나왔는데 이런 유의 제목은 더 짧게 만들 수 있다. 두 번째 제목 또한 훨씬 더 짧아질 수 있다.

상자 12.3 제목을 다시 짓기 위한 2분 글쓰기 클리닉

1 ✖ Risk factors for training-related injuries among men and women in basic sports training
✓ Risk factors for injury during basic sports training

2 ✖ Long-term risk of second malignancy in survivors of acute lymphoblastic leukaemia treated during adolescence or young adulthood
✓ Long-term outcomes in young survivors of acute lymphoblastic leukaemia
✓ Risk of second malignancy in young survivors of acute lymphoblastic leukaemia

2분 글쓰기 클리닉에서는 제목뿐 아니라 뜻이 불분명한 문장도 수정해볼 수 있는데 상자 12.4는 흔히 볼 수 있는 그러한 예들을 보여준다. 예문 1은 기내잡지에서, 예문 2는 병원 스텝에게 보내는 편지에서, 예문 3은 일반 약품의 포장지에서, 예문 4는 백화점 이메일에서 찾아냈다. 이런 문제를 해결하면서 글을 간략하고 분명하게 쓰는 법을 배울 수 있다. 긴 버전과 짧은 버전이 전적으로 옳거나 틀린 것은 아니지만 짧은 버전이 더 읽기 좋고 이해하기도 쉽다. 이러한 기술은 학술논문 작성에서 필수적이다. 저자 모임을 통해 문장을 올바르게 쓰는 법을 배우게 되고 어차피 이후 최종 선택은 개인의 선호도에 따라 달라질 수 있다.

상자 12.4 본문을 수정하기 위한 2분 글쓰기 클리닉의 예문

1 ✖ During long flights individuals are at risk of deep venous thrombosis and should ambulate regularly and ensure adequate oral fluid because immobility and dehydration have been implicated in the aetiology of deep venous thrombosis

✓ Regular exercise and frequent drinks of water will decrease the risk of blood clots forming in your leg veins during long flights

2 ✖ The administration acknowledges that car parking for staff at the Children's hospital is currently very limited and in this respect an action plan is currently being developed with a view to alleviating the problems

✓ We realize that car parking at the hospital is very limited and we are planning to improve the situation

3 ✖ Alleviates the discomfort associated with internal and external haemorrhoids, pruritis ani and other related anorectal conditions. Apply night and morning and after each evacuation. Children : no dose recommended

✓ Relieves pain and itchiness around the anus caused by piles. Use in the morning, at night, and after emptying your bowel. Not recommended for children

4 ✖ Before deciding on a proposed location for the new laboratories, we will need to conduct further investigations into the safety issues involved and make an economic assessment of the advantages and disadvantages of the various sites available

✓ Before finalising a location for the new laboratories, we will investigate the safety issues and economic advantages of the proposed site

MEDLINE(www[14])에 있는 논문이나 학술지의 저술에서 초록을 무작위로 골라 중요한 정보의 삭제 없이 1/5로 분량을 줄이는 훈련도 해볼 수 있다. 단, 10분 만에 해내야 한다. 이 훈련을 통해 출판물에 어휘가 얼마나 과도하게 사용되었으며 이를 삭제했을 때 본문이 얼마나 더 명확해지는지를 확인할 수 있다.

또한 핵심어 찾기도 흥미로운 일이다. 첫 일주간은 단락의 모든 명사에 밑줄을 치고 형용사가 붙었는지 본 다음 형용사가 있다면 이것이 글의 명확성을 더했는지 떨어뜨렸는지 토의한다. 그 이후 모임에서는 동사와 부사, 명사와 대명사, 전치사와 접속사 등에 대해서도 같은 방식으로 토의해본다. 이러한 연습을 거쳐 문법 기술을 향상시킬 수 있고 문장의 어떤 부분과 어떤 종류의 문장이 논문에서 문제가 되는지를 확인할 수 있다.

저자 모임을 통해 어떻게 논문 작성 시간을 만들어내고 생산적으로 논문을 쓸 수 있는지를 공유할 수 있다. '시간 도둑' 을 다루는 법을 토의하는 데 시간을 보내는 것을 좋아하는 사람도 있다. 구성원에게 평균적으로 근무시간에 하는 업무를 나열한 다음 이를 1장에 있는 표 1.1과 같이 4개의 분획으로 나누도록 하라. 중요하지 않은 것을 하는 데 쓰는 30분이 글쓰기 시간으로 바뀔 수 있음을 깨달아야 한다. 이메일 체크는 일상적으로 낭비되는 시간이지만 상자 12.5에 쓰여진 대로 하면 이런 단순 일과를 쉽게 줄일 수 있다. 또 덜 중요한 활동을 효율적으로 하기 위한 방법으로 업무 위임하기, 위원회 참석 줄이기, 업무를 효과적으로 분류하기 등과 같은 목록을 만들어 볼 수 있다. 이것은 모두 시간을 만들어 내는 좋은 방법이다.

상자 12.5 이메일 관리하기

- 매일 하루 1-2번 일정한 시간에만 이메일을 체크하고, 읽고 대답하는 데 20분 이상의 시간을 소비하지 말라.
- 즉시 읽을 중요한 메시지만 고르고 중요하지 않은 것들은 지워서 나중에 볼 것들을 줄이라.
- 새 편지가 도착할 때마다 화면에 경보가 나오게 하지 말라.
- 이메일을 우선 순위화할 수 있도록 개인메일은 단체메일과 다른 폴더로 분류하라.
- 받고 싶지 않거나 잘 읽지 않는 수많은 메일의 발송인 명단으로부터 당신의 이름을 지우라.
- 절대 읽지 않을 메시지를 저장하거나 모으지 말라.

일부 연구 팀은 공동저자끼리 데이터를 분석하고 논문을 설계할 때 소규모 팀을 결성하는 것이 효율적이라고 생각한다. 이러한 시도는 공동저자와 연구자가 논문을 검토하고 교정하기 위해 정기적으로 만날 수 있을 만큼 서로 친밀한 관계일 때 가능하다. 공동저자들이 이런 방식으로 작업하면 상호협력하면서도 신속하게 문제를 해결할 수 있어 논문을 빨리 진행할 수 있다. 그러나 이러한 모임에서도 역시 단 한 사람만이 주저자로서의 책임을 가지며 공동저자는 지적인 기여를 한 검토자로서 이를 지지하는 역할을 할 뿐이다.

글쓰기를 방해하는 것들 경계하기

> *시간을 낭비하지 않도록 업무, 회의, 모임에 대해 '하지 말 것'의 목록을 작성하라. 그리고 그것을 지켜라.*
>
> *Create a 'To-Don't' list that contains tasks, rituals, and meetings that you should never waste your time on again. Then stick to it.*
>
> Tom Peters(*Sydney Morning Herald*)

인정하지 않을지 모르지만 놀라울 정도로 많은 사람들이 글쓰기를 방해하는 것들을 갖고 있으며 이런 것들에 시간을 빼앗겨 글쓰기를 계속 미루곤 한다. 이에 어떻게 대처할지에 대해 워크샵에서 토의해보는 것이 좋다. 상자 12.6에 있듯이 시도해 볼 만한 방법이 많이 있다. 저자의 방해물에 대처하려면 그것을 인지해서 다루어야 한다. 글을 쓰기 전에 몇 분 동안 컴퓨터 앞에 앉아 눈을 감고 편안히 목을 풀어라. 이러면 업무에 편안히 집중하는 데 도움이 된다. 그러나 우선 컴퓨터 앞에 앉아야만 한다. 나에게 문제가 있다면, 문제가 생길 때마다 이를 해결할 수 있는 방법을 잘 마련해 두는 것이 좋다.

상자 12.6 글 쓰기를 방해하는 것들에 대처하기

조짐을 알아채고 대처할 수 있도록 하라.
저자 모임에 참여하여 브레인스토밍(brainstorming)이나 스트레스 완화를 위한 활동을 하라.
멘토나 선임자에게 도움을 청하라.
뇌가 정보를 받아 들일 수 있는 시간을 주어라.
스스로의 건강, 식이, 수면 상태를 살피라.
가족이나 친구와 함께 바깥 활동 시간을 가지라.
비과학적 활동에서 영감을 받으라(음악, 예술, 스포츠 등).
스트레스를 완화시킬 활동을 찾아보아라(운동, 개와 산책하기, 영화 등).

논문을 작성하는 유일한 방법은 논문을 작성할 시간을 정하여 이를 지키고 글쓰기에 방해되는 여러 인자와 상황들을 조절하는 기술을 잘 활용하는 것이다. 훌륭한 글쓰기 기술을 개발하면 시간을 더 생산적으로 사용하게 되고 초안 논문에 대한 부정적인 피드백이 줄어들어 논문 작성이 더욱 즐거워지게 된다.

멘토링

멘토(Mentor)는 일종의 직업적 치료사이다. 그들은 작품의 장단점을 분석하고 자신의 역할을 파악하여 저자가 어찌할 바를 모를 때 올바른 방향을 제시하기 위해 존재한다.
A mentor is a kind of career therapist. They are there to see their charges through the ups and downs of their work and help point them in the right direction when they get lost.

Karin Bisho(*Sydney Morning Herald*, 24 April 1999)

멘토링(Mentoring)은 선배 연구자가 전문적 기술을 후배 연구자와 공유하는 것을 말한다. 이는 신뢰감을 가지고 젊은 동료와 공동의 경험을 하는 것으로 수백 년간 널리 사용되어져 왔다.[2] 이타카의 왕 율리시스가 트로이와의 전쟁 중에 아들 텔레마쿠스를 멘토에게 위탁하여 몇 년 동안 가르치도록 한 호머의 오디세이 신화에 멘토링에 대한 첫 기록이 있다. 이러한 검증된 학습 방법인 멘토링은 매우 유용하게 쓰일 수 있다.

멘토는 여러 위치에서 다양한 역할을 수행한다. 연구 팀에서의 멘토란 선배 연구자로서 자신이 후배 연구자에게 충고 및 지지, 격려를 통해 도움을 줄 수 있음을 아는 사람이다. 팀 리더에게 멘토링은 필수적인 기술이다.[3,4] 가장 성공적인 연구 팀 리더는 학생과 후배 연구자에게 멘토링을 할 수 있는 사람이다. 멘토의 책임에 대해서는 상자 12.7에 요약되어 있다.

상자 12.7 멘토의 책임

충고하고 지지하기
지식, 정보, 지혜, 통찰력을 나누어주기
연구와 재정적 지원처에 대해 알려주기
연구의 질을 높이고 완성도 높여주기
정기적으로 평론하고 바로 피드백하여 논문 작성 능력 증진시키기
심리적, 사회적, 감정적으로 격려하기
동기를 부여하고 영감주기
직업적 성취를 돕는 조언 해주기
중요한 성과와 성공을 축하해주기

선임 연구자들에게 있어 멘토가 된다는 것은 자신의 통합된 경험을 통해 나음 세대 과학의 발전에 기여할 수 있는 좋은 기회가 되기 때문에 멘토링은 연구 과정 중 가장 보람되고 가치 있는 일이다. 가장 도움이 되는 멘토는 후임 연구자가 연구를 성공적으로 수행하도록 도울 뿐 아니라 아직 저자로서 미숙한 연구자가 논문을 작성하여 평론을 받고 마침내 출판까지 순조롭게 해내도록 안내하는 일에 보람을 느끼는 사람이다. 훌륭한 멘토는 가르치고 배우는 것에 우선 순위를 두며 목적에 동의하고 차이를 인정하며 후임 연구자가 청출어람하는 것에서 기쁨을 얻는다. 성공적인 멘토의 역할은 상자 12.8에 정리되어 있다.

상자 12.8 성공적인 멘토의 역할

연구와 논문작성을 장려하기
경험을 통해 배우도록 돕기
높은 직위에 오를 수 있도록 승진시키기
새로운 동료와 조직에 소개시켜주기
자기 개발과 발전을 독려하기
스트레스나 힘든 시간을 잘 이겨낼 수 있도록 격려하기
진심으로 대하기
자신의 성공처럼 후임 연구자의 성공 기뻐하기

연구자에게 멘토는 스트레스 받을 때 만날 수 있는 가까운 사람이자 어려움에 처했을 때 의지할 수 있는 친절한 사람이어야 한다. 멘토는 단기적으로는 문제를 해결하도록 충고하고 장기적으로는 경력을 쌓도록 안내하여야 한다. 또한 멘토는 감독처럼 격려의 말을 해주고 언제나 목표에 초점을 맞추어 노력할 수 있도록 이끌어 주어야 한다. 연구자나 과학자가 훌륭한 멘토를 갖는다는 것은 대단한 행운이다. 멘토는 경력 쌓는 것을 도우며 경험을 공유하는 과정에서 일어나는 치명적이지 않은 실수에 대해서는 가능한 범위 내에서 용납해 주어야 한다. 모든 사람에게는 장점과 단점이 있고 성공하기 위해서는 반드시 장점을 바탕으로 단점을 보완하며 일해야 한다. 이런 점에서 멘토는 연구자가 부족한 점을 발견하고 이를 보완할 수 있는 통찰력을 제공할 수 있다. 글쓰기 기술은 상호 피드백을 통해서만 발전하기 때문에 멘토링은 글쓰기 기술을 가르치는 데 있어 매우 중요하다. 멘토는 긍정적인 피드백과 건설적인 비판을 통해 연구자가 좋은 저자가 될 수 있도록 돕는다[2].

또한 멘토는 자존감과 자신감을 높일 수 있도록 돕는다. 대부분의 성공적인 연구자에게는 그들의 발전에 기여한 한 명 이상의 멘토가 있다. 정치적으로 요령껏 성공하는 방법을 가르쳐주는 멘토를 만난다면 훨씬 쉽게 연구 경력을 쌓을 수 있을 것이다. 이러한 측면에서 후임 연구자를 멘토와 짝을 이루어 일할 수 있게 해주는 전문적인 단체가 많이 있으며 인터넷(www[15-17])에는 다른 연구자와 만나거나 팀 워크를 설계하기 위한 웹 페이지도 있다.

이메일이나 전화로도 연락할 수는 있지만 논의를 통해 생각을 명확히 하기 위해서는 정기적으로 직접 만나는 것이 필수적이다[6]. 멘토와 관계를 맺을 때는 높은 수준의 책임과 정직함이 양측 모두에게 요구된다. 건전한 멘토링 파트너쉽에서는 개인의 정체성이 손상되는 일도 없고 멘토가 위에서 지배한다는 느낌도 없다. 멘토를 만나면 함께 일을 하면서 실제적인 목표와 기대를 설정하고 얼마나 자주 만날지 결정하고 어떻게 내 작업을 평가할지 정해야 한다. 이렇게 함으로써 불가능하다고 생각했던 목표에 가까워진다. 상자 12.9에 멘토와 연구팀 모두를 위한 멘토링의 장점이 나열되어 있다.

상자 12.9 멘토링의 장점

가르치는 기술과 리더쉽 기술을 증진시킨다.

업적을 창조한다.
새로운 문헌과 연구 과제에 대한 정보를 얻게 해준다.
학술지 논문 및 평론의 공동 저자가 되기 쉬워진다.
전문가 동료와의 네트워크를 확장시킨다.
리더쉽과 직업적 만족을 증대시킨다.
조직의 인재를 개발하고 보유하도록 해준다.
학술논문의 질을 향상시킨다.

멘토의 역할은 연구 경력에 있어 매우 중요하다. 연구 모임 내에 멘토가 없다면 밖에서 찾아야 한다. 경력을 쌓는 과정을 지도할 사람, 연구를 지지할 사람, 글쓰기와 출판과정을 도울 사람 등을 찾을 수 있다. 경력을 위한 멘토는 나의 미래에 관심 있는 사람이어야 한다. 출판률을 향상시키기를 원한다면 인상적인 출판 기록이 있어서 논문의 공동저자가 될 수 있는 사람이나 연구나 학술 논문 작성 기술을 가르쳐줄 사람이 멘토가 되어야 한다. 기초적인 부분이 다져질 때까지 많은 멘토에게 도움을 받을 수 있다.

경력이 쌓이게 되면 멘토로부터 독립하게 된다. 이는 힘들지만 자연스러운 과정이다. 이때쯤 되면 나의 뒤를 따르는 사람들을 성공적으로 멘토링할 기술을 자연스럽게 습득하고 있게 될 것이다. 이런 과정을 통해 후임 연구자로서의 역할을 마무리하고 연구 팀을 통해 기술과 지식을 공유한다면 연구자 개인뿐 아니라 그가 속한 연구 팀 모두가 크나큰 성과를 얻을 수 있게 될 것이다.

감사의 글

뉴턴의 인용문은 Collin Concise Dictionary of Quotations, 3rd edn. London : harper Collins, 1998(p 226)으로 허가 하에 사용되었다. 피카소의 인용문은 Picasso estate (Succession Picasso 2002)로부터 허가 하에 사용되었다. 모든 다른 참고 인용문들도 허가 하에 사용되었다.

웹사이트

1 The Critical Writing Program, University of Pennsylvania
http : //writing.upenn.edu/critical/writing_center/resources_for_critical_writers.php
Provides access to online reference texts and resources including *Grammar Style and Notes by Jack Lynch, Strunk's Elements of Style, Oxford English Dictionary, Webster's Dictionary, Roget's Thesaurus*, citation syles, etc.

2 Yahoo
http : //dir.yahoo.com/Social_Science/Linguistics_and_Human_Languages/Languages/Specific_Languages/English/Grammar__Usage__and_Style/
Provides access to resources for grammar, English usage, and style, including books and rules of grammar, common errors, and tips to improve your writing

3 Bartelby Online Books
http : //www.bartelby.com
Access to online books such as the *American Heritage dictionary, American Heritage book of Enlish usage, Roget's thesaurus, Strunk's elements of style, Gray's anatomy*, etc.

4 Modern Language Association(MLA) of America
http : //www.mla.org
http : //www.mla.org/main_stl.htm#sources
Information about the *MLA style manual*, which documents the style recommneded by the Modern Language Association for preparing scholoarly manuscripts and student research papers. Concerns itself with the mechanics of writing, such as punctuation, quotation, and documentation of sources. Also includes guidelines for citing sources from the World Wide Web

5 Plain English Campaign
http : //www.plainenglish.co.uk
Guides to writing medical information, letters, reports, alternative words, etc. for writing in plain English

6 Google
http : //www.google.com/
A unified global search engine

7 Altavista
http : //www.altavista.com/
A unified global search engine

8 All-the-web, all-the-time
http : //www.alltheweb.com/
A unified global search engine

9 Google Help Central
http : //www.google.com/help/
Provides access to a range of search tips, features, and frequently asked questions

10 Altavista's help site
http : //www.altavista.com/help
Help page with cheat sheets and various searching features

11 Altavista's translation feature
http : //www.altavista.com/help/babelfish/babel_help
Access to babelfish site that translates from one language to another

12 The Spire Project
http : //www.SpireProject.com/
Provides access to articles and techniques on internet searching

13 Bright Plant
http : //www.brightplanet.com/
Provides a guide to effective searching

14 National Library of Medicine, United States
http : //www.nlm.nih.gov/pubs/factsheets/medline.html
Provides access to abstracts published in MEDLINE via Pubmed

15 Massachusetts Medical Society
http : //www.globalmedicine.org
Allows health researchers and providers worldwide to establish personal and professional contacts that may lead to cooperative relationships

16 TeamNet, University of North Texas
http : //www.tech.purdue.edu/ols/
Electronic community with more than 600 potential mentors who provide a sounding board for ideas and questions

17 Team Center, washington
http : //www.teamcenter.com
Offers articles and tools on effective team building including material on how to ask good questions during meetings, sources of stress in teams, and case studies on teams that work

참고문헌

1 Lammott A. *Some instructions on writing and life*. Peterborough : Anchor Books, 1994; p 153.

2 Swap W, Leonard D, Sheilds M, Abrams L. Using mentoring and story telling to transfer knowledge in the workplace. *J Manag Inform Systems* 2001;18 : 95-114.

3 Beech N, Brockbank A. Power/knowledge and psychosocial dynamics in mentoring. *Manag Learning* 1999;30 : 7-24.

4 Gibb S. The usefulness of theory : A case study in evaluating formal mentoring schemes. *Human Relations* 1999;52 : 1055-75.

5 McCabe LL, McCabe ERB. Establishing personal goals and tracking your career. In : *How to succeed in academics*. London : Academic Press, 2000.

6 Daft RL, Lengel RH. Organizational information requirements, media richness and structural design. *Manag Sci* 1986;32 : 554-71.